现代临床常见疾病护理

章志霞　主编

中国纺织出版社有限公司

图书在版编目（CIP）数据

现代临床常见疾病护理 / 章志霞主编. –– 北京：
中国纺织出版社有限公司, 2021.9
ISBN 978-7-5180-8647-4

Ⅰ. ①现… Ⅱ. ①章… Ⅲ. ①常见病—护理 Ⅳ.
①R47

中国版本图书馆CIP数据核字(2021)第120342号

责任编辑：韩 婧 责任校对：高 涵 责任印制：储志伟

中国纺织出版社有限公司出版发行
地址：北京市朝阳区百子湾东里A407号楼 邮政编码：100124
销售电话：010—67004422 传真：010—87155801
http://www.c-textilep.com
中国纺织出版社天猫旗舰店
官方微博 http://weibo.com/2119887771
三河市宏盛印务有限公司印刷 各地新华书店经销
2021年11月第1版第1次印刷
开本：787×1092 1/16 印张：13
字数：279千字 定价：68.00元

凡购本书，如有缺页、倒页、脱页，由本社图书营销中心调换

前　　言

随着医学科学的迅速发展和医学模式的转变,临床护理的内涵和外延均在发生变化,护理工作在我国医疗卫生事业的发展中发挥着重要的作用,广大护理工作者在协助临床诊疗、救治生命、促进康复、减轻疼痛及增进医患关系和谐方面承担着大量工作,这就对临床护士的技术和综合素质要求越来越高。

本书内容丰富,不仅包含护理学基础,还包括临床常见疾病的相关护理思维与实践,针对各种疾病的不同特点,给出相应的护理建议。本书内容侧重于具体可操作的护理实践指导,全书条理清晰,重点突出,简洁实用,理论联系实际,增强了实用性和可读性,可作为各级护理人员的工作参考用书。

本书在编写过程中,各位编者均付出了巨大的努力,但由于编写经验不足,加之编写时间仓促,疏漏或不足之处恐在所难免,希望诸位同仁不吝批评指正,以期再版时予以改进、提高,使之逐步完善。

章志霞

2021 年 5 月

目　　录

第一章　内科常见疾病护理

第一节　急性呼吸道感染

一、急性上呼吸道感染

急性上呼吸道感染简称上感,为外鼻孔至环状软骨下缘包括鼻腔、咽或喉部急性炎症的概称。其特点是起病急、病情轻、病程短、可自愈,预后好,但发病率高,并具有一定的传染性。本病是呼吸道最常见的一种感染性疾病,发病不分年龄、性别、职业和地区,免疫功能低下者易感。全年皆可发病,以冬春季节多见,多为散发,但在气候突变时可小规模流行。

主要病原体是病毒,少数是细菌。人体对病毒感染后产生的免疫力较弱、短暂,病毒间也无交叉免疫,故可反复发病。

【病因与发病机制】

1.病因　常见病因为病毒,少数由细菌引起,可单纯发生或继发于病毒感染之后发生。病毒包括鼻病毒、冠状病毒、腺病毒、流感和副流感病毒及呼吸道合胞病毒、埃可病毒和柯萨奇病毒等。细菌以口腔定植菌溶血性链球菌为多见,其次为流感嗜血杆菌、肺炎链球菌和葡萄球菌等,偶见革兰阴性杆菌。

2.发病机制　正常情况下健康人的鼻咽部有病毒、细菌存在,一般不会发病。接触病原体后是否发病,取决于传播途径和人群易感性。淋雨、受凉、气候突变、过度劳累等可降低呼吸道局部防御功能,致使原存的病毒或细菌迅速繁殖引起发病。老幼体弱,免疫功能低下或有慢性呼吸道疾病如鼻窦炎、扁桃体炎者更易发病。病原体主要通过飞沫传播,也可由于接触患者污染的手和用具而传染。

【临床表现】

1.临床类型

(1)普通感冒:俗称"伤风",又称急性鼻炎或上呼吸道卡他。以冠状病毒和鼻病毒为主要致病病毒。起病较急,主要表现为鼻部症状,如打喷嚏、鼻塞、流清水样鼻涕,早期有咽部干痒或烧灼感。2～3d后鼻涕变稠,可伴咽痛、流泪、味觉迟钝、呼吸不畅、声嘶、咳嗽等,有时由于咽鼓管炎致听力减退。严重者有发热、轻度畏寒和头痛等。体检可见鼻腔黏膜充血、水肿、有分泌物,咽部可轻度充血。若无并发症,一般经5～7d痊愈。

(2)急性病毒性咽炎和喉炎:急性病毒性咽炎常由鼻病毒、腺病毒、流感病毒、副流感病毒及肠病毒、呼吸道合胞病毒等引起。临床表现为咽痒和灼热感,咽痛不明显,但合并链球菌感染时常有咽痛。体检可见咽部明显充血、水肿。急性喉炎多为流感病毒、副流感病毒及腺病毒等引起,临床表现为明显声嘶、讲话困难、可有发热、咽痛或咳嗽,咳嗽时咽喉疼痛加重。体检可见喉部充血、水肿,颌下淋巴结轻度肿大和触痛,有时可闻及喉部的喘息声。

(3)急性疱疹性咽峡炎:多由柯萨奇病毒 A 引起,表现为明显咽痛、发热,病程约为 1w。查体可见咽部充血,软腭、腭垂、咽及扁桃体表面有灰白色疱疹及浅表溃疡,周围伴红晕。多发于夏季,儿童多见,成人偶见。

(4)急性咽结膜炎:主要由腺病毒、柯萨奇病毒等引起。表现为发热、咽痛、畏光、流泪、咽及结膜明显充血。病程 4～6d,多发于夏季,由游泳传播,儿童多见。

(5)急性咽扁桃体炎:病原体多为溶血性链球菌,其次为流感嗜血杆菌、肺炎链球菌、葡萄球菌等。起病急,以咽、扁桃体炎症为主,咽痛明显、伴发热、畏寒,体温可达 39℃以上。查体可发现咽部明显充血,扁桃体肿大、充血,表面有黄色脓性分泌物。有时伴有颌下淋巴结肿大、压痛,而肺部查体无异常体征。

2.并发症　一般预后良好,病程常在 1w 左右。少数患者可并发急性鼻窦炎、中耳炎、气管—支气管炎。以咽炎为表现的上呼吸道感染,部分患者可继发溶血性链球菌引起的风湿热、肾小球肾炎等,少数患者可并发病毒性心肌炎。

【辅助检查】

1.血液检查　病毒感染者,白细胞计数常正常或偏低,伴淋巴细胞比例升高。细菌感染者可有白细胞计数与中性粒细胞增多和核左移现象。

2.病原学检查　因病毒类型繁多,一般无须进行此检查。需要时可用免疫荧光法、酶联免疫吸附法、血清学诊断或病毒分离鉴定等方法确定病毒的类型。细菌培养可判断细菌类型并做药物敏感试验以指导临床用药。

【诊断要点】

根据鼻咽部的症状和体征,结合周围血象和阴性胸部 X 线检查可做出临床诊断。一般无须病因诊断,特殊情况下可进行细菌培养和病毒分离,或病毒血清学检查等确定病原体。但须与初期表现为感冒样症状的其他疾病鉴别,如过敏性鼻炎、流行性感冒、急性气管—支气管炎、急性传染病前驱症状等。

【治疗要点】

治疗原则以对症处理为主,以减轻症状,缩短病程和预防并发症。

1.对症治疗　病情较重或发热者或年老体弱者应卧床休息,忌烟,多饮水,室内保持空气流通。如有发热、头痛,可选用解热镇痛药如复方阿司匹林、索米痛片等口服。咽痛可用消炎喉片含服,局部雾化治疗。鼻塞、流鼻涕可用 1%麻黄素滴鼻。

2.抗菌药物治疗　一般不需用抗生素,除非有白细胞升高、咽部脓苔、咯黄痰和流鼻涕等细菌感染证据,可根据当地流行病学史和经验用药,可选口服青霉素、第一代头孢菌素、大环内酯类或喹诺酮类。

3.抗病毒药物治疗　如无发热,免疫功能正常,发病超过 2d 一般无须应用。对于免疫缺陷患者,可早期常规使用广谱的抗病毒药,如利巴韦林和奥司他韦,可缩短病程。具有清热解毒和抗病毒作用的中药亦可选用,有助于改善症状,缩短病程。如板蓝根冲剂、银翘解毒片等。

【护理要点】

1.生活护理 症状轻者适当休息,避免过度疲劳;高热患者或年老体弱者应卧床休息。保持室内空气流通,温湿度适宜,定时空气消毒,进行呼吸道隔离,患者咳嗽或打喷嚏时应避免对着他人,防止交叉感染。饮食应给予高热量、高维生素的流质或半流质,鼓励患者多饮水及漱口,保持口腔湿润和舒适。患者使用的餐具、毛巾等可进行煮沸消毒。

2.对症护理 高热者遵医嘱物理降温,如头部冷敷,冰袋置于大血管部位,温水或乙醇擦浴,4℃冷盐水灌肠等。注意30min后测量体温并记录。必要时遵医嘱药物降温。咽痛者可用淡盐水漱咽部或含服消炎喉片,声嘶者可行雾化疗法。

3.病情观察 注意观察生命体征,尤其是体温变化及咽痛、咳嗽等症状的变化。警惕并发症,如中耳炎患者可有耳痛、耳鸣、听力减退、外耳道流脓;并发鼻窦炎者会出现发热、头痛加重、伴脓涕、鼻窦有压痛。

4.用药护理 遵医嘱用药,注意观察药物不良反应。

5.健康教育 积极体育锻炼,增强机体免疫力。生活饮食规律、改善营养。避免受凉、淋雨、过度疲劳等诱发因素,流行季节避免到公共场所。注意居住、工作环境的通风换气。年老体弱易感者应注意防护,上呼吸道感染流行时应戴口罩。

二、急性气管—支气管炎

急性气管—支气管炎是由生物、物理、化学刺激或过敏等因素引起的气管—支气管黏膜的急性炎症。临床症状主要为咳嗽和咳痰。常发生于寒冷季节或气候突变时,也可继发于上呼吸道感染,或为一些急性呼吸道传染病(麻疹、百日咳等)的一种临床表现。

【病因与发病机制】

1.感染 病毒或细菌是本病最常见的病因。常见的病毒有呼吸道合胞病毒、副流感病毒、腺病毒等。细菌以肺炎球菌、流感嗜血杆菌、链球菌和葡萄球菌较常见。

2.理化因素 冷空气、粉尘、刺激性气体或烟雾对气管—支气管黏膜的急性刺激。

3.过敏反应 花粉、有机粉尘、真菌孢子、动物毛皮及排泄物等的吸入,钩虫、蛔虫的幼虫在肺移行,或对细菌蛋白质的过敏均可引起本病。

感染是最主要的病因,过度劳累、受凉是常见诱因。

【临床表现】

1.症状 起病较急,通常全身症状较轻,可有发热,体温多于3~5d内恢复正常。大多先有上呼吸道感染症状,以咳嗽为主,初为干咳,以后有痰,黏液或黏液脓性痰,偶伴血痰。气管受累时在深呼吸和咳嗽时感胸骨后疼痛;伴支气管痉挛,可有气急和喘鸣。咳嗽、咳痰可延续2~3周才消失,如迁延不愈,可演变成慢性支气管炎。

2.体征 体检肺部呼吸音粗,可闻及不固定的散在干、湿啰音,咳嗽后可减少或消失。

【辅助检查】

病毒感染者白细胞正常或偏低,细菌感染者可有白细胞总数和中性粒细胞增高。胸部 X

线检查多无异常改变或仅有肺纹理增粗。痰涂片或培养可发现致病菌。

【诊断要点】

(1)肺部可闻及散在干、湿性啰音,咳嗽后可减轻。

(2)胸部 X 线检查无异常改变或仅有肺纹理增粗。

(3)排除流行性感冒及某些传染病早期呼吸道症状,即可做出临床诊断。

(4)痰涂片或培养有助于病因诊断。

【治疗要点】

1.病因治疗 有细菌感染证据时应及时应用抗生素。可首选青霉素、大环内酯类,亦可选用头孢菌素类或喹诺酮类等药物或根据细菌培养和药敏实验结果选择药物。多数口服抗菌药物即可,症状较重者可肌内注射或静脉滴注给药。

2.对症治疗 咳嗽剧烈而无痰或少痰可用右美沙芬、喷托维林镇咳。咳嗽痰黏而不易咳出,可口服祛痰剂如复方甘草合剂、盐酸氨溴索或溴己新等,也可行超声雾化吸入。支气管痉挛时可用平喘药,如茶碱类等。

【护理要点】

1.保持呼吸道通畅

(1)保持室内空气清新,温湿度适宜,减少对支气管黏膜的刺激,以利于排痰。

(2)注意休息,经常变换体位,叩击背部,指导并鼓励患者有效咳嗽,必要时行超声雾化吸入,以湿化呼吸道,利于排痰,促进炎症消散。

(3)遵医嘱使用抗生素、止咳祛痰剂、平喘剂,密切观察用药后的反应。

(4)哮喘性支气管炎的患者,注意观察有无缺氧症状,必要时给予吸氧。

2.发热的护理

(1)密切观察体温变化:体温超过 39℃时采取物理降温或遵医嘱给予药物降温。

(2)保证充足的水分及营养的供给:多饮水,给营养丰富、易于消化的饮食。保持口腔清洁。

3.健康教育

(1)增强体质,避免劳累,防治感冒。

(2)改善生活卫生环境,防止有害气体污染,避免烟雾刺激。

(3)清除鼻、咽、喉等部位的病灶。

第二节 慢性阻塞性肺疾病

慢性阻塞性肺疾病(COPD)简称慢阻肺,是全世界范围内发病率和死亡率最高的疾病之一,是一种常见的以持续性气流受限为特征的可以预防和治疗的疾病。这种气流受限呈进行性进展,不完全可逆,多与气道和肺对有害颗粒物或有害气体的异常炎症反应增强有关。此病与慢性支气管炎和肺气肿密切相关。当慢性支气管炎、肺气肿患者肺功能检查出现持续气流受限时,则能诊断为慢阻肺,如无气流受限,则不能诊断。

一、病因与发病机制

(一)病因

COPD 有关发病因素包括个体易感因素及环境因素两个方面,这两者相互影响。

1.个体因素

(1)遗传因素:常见遗传危险因素是 α_1 抗胰蛋白酶的缺乏,先天性 α_1 抗胰蛋白酶缺乏多见于北欧血统的个体,我国尚未见正式报道。

(2)气道高反应性:哮喘、特异性以及非特异性气道高反应性可能在 COPD 中起作用。

2.环境因素

(1)吸烟:是引起 COPD 的主要危险因素,吸烟时间越长,烟量越大,患 COPD 的风险越大。烟草中含有焦油、尼古丁等,能损害支气管上皮纤毛,使纤毛运动发生障碍,降低局部抵抗力,削弱肺泡吞噬细胞的吞噬、灭菌作用,易致感染,又能引起支气管痉挛,增加呼吸道阻力。

(2)职业粉尘、烟雾和有害气体接触:接触硅和镉可引起 COPD。接触其他粉尘的工人如煤矿、棉纺、谷物、某些金属冶炼等作业工人,也可认为是 COPD 的高危人群。

(3)感染:呼吸道感染是 COPD 发病和加剧的一个重要因素。目前认为肺炎链球菌和流感嗜血杆菌是 COPD 急性发作的最主要病原菌。病毒也对 COPD 的发生和发展起重要作用,常见病毒为鼻病毒、流感病毒、腺病毒及呼吸道合胞病毒。

(4)气候:冷空气刺激、气候突然变化,使呼吸道黏膜防御能力减弱,易发生继发感染。

(二)发病机制

尚未完全阐明,主要有炎症机制、蛋白酶—抗蛋白酶失衡机制、氧化应激机制,以及在自主神经功能失调等共同作用下产生两种重要病变:第一,小气道病变,包括小气道炎症,小气道纤维组织形成,小气道管腔黏液栓等,使肺泡对小气道的正常牵扯拉力减弱,小气道较易塌陷;第二,肺气肿使肺泡弹性回缩力明显降低,这种小气道病变与肺气肿病变共同作用,造成慢阻肺特征性的持续气流受限。

二、临床表现与诊断

(一)临床表现

1.症状　轻度 COPD 患者很少有或没有症状,晨起咳嗽、反复呼吸系统感染、体力劳动时呼吸困难等应引起重视。

(1)慢性咳嗽:常为首发症状,初起咳嗽呈间歇性,早晨较重,以后早、晚或整日均有咳嗽。

(2)咳痰:一般为白色黏液或浆液性泡沫性痰,清晨排痰较多,急性发作期痰量增多,合并感染时咳脓性痰。

(3)气短或呼吸困难:是 COPD 的标志性症状。早期仅于剧烈活动时出现,后逐渐加重,以致日常活动甚至休息时也感气短。

(4)喘息和胸闷:部分患者特别是重度患者有喘息;胸部紧闷感通常于劳力后发生,与呼吸费力,肋间肌等容性收缩有关。

(5)其他症状:晚期患者常有体重下降,食欲缺乏,精神抑郁和(或)焦虑等。合并感染时可咳血痰或咯血。

2.体征 早期可无任何异常体征。随疾病进展,视诊可多见桶状胸,肋间增宽,呼吸幅度变浅,频率增快,触诊双侧语颤减弱。叩诊呈过清音,心浊音界缩小或不易叩出,肺下界和肝浊音下降;听诊心音遥远,呼吸音普遍减弱,呼气延长,并发感染时,肺部可有湿啰音。

3.辅助检查

(1)肺功能检查:是确诊COPD的必备条件,也是判断持续气流受限的主要客观指标,使用支气管扩张药后,第一秒用力呼气量(FEV_1)/用力肺活量(FVC)<70%可确定为患者存在持续气流受限,即COPD。肺功能检查对COPD的诊断及估计其严重程度、疾病进展和预后有重要意义。

(2)X线检查:早期可无异常,反复发作者可见两肺纹理增粗、紊乱等非特异性改变,以及肺气肿改变,如胸廓扩张,肋间隙增宽,肋骨平行,活动减弱,两肺野透亮度增加,横膈位置低平,心脏悬垂狭长。

(3)血液气体分析:如出现明显缺氧及二氧化碳潴留时,则动脉血氧分压降低,二氧化碳分压升高,并可出现失代偿性呼吸性酸中毒,pH降低。

(4)胸部CT检查:CT检查一般不作为常规检查,CT检查可见慢阻肺小气道病变的表现、肺气肿的表现及并发症的表现,主要临床意义在于当诊断有疑问时,高分辨率CT(HRCT)有助鉴别诊断。

(二)诊断

1.诊断 主要根据临床症状、体征及肺功能检查结合有无吸烟等高危因素史,并排除其他相关疾病,综合分析确定。肺功能检查见持续气流受限是慢阻肺诊断的必备条件。

2.稳定期病情严重程度评估 COPD评估的目标是明确疾病的严重程度,疾病对患者健康状况的影响,以及某些事件的发生风险(急性加重、住院治疗和死亡),同时指导治疗。

(1)症状评估:见表1-2-1。

(2)肺功能评估:可使用GOLD分级,慢阻肺患者吸入支气管扩张药后FEV_1/FVC<70%;再依据其FEV_1下降程度进行气流受限的严重程度分级,见表1-2-2。

表1-2-1 症状评估

改良呼吸困难指数(mMRC分级)	呼吸困难症状
0级	剧烈活动时出现呼吸困难
1级	平地快步行走或爬缓坡时出现呼吸困难
2级	由于呼吸困难,平地行走时比同龄人慢或需要停下来休息
3级	平地行走100m左右或数分钟后即需要停下来喘气
4级	因严重呼吸困难而不能离开家或在穿衣脱衣时即出现呼吸困难

表 1-2-2　慢阻肺患者气流受限严重程度的肺功能分级

肺功能分级	患者肺功能 FEV$_1$ 占预计值的百分比(FEV$_1$％ pred)
GOLD1 级:轻度	FEV$_1$％ pred≥80％
GOLD2 级:中度	50％≤FEV$_1$％ pred<80％
GOLD3 级:重度	30％≤FEV$_1$％ pred<50％
GOLD4 级:极重度	FEV$_1$％ pred<30％

(3)急性加重风险评估:上一年发生 2 次或以上急性加重或 FEV$_1$％ pred(第一秒用力呼气量占预计值百分比)<50％,均提示今后急性加重的风险增加。

三、治疗原则

(一)急性加重期治疗

1.控制感染　住院初期给予广谱抗菌药,随后根据呼吸道分泌物培养及药敏试验结果合理调整用药,尽早选用有效抗生素控制感染。常用的有青霉素类、头孢菌素类、大环内酯类、喹诺酮类等抗菌药物,根据病情的轻重予以口服或静脉滴注。

2.祛痰镇咳　在抗感染治疗的同时,应用祛痰、镇咳的药物,以改善患者的症状。常用药物有盐酸氨溴索、乙酰半胱氨酸等。

3.解痉平喘　可选用支气管舒张药,主要有 β$_2$ 受体激动药、抗胆碱药及甲基黄嘌呤类,根据药物的作用及患者治疗的反应选用,如果应用支气管舒张药后呼吸道仍持续阻塞,可使用糖皮质激素。长期规律地吸入糖皮质激素较适用 FEV$_1$<50％预计值(Ⅲ级和Ⅳ级)并且有临床症状以及反复加重的 COPD 患者,联合吸入糖皮质激素和 β$_2$ 受体激动药,比各自单用效果好,目前已有布地奈德/福莫特罗、氟地卡松/沙美特罗两种联合制剂。对 COPD 患者不推荐长期口服糖皮质激素治疗,全身静脉应用糖皮质激素治疗疗程一般控制在 5d 内。

4.纠正缺氧和二氧化碳中毒　在急剧发生严重缺氧时,给氧具有第一重要性,可通过鼻导管、面罩或机械通气给氧。给氧应从低流量开始(鼻导管氧流量为 1~2L/min)。对严重低氧血症而 CO$_2$ 潴留不严重者,可逐步增大氧浓度。血氧浓度的目标值为 88％~92％。

5.控制心力衰竭　对于 COPD 合并慢性肺源性心脏病并伴有明显心力衰竭者,在积极治疗呼吸衰竭的同时可给予适当的抗心力衰竭治疗。

6.其他治疗　注意水、电解质平衡和补充营养,督促患者戒烟,使用抗凝药预防深静脉血栓及肺栓塞的发生。

(二)稳定期治疗

(1)稳定期以预防为主,增强体质,提高机体免疫功能,避免各种诱发因素。

(2)对症治疗:某些症状明显或加重时及时处理也是预防 COPD 急性发作的重要措施。呼吸困难时主要应用 β$_2$ 受体激动药和(或)胆碱能阻断药、茶碱制剂等。当轻度 COPD 呼吸困难症状不固定时,可在症状发生时按需使用 β$_2$ 受体激动药定量气雾吸入。症状较重、呼吸困难持续存在者主要应用异丙托品定量吸入治疗,必要时加用 β$_2$ 受体激动药以迅速缓解症状。

对咳嗽、咳痰且痰液不易咳出者,可同时给予祛痰药。

(3)长期家庭氧疗:COPD稳定期进行长期家庭氧疗对具有慢性呼吸衰竭的患者可提高生存率。对血流动力学、血液学特征、运动能力、肺生理和精神状态都会产生有益的影响。

(4)中医治疗:辨证施治是中医治疗的原则,对COPD的治疗亦应据此原则进行。实践中体验到某些中药具有祛痰、支气管舒张、免疫调节等作用,值得深入研究。

(5)康复治疗:可以使进行性气流受限、严重呼吸困难而很少活动的患者改善活动能力、提高生活质量,是COPD患者一项重要的治疗措施。

(6)外科治疗:肺大疱切除术、肺减容术、肺移植术等。

四、护理措施

(一)目标

(1)患者的呼吸频率、节律和形态正常,呼吸困难得以缓解。

(2)患者能正确进行有效咳嗽、使用胸部叩击等措施,达到有效的咳嗽、咳痰。

(3)患者能认识到增加营养物质摄入的重要性。

(4)患者焦虑减轻,表现为平静、合作。

(5)患者能增加活动量,完成日常生活自理。

(6)患者能得到充足的睡眠。

(二)实施与护理

1.生活护理

(1)急性发作期:有发热、喘息时应卧床休息取舒适坐位或半卧位,衣服要宽松,被褥要松软、暖和,以减轻对呼吸运动的限制。保持室内空气的新

(2)饮食护理:对心、肝、肾功能正常的患者,应给以充足的水分和热量。每日饮水量应在1 500mL以上。充足的水分有利于维持呼吸道黏膜的湿润,使痰的黏稠度降低,易于咳出。适当增加蛋白质、热量和维生素的摄入。COPD患者在饮食方面需采用低糖类、高蛋白、高纤维食物,同时避免产气食物。少食多餐,每餐不要吃得过饱,少食可以避免腹胀和呼吸短促。

2.心理护理　COPD患者因长期患病,影响工作和日常生活,出现焦虑、抑郁、紧张、恐惧、悲观失望等不良情绪,针对病情及心理特征及时给予精神安慰,心理疏导,做好家人及亲友工作,鼓励他们在任何情况下,都要给予患者精神安慰,调动各种社会关系给予精神及物质关怀,介绍类似疾病治疗成功的病例,强调坚持康复锻炼的重要性,以取得主动配合,树立战胜疾病的信心。

3.治疗配合

(1)病情观察:患者急性发作期常有明显咳嗽、咳痰及痰量增多,合并感染时痰的颜色由白色黏痰变为黄色脓性痰。发绀加重常为原发病加重的表现。重症发绀患者应注意观察神志、呼吸、心率、血压及心肺体征的变化,应用心电监护仪,定时监测心率、心律、血氧饱和度、呼吸频率、节律及血压变化,发现异常及时通知医师处理。

(2)对症护理:主要为咳嗽、咳痰的护理,发作期的患者呼吸道分泌物增多、黏稠,咳痰困

难,严重时可因痰堵引起窒息。因此,护士应通过为患者实施胸部物理疗法,帮助患者清除积痰,控制感染、提高治疗效果。

胸部物理疗法包括:深呼吸和有效咳嗽、胸部叩击、体位引流、吸入疗法。①深呼吸和有效咳嗽:鼓励和指导病患者行有效咳嗽,这是一项重要的护理。通过深呼吸和有效咳嗽,可及时排出呼吸道内分泌物。指导病患者2~4h定时进行数次随意的深呼吸,在吸气末屏气片刻后暴发性咳嗽,促使分泌物从远端气道随气流移向大气道。②胸部叩击:通过叩击震动背部,间接地使附在肺泡周围及支气管壁的痰液松动脱落。方法为五指并拢,向掌心微弯曲,呈空心掌,腕部放松,迅速而规律地叩击胸部。叩击顺序从肺底到肺尖,从肺外侧到内侧,每一肺叶叩击1~3min。叩击同时鼓励患者深呼吸和咳嗽,咳痰。叩击时间15~20min为宜,每日2~3次,餐前进行。叩击时应询问病患者感受,观察面色,呼吸,咳嗽,排痰情况,检查肺部呼吸音及啰音的变化。③体位引流:按病灶部位,协助患者取适当体位,使病灶部位开口向下,利用重力,以及有效咳嗽或胸部叩击将分泌物排出体外。引流多在早餐前1h、晚餐前及睡前进行,每次10~15min,引流间期防止头晕或意外危险,观察引流效果,注意神志、呼吸及有无发绀。④吸入疗法:利用雾化器将祛痰平喘药加入湿化液中,使液体分散成极细的颗粒,吸入呼吸道以增强吸入气体的湿度,达到湿润气道黏膜,稀释气道痰液的作用,常用的祛痰平喘药:沐舒坦,异丙托溴铵。在湿化过程中气道内黏稠的痰液和分泌物可因湿化而膨胀,如不及时吸出,有可能导致或加重气道狭窄甚至气道阻塞。在吸入疗法过程中,应密切观察病情,协助患者翻身,拍背,以促进痰液排出。

(3)氧疗过程中的护理:COPD急性发作期,大多伴有呼吸衰竭、低氧血症及CO_2潴留。Ⅱ型呼吸衰竭患者按需吸氧,根据缺氧程度适当调节氧流量,呼吸衰竭患者给予低流量吸氧,以免抑制呼吸。但应避免长时间高浓度吸氧,以防氧中毒。用氧前应向患者家属做好解释工作,讲明用氧的目的、注意事项、嘱患者不要擅自调节氧流量或停止吸氧,以免加重病情。在吸氧治疗中应监测患者的心率、血压、呼吸频率及血气指标的变化,了解氧疗效果。注意勿使吸氧管打折,鼻腔干燥时可用棉签蘸水湿润鼻黏膜。

(4)呼吸功能锻炼:COPD患者急性症状控制后应尽早进行呼吸功能锻炼,教会患者及家属呼吸功能锻炼方法,督促实施并提供有关咨询材料。可以选用下述呼吸方法一种或两种交替进行。①腹式呼吸锻炼:由于气流受限,肺过度充气,膈肌下降,活动减弱,呼吸类型改变,通过呼吸肌锻炼,使浅快呼吸变为深慢有效呼吸,利用腹肌帮助膈肌运动,调整呼吸频率,呼气时间延长,以提高潮气容积,减少无效腔,增加肺泡通气量,改变气体分布,降低呼吸功耗,缓解气促症状。方法:患者取立位,体弱者也可取坐位或仰卧位,上身肌群放松做深呼吸,一手放于腹部一手放于胸前,吸气时尽力挺腹,呼气时腹部内陷,也可用手加压腹部,尽量将气呼出,一般吸气3~5s,呼气6~10s。吸气与呼气时间比为1:2或1:3。用鼻吸气,用口呼气要求缓呼深吸,不可用力,每分钟呼吸速度保持在7~8次,开始每日2次,每次10~15min,熟练后可增加次数和时间,使之成为自然的呼吸习惯。②缩唇呼吸法:通过缩唇徐徐呼气,可延缓吸气气流压力的下降,提高气道内压,避免胸内压增加对气道的动态压迫,使等压点移向中央气道,防止小气道的过早闭合,使肺内残气更易于排出,有助于下一吸气进入更多新鲜的空气,增强肺泡换气,改善缺氧。方法为:用鼻吸气,缩唇做吹口哨样缓慢呼气,在不感到费力的情况下,自动调节呼吸频率、呼吸深度和缩唇程度,以能使距离口唇 30cm 处与唇等高点水平的蜡烛火焰随气流倾斜又不致熄灭为宜。每天3次,每次 30min。

4.用药护理　按医嘱用抗生素、止咳、祛痰药物,掌握药物的疗效和不良反应,不滥用药物。

(1)祛痰止咳药物应用护理:①祛痰药:通过促进气道黏膜纤毛上皮运动,加速痰液的排出;能增加呼吸道腺体分泌,稀释痰液,使痰液黏稠度降低,以利咳出。②黏液溶解剂:通过降低痰液黏稠度,使痰液易于排出。③镇咳药:直接作用于咳嗽中枢。④其他还有中药化痰制剂。用药观察:观察用药后痰液是否变稀、容易咳出。及时协助患者排痰。注意事项:对呼吸储备功能减弱的老年人或痰量较多者,应以祛痰为主,协助排痰,不应选用强烈镇咳药物,以免抑制呼吸中枢及加重呼吸道阻塞和炎症,导致病情恶化。

(2)解痉平喘药物应用护理:解痉平喘药物可解除支气管痉挛,使通气功能有所改善,也有利于痰液排出。常用有:①M胆碱受体阻滞药。②β_2肾上腺素能受体激活药。③茶碱类。用药观察:用药后注意患者咳嗽是否减轻,气喘是否消失。β_2受体兴奋药常同时有心悸、心率加快、肌肉震颤等不良反应,用药一段时间后症状可减轻,如症状明显应酌情减量。茶碱引起的不良反应与其血药浓度水平密切相关,个体差异较大,常有恶心、呕吐、头痛、失眠,严重者心动过速、精神失常、昏迷等,应严格掌握用药浓度及滴速。

5.健康教育

(1)告诉患者及家属应避免烟尘吸入,气候骤变时注意预防感冒,避免受凉以及与上感患者的接触。

(2)加强体育锻炼,要根据每个人的病情、体质及年龄等情况量力而行、循序渐进,天气良好时到户外活动,如散步、慢跑、打太极拳等,以不感到疲劳为宜,增加患者呼吸道对外界的抵抗能力。

(3)教会患者学会自我监测病情变化,尽早治疗呼吸道感染,可在家中配备常用药物及掌握其使用方法。

(4)重视营养的摄入,改善全身营养状况,提高机体抵抗力。

(5)严重低氧血症患者坚持长期家庭氧疗,可明显提高生活质量和劳动能力,延长生命。每天吸氧 10~15h,氧流量 1~2L/min,并指导家属及患者氧疗的目的及注意事项。

第三节　慢性肺源性心脏病

肺源性心脏病是指肺组织或肺动脉及其分支的病变,引起肺循环阻力增加,因而发生肺动脉高压,导致右心室增大伴或不伴有充血性心力衰竭的一组疾病。按病程的缓急,肺源性心脏病可分为急性和慢性两类。在此仅介绍慢性肺源性心脏病。

慢性肺源性心脏病简称肺心病,由于肺组织、肺血管或胸廓的慢性病变引起肺组织结构和(或)功能异常,产生肺血管阻力增加、肺动脉压力增高,使右心室扩张和(或)肥厚、伴或不伴右心功能衰竭的心脏病,并排除先天性心脏病和左心病变引起者。肺心病在我国是常见病、多发病,病死率在 15% 左右。患病年龄多在 40 岁以上,随年龄增长而患病率增高。寒冷地区、高原地区、农村患病率高。急性发作以冬春季多见,常因呼吸道感染而诱发肺、心功能不全。

【病因与发病机制】

(一)病因

1.支气管-肺疾病　这是引起肺心病的主要原因,以 COPD 最多见,占 80%～90%,其次为支气管哮喘、支气管扩张、重症肺结核、尘肺等。

2.胸廓运动障碍性疾病　这类疾病有严重的脊椎后、侧凸;脊椎结核以及类风湿性关节炎、胸膜广泛粘连及胸廓形成术后造成的严重胸廓或脊椎畸形;神经肌肉疾患如脊髓灰质炎。

3.肺血管疾病　累及肺动脉的过敏性肉芽肿病,广泛或反复发生的多发性肺小动脉栓塞及肺小动脉炎,以及原因不明的原发性肺动脉高压症。

4.通气驱动失常的疾病　如睡眠呼吸暂停综合征等。

(二)发病机制

肺的功能和结构的改变致肺动脉高压(PAH)是慢性肺心病的一个重要的病理生理阶段。肺动脉高压早期,如果能及时去除病因,或适当地进行对症治疗,有可能逆转病变或阻断病变的进一步发展。

1.呼吸功能改变　上述病因中引起肺阻塞性或限制性通气功能障碍,使肺活量、残气量和肺总量降低,进一步发展则通气/血流比例失调而出现换气功能失常,最终导致低氧血症和高碳酸血症。

2.血流动力学改变　主要改变在肺动脉和右心,表现为肺动脉高压和右室收缩压升高。肺动脉高压形成有以下 3 方面的因素。

(1)功能性因素:机体缺氧、高碳酸血症及呼吸性酸中毒,使肺小动脉收缩、痉挛引起肺动脉高压,其中缺氧是肺动脉高压形成最重要的因素。原因在于:①缺氧时收缩血管的活性物质如前列腺素、白三烯等明显增多,致使肺小动脉、肺血管阻力增加,产生肺动脉高压。②缺氧使肺血管平滑肌细胞膜对 Ca^{2+} 的通透性增高,使 Ca^{2+} 内流增加,肌肉兴奋收缩偶联效应增强,引起肺血管收缩。③缺氧和高碳酸血症可刺激颈动脉窦和主动脉体化学感受器,反射性兴奋交感神经,使儿茶酚胺分泌增加,收缩肺小动脉。

(2)解剖性因素:肺血管解剖结构的变化,形成肺循环血流动力学障碍。主要原因有:①肺血管炎症:反复发作的慢性阻塞性肺疾病和支气管周围炎可引起邻近小动脉炎症,导致血管壁肥厚、管腔狭窄或纤维化,甚至闭塞,使血管阻力增加,产生肺动脉高压。②肺血管受压:肺气肿使肺泡内压增高,肺泡毛细血管受压,造成毛细血管管腔狭窄或闭塞。③肺血管损毁:肺泡壁破坏,造成毛细血管网损毁,肺泡毛细血管网减损超过 70% 时肺循环阻力增大。④肺血管重塑:慢性缺氧使血管收缩,管壁张力增高可直接刺激血管平滑肌细胞增生,使动脉管腔肥厚狭窄。

(3)血容量增多和血液黏稠度增加:缺氧使肾小动脉收缩,肾血流量减少,肾小球滤过率下降,引起水、钠潴留,继发醛固酮增多,加重水钠潴留,最终循环血容量增多;慢性缺氧产生继发性红细胞增多,血液黏稠度增加,血流阻力随之增高。血容量增多和血液黏稠度增加,使肺动脉压升高。

3.心脏负荷增加和心功能损害　长期肺循环阻力增高,右心负荷加重,发生右心室代偿性肥厚。随着病情发展,肺动脉压进一步增高,超过右心室的负荷时,右心功能失代偿而致右心衰竭。缺氧、高碳酸血症、酸中毒、肺部感染等因素不仅可引起右心功能损害,也可累及左心,致左心功能不全。

4.多脏器损害　缺氧和高碳酸血症还可导致重要器官如脑、肝肾、胃肠及内分泌系统、血液系统的病理改变,最终导致多器官功能的衰竭。

【临床表现】

本病病程进展缓慢,可分为代偿期和失代偿期,但两阶段界限并不十分清楚。

(一)肺、心功能代偿期

1.症状　主要是原发病的表现。患者有慢性咳嗽、咳痰或哮喘病史,逐步出现乏力、呼吸困难、活动耐力下降。

2.体征　可有不同程度的发绀和肺气肿征。听诊呼吸音低,偶有干、湿啰音,心音遥远,有时只能在剑突下听到。肺动脉瓣区第二心音亢进,三尖瓣区收缩期杂音,剑突下有明显心尖冲动提示PAH和右心受累。部分患者因肺气肿使胸腔内压升高,阻碍腔静脉回流,可有颈静脉充盈。

(二)肺、心功能失代偿期

肺组织损害严重引起缺氧、二氧化碳潴留,可导致呼吸和(或)心力衰竭。

1.呼吸衰竭　多见于急性呼吸道感染之后。缺氧早期主要表现为发绀、心悸、胸闷等。病情进一步发展时发生低氧血症,可出现各种精神神经障碍症状,称为肺性脑病。

2.心力衰竭　以右心衰竭为主,可并发各种心律失常。

(三)并发症

常可并发肺性脑病、酸碱失衡及电解质紊乱、心律失常、休克、消化道出血、弥散性血管内凝血(DIC)等,其中肺性脑病是肺心病死亡的首要原因。

【辅助检查】

1.X线检查　可作为诊断慢性肺心病的主要依据。除肺、胸基础疾病及急性肺部感染征象外,尚有PAH征,如右下肺动脉干增宽,其横径≥15mm;右下肺动脉干横径与气管横径之比≥1.07;肺动脉段明显突出或其高度≥3mm;中央A扩张,外周血管纤细,"残根"征;右心室增大等。

2.心电图　右心肥大的改变,如肺性P波、电轴右偏,可作为诊断慢性肺心病的参考条件。

3.超声心动图　常表现为右心房和右心室增大。通过测定右室内径≥20mm,右室流出道内径≥30mm,右心室前壁厚度≥5mm,左右室内径比值<2mm等指标可诊断慢性肺心病。

4.血液检查　红细胞及血红蛋白可升高;全血黏度、血浆黏度增加;合并感染时白细胞计数增高、中性粒细胞增加。其他如心力衰竭时肾、肝功能改变,呼吸衰竭不同阶段的电解质紊乱。呼吸衰竭时血气分析值 $PaO_2 < 60mmHg$、$PaCO_2 > 50mmHg$。

【诊断要点】

凡有慢性广泛性肺、胸疾病的患者,一旦发现有肺动脉高压、右心室增大而同时排除原发性心脏疾病引起右心室增大可能,即可诊断为本病。肺动脉高压、右心室增大是早期诊断肺心病的关键。

【治疗要点】

肺心病是原发于重症胸、肺基础疾病的晚期并发症,其中80%以上是由 COPD 等发展而来,故积极防治这类疾病是避免肺心病发生的根本措施。对已发生肺心病的患者,应针对缓解期和急性加重期分别予以干预。

(一)缓解期治疗

缓解期治疗是防止肺心病发展的关键。原则上采用中西结合的综合治疗措施,增强免疫功能、祛除诱发因素、减少或避免急性加重期的发生,使肺心功能得到部分或全部恢复。

(二)急性加重期治疗

1.控制呼吸道感染　呼吸道感染是发生呼吸衰竭和心力衰竭的常见诱因,要积极控制。根据痰培养及药敏,选择有效抗生素。一般主张联合用药,常用的抗菌药有青霉素类、氨基糖甙类、喹诺酮类、头孢菌素类等。

2.畅通呼吸道,纠正缺 O_2 和 CO_2 潴留　采取综合措施,包括稀释痰液,促进排痰;使用支气管舒张剂解除气道痉挛;给予持续低流量、低浓度氧疗。必要时气管插管或气管切开建立人工气道,维持呼吸。

3.控制心力衰竭　轻度心力衰竭患者在给氧、积极控制感染、改善呼吸功能后症状一般能得以改善。但对治疗无效的患者可选用利尿剂、强心剂及血管扩张剂。

4.控制心律失常　心律失常经过控制感染、纠正缺氧后一般可自行消失。如果持续存在可根据心律失常的类型选用药物,但应注意避免普萘洛尔等 β 受体阻滞剂,以免引起支气管痉挛。

5.抗凝治疗　应用普通肝素或低分子肝素防止肺微小动脉原位血栓形成。

【主要护理诊断/问题】

1.气体交换受损　与通气/血流比例失调有关。

2.清理呼吸道无效　与呼吸道感染,痰液黏稠过多有关。

3.活动无耐力　与缺氧、心功能减退有关。

4.体液过多　与右心衰致水钠潴留有关。

5.有皮肤完整性受损的危险　与皮肤水肿、长期卧床有关。

6.潜在并发症　肺性脑病。

【护理措施】

1.急性加重期的护理

(1)休息与活动:绝对卧床休息。呼吸困难者取半卧位;水肿者下肢适当抬高,以促进静脉回流,减轻水肿;对烦躁不安或昏迷者,可使用床栏或约束肢体加以安全保护,必要时专人护理。协助患者定时翻身,更换卧姿。指导患者在床上进行缓慢、重复的肌肉松弛运动,如上下肢的循环运动,腓肠肌的收缩与放松。水肿明显、需长期卧床者应加强皮肤护理,防止压力性损伤发生。病情允许时可动员患者下床适当活动,保证患者活动安全。保持环境安静整洁,空气新鲜,室内温湿度适宜。限制探视,减少交叉感染。

(2)保持呼吸道通畅:神志清楚患者鼓励其深呼吸和有效咳嗽。神志不清者观察喉中痰鸣情况,必要时予以机械吸痰。

(3)氧疗:根据缺氧和CO_2潴留的程度不同,合理给氧。一般予以持续、低流量、低浓度吸氧,氧流量$1\sim2L/min$,氧浓度$25\%\sim29\%$。注意监测氧疗效果,若患者在用氧过程中出现烦躁不安或嗜睡、面色潮红、多汗,应警惕患者低氧血症纠正过快而致低氧对外周化学感受器的刺激解除,反导致呼吸受抑,体内CO_2无法排出。此时应及时调低氧浓度,并畅通呼吸道,促进CO_2排出。

(4)用药护理:①利尿剂:护士应严格遵医嘱采用小量、间歇、短疗程给药方式,一般以呋塞米与螺内酯交替使用为妥。注意观察并记录患者的体重、尿量、电解质及咳痰情况。中草药复方五加皮汤、车前草、金钱草等均有一定的利尿作用。防止利尿过度致低钾、低氯性碱中毒而加重缺氧,痰液黏稠不易咳出,加重呼吸衰竭。过度脱水还可使血液浓缩,增加循环阻力,引发DIC。②强心剂:慢性肺心病患者因缺氧和感染,肝肾功能差,对洋地黄类药物耐受性低,易发生毒性反应,出现心律失常。洋地黄用量宜小,一般为常规剂量的1/2或2/3,常用作用快、排泄快的强心剂,如毒毛花苷K、毛花甘丙或地高辛等。用药前注意纠正缺氧,防治低钾血症,用药后注意观察疗效和毒性反应。缺氧和感染均可使心率增快,在衡量洋地黄药物的疗效时,不宜仅以心率为疗效指征,应结合患者缺氧改善和活动耐力增加综合判断。③血管扩张剂:对部分顽固性心衰患者有作用,但可降低体循环血压,反射性引起心率增快、血氧分压降低、CO_2升高等不良反应,应注意观察。④重症患者在烦躁不安时避免使用镇静剂、麻醉药、催眠药,以免抑制呼吸功能和咳嗽反射。⑤长期应用广谱抗生素时注意观察可能继发的真菌感染。

(5)饮食护理:予以高热量、高蛋白、高维生素的清淡饮食。少量多餐,减少用餐时的疲劳。餐前餐后及时漱口,保持口腔清洁,促进食欲。避免含糖高、易产气的食物,以免痰黏难咳和腹胀加重呼吸困难。适量补充含纤维素的食物,防止便秘加重心脏负担。禁烟酒。若患者有明显水肿、少尿应限制水钠摄入,钠盐<3g/d,水<1 500mL/d。但限水后应注意患者咳痰情况,遵医嘱及时给予祛痰药。

(6)病情观察:观察患者的生命体征、口唇及甲床部位的颜色,注意呼吸的频率、节律、幅度及有无发绀。及时发现肺性脑病的征兆,如失眠、兴奋甚至躁狂;或表情淡漠,神志恍惚、嗜睡等。注意右心衰表现,观察有无体重快速增加、颈静脉怒张、肝肿大、恶心呕吐,下肢或尾骶部浮肿情况。观察皮肤黏膜的完整性,注意有无压力性损伤和口腔真菌感染。

(7)心理护理:由于本病是一种慢性病,易反复发作并加重,给患者造成很大的精神压力和经济负担。急性加重期因频繁咳嗽、咳脓痰、喘息,患者会担心照顾者厌恶。护士要理解和关心患者,积极减轻其心理焦虑和压力,促进患者有效应对。

2.缓解期护理　以健康教育为主,促进患者自我护理。

(1)改善环境,避免诱因:劝告患者戒烟,避免烟雾、粉尘和刺激性气体对呼吸道的影响。注意保暖,避免受凉感冒而诱发慢性支气管炎。

(2)合理选择食谱,加强营养,摄食低盐易消化饮食,注意口腔卫生。

(3)避免劳累,保证充足的睡眠:根据肺、心功能状况进行适当的体育锻炼,如散步、太极拳等;经常以冷水洗面或擦身进行耐寒锻炼,以提高机体的抵抗力。

(4)坚持有效咳嗽、缩唇呼吸及腹式呼吸锻炼,以保持呼吸道通畅,提高呼吸肌耐力。

(5)指导患者采取正确的姿势,以利于气体交换和节省体力:如站立时,可背靠墙,使膈肌和胸廓松弛,全身放松;坐位时凳高合适,保证两足能平放在地,身体稍向前倾,两手放在双腿上或趴在小桌上,桌上放软枕,使胸椎与腰椎尽可能在一条直线上;卧位时抬高床头,床尾亦稍抬高,使下肢关节轻度屈曲。

(6)自我监测病情,定期门诊复查:如患者感到胸闷、心悸加重、咳嗽频繁剧烈、咳痰不畅,或体重增加、尿少、水肿,或家属发现患者神志淡漠、嗜睡或兴奋躁动、口唇发绀加重等,均提示病情加重或变化,应立即就诊。

第四节　支气管哮喘

支气管哮喘,简称哮喘,是由嗜酸性粒细胞、肥大细胞和 T 淋巴细胞等多种炎性细胞及细胞组分参与的气道慢性炎症性疾病。

这种慢性炎症导致气道反应性增加,通常出现广泛多变的可逆性气流受限,并引起反复发作的喘息、气急、胸闷或咳嗽等症状,常在夜间或清晨发作、加剧,可经治疗缓解或自行缓解。

【疾病概述】

1.病因　病因还不十分清楚,大多认为哮喘是与多基因遗传有关的疾病,同时受遗传因素和环境因素的双重影响。

资料显示,哮喘的亲属患病率高于群体患病率,并且亲缘关系越近,患病率越高。哮喘患儿双亲大多存在不同程度气道高反应性。而研究显示与气道高反应性、IgE 调节和特异性反应相关的基因,在哮喘的发病中起着重要的作用。

环境因素中引起哮喘的激发因素,包括吸入物,如尘螨、花粉、动物毛屑等各种特异和非特异吸入物;感染,如细菌、病毒、原虫、寄生虫等;食物,如鱼、虾蟹、蛋类、牛奶等;药物,如阿司匹林等;气候变化、运动、妊娠等。

2.发病机制　发病机制尚不完全清楚,大多认为哮喘与变态反应、气道炎症、气道高反应及神经机制等因素相互作用有关。

(1)变态反应:当变应原进入具有特应性体质的机体后,可刺激机体通过 T 淋巴细胞的传递,由 B 淋巴细胞合成特异性 IgE,并结合于肥大细胞和嗜碱性粒细胞表面的高亲和性的 IgE 受体。当变应原再次进入机体内,可与结合在这些受体上的 IgE 交联,使该细胞合成并释放多种活性介质导致平滑肌收缩、黏液分泌增加、血管通透性增高和炎症细胞浸润等,产生哮喘的临床症状。

根据变应原吸入后哮喘发生的时间,可分为速发型哮喘反应(IAR)、迟发型哮喘反应(LAR)和双相型哮喘反应(OAR)。速发型哮喘反应几乎在吸入变应原的同时立即发生反应,15～30min 达到高峰,2h 后逐渐恢复正常。迟发型哮喘反应 6h 左右发病,持续时间长,可达数天,而且临床症状重,常呈持续性哮喘发作状态。

(2)气道炎症:气道慢性炎症被认为是哮喘的本质。表现为多种炎症细胞特别是肥大细胞、嗜酸性粒细胞等在气道聚集和浸润,这些细胞相互作用可以分泌出多种炎症介质和细胞因子,使气道反应性增高,气道收缩,黏液分泌增加,血管渗出增多。

(3)气道高反应性:表现为气道对各种刺激因子出现过强或过早的收缩反应,是哮喘患者发生和发展的另外一个重要因素。普遍认为气道炎症是导致气道高反应性的重要机制之一。

(4)神经机制:支气管受复杂的自主神经支配,与某些神经功能低下和亢进有关。

3.病理 显微镜下可见气道黏膜下组织水肿、微血管通透性增加、杯状细胞增殖及支气管分泌物增加、支气管平滑肌痉挛等病理改变。若哮喘长期反复发作,表现为支气管平滑肌肌层增厚、气道上皮细胞下纤维化、黏液腺增生和新生血管形成等,导致气道重构。

【临床表现】

1.症状

(1)前驱症状:在变应原引起的急性哮喘发作前往往有打喷嚏、流鼻涕、眼痒、流泪、干咳或胸闷等前驱症状。

(2)喘息和呼吸困难:反复发作性喘息或伴有哮鸣音的呼气性呼吸困难,是哮喘的典型症状。

(3)咳嗽、咳痰:咳嗽是哮喘的常见症状,由气道的炎症和支气管痉挛引起。干咳是哮喘前驱症状,哮喘发作时,咳嗽、咳痰症状反而减轻。哮喘发作接近尾声时,大量分泌物排出,咳嗽、咳痰可能加重。

(4)胸闷和胸痛:哮喘发作时可有胸闷和胸部发紧感。

2.体征 支气管哮喘具有季节性,急性发作时,两肺闻及弥漫性哮鸣音,以呼气期为主,可自行缓解或使用支气管扩张药后缓解。胸部呈过度充气状态,有广泛的哮鸣音,呼气时延长,辅助呼吸肌和胸锁乳突肌收缩加强。心率增快、奇脉、胸腹反常运动、发绀、意识障碍等提示病情严重。

3.分期 根据临床表现分为急性发作期、慢性持续期和临床缓解期。

急性发作指气促、咳嗽、胸闷等症状突然发生,常伴呼吸困难;慢性持续期指每周均不同频度和(或)不同程度的出现症状;临床缓解期是指经过治疗或未经治疗症状、体征消失,肺功能恢复到急性发作前水平,并维持 3 个月以上。

【辅助检查】

1.肺功能检查 第 1 秒钟用力呼气量(FEV_1)、FEV_1/FVC、呼气流量峰值(PEF)等有关呼气流速的指标,在哮喘发作时全部下降,经有效的支气管扩张药治疗后好转,缓解期逐渐恢复。哮喘发作时还可以有肺活量(VC)降低,残气量、功能残气量、肺总量增加,残气/肺总量比值增高。

2.动脉血气分析 哮喘严重发作时可有不同程度的低氧血症、低碳酸血症、呼吸性碱中毒。病情进一步加剧,可表现呼吸性酸中毒。

3.胸部 X 线检查 哮喘发作时两肺透亮度增加,呈过度充气状态。并发感染时,可见肺纹理增加和炎症浸润阴影。

4.血液检查 发作时可有嗜酸性粒细胞增多,并发感染时白细胞和中性粒细胞增多,外源性哮喘者血清总 IgE 增高。

5.痰液检查　涂片可见较多的嗜酸性粒细胞及其退化形成的夏科—莱登结晶、黏液栓等。

6.支气管激发试验　测定气道反应性，吸入激发剂后，FEV_1 或 PEF 下降≥20％，即可确定为支气管激发试验阳性。可作为辅助诊断和评估哮喘严重程度和预后。

7.支气管舒张试验　测定气流受限的可逆性。吸入支气管舒张药后 FEV_1 或 PEF 改善率≥15％，可诊断支气管舒张试验阳性，可辅助诊断和指导用药。

8.特异性变应原检测　缓解期检测有利于判断变应原，了解导致个体哮喘发作的危险因素。

【护理评估】

1.健康史

(1)询问患者发作时的症状、持续时间、诱发或缓解因素，了解既往治疗经过和检查。

(2)了解患者对哮喘知识的掌握程度，询问患者是否熟悉哮喘急性发作的先兆和处理方法，发作时有无按医嘱治疗。

(3)评估患者呼吸困难对日常生活、工作的影响程度，了解患者的家族史。

(4)评估与患者哮喘发生的各种病因和诱因，如有无接触变应原、吸烟等。

2.心理社会评估　哮喘急性和反复发作，可影响患者的睡眠、体力活动，应评估患者有无烦躁、焦虑、恐惧等心理反应，并注意给心理安慰；因哮喘需要终身防治，评估患者的家庭、社会支持系统，及对疾病治疗的信心，应加强与患者的沟通，增加患者的信心和对疾病的了解。

【护理问题】

1.气体交换受损　与支气管痉挛、气道炎症、黏液分泌增加、气道阻塞有关。

2.清理呼吸道无效　与气道平滑肌痉挛、痰液黏稠、排痰不畅、疲乏有关。

3.知识缺乏　缺乏正确使用吸入药物治疗的相关知识。

4.焦虑　与哮喘反复发作或症状不缓解，患者容易出现焦虑有关。

5.潜在并发症　呼吸衰竭、气胸或纵隔气肿。

【护理目标】

(1)患者呼吸困难缓解，能平卧。

(2)能进行有效咳嗽，痰液能咳出。

(3)能正确使用吸入药物治疗。

(4)尽快使患者胸闷、呼吸困难得到缓解，增加舒适感，心理护理缓解焦虑恐惧情绪。

(5)护士严密监测和管理患者，及时发现并发症并配合医师抢救。

【护理措施】

1.生活护理　①发现和避免诱发因素：询问患者导致发作的因素，如能发现和避免诱发因素，有助于哮喘症状的控制，并保持环境清洁、空气新鲜。②饮食护理：根据需要供给热量，必要时可静脉补充营养。禁食可能诱发哮喘的食物，如鱼、虾、蟹、牛奶及蛋类。

2.心理护理　哮喘反复发作可以导致心理障碍，而心理障碍也会影响哮喘的临床表现和治疗效果。正确认识和处理这些心理问题，有利于提高哮喘的治疗成功率。护士应关心、体贴患者。通过暗示、说服、示范、解释、训练患者逐渐学会放松技巧及转移自己的注意力。

3.治疗配合

(1)病情观察:密切观察患者症状体征的变化,了解其呼吸困难的程度,辅助呼吸肌的活动情况,测量和记录体温、脉搏和呼吸及哮喘发作的持续时间。配合医生监测肺功能指标(FEV_1或 PEF),进行动脉血气分析,防止出现并及时处理危及生命的严重哮喘发作。当 $PaO_2 <$ $60mmHg$、$PaCO_2 > 50mmHg$ 时,说明患者已经进入呼吸衰竭状态。发现上述情况及时通知医生,并做相应的护理。

(2)对症护理:①体位:让患者取坐位,将其前臂放在小桌上,背部靠着枕头,注意保暖,防止肩部着凉。②氧疗:患者哮喘发作严重,遵医嘱给予鼻导管或面罩吸氧,改善呼吸功能。③保持呼吸道通畅:遵医嘱给予祛痰药和雾化吸入,以湿化气道,稀释痰液,利于排痰。在气雾湿化后,护士应注意帮助患者翻身拍背,引流排痰。④重度哮喘发作有可能导致呼吸衰竭,有窒息等危险,可行气管切开或气管内插管进行机械通气。因此,应备好气管插管和所需物品及各种抢救物品,配合医生抢救。

4.用药护理

(1)糖皮质激素:(简称激素),是当前治疗哮喘最有效的药物。可采取吸入、口服和静脉用药。指导患者吸入药物后用清水充分漱口,使口咽部无药物残留,减轻局部反应。长期用药可引起骨质疏松等全身反应,指导患者联合用药,减少激素的用量。口服用药时指导患者不可自行停药或减量。

(2)色甘酸钠:是一种非皮质激素抗炎药物。能预防变应原引起速发和迟发反应,以及运动和过度通气引起的气道收缩。少数病例可有咽喉不适、胸闷,偶见皮疹,孕妇慎用。

(3)β_2 受体激动药(如沙丁胺醇):可舒张气道平滑肌,解除气道痉挛和增加黏液纤毛清除功能等。吸入后 5~10min 即可起效,药效可维持 4~6h,多用于治疗轻度哮喘急性发作的患者,用药方法应严格遵医嘱间隔给药。用药期间应注意观察不良反应,如心悸、低血钾和骨骼肌震颤等。但一般反应较轻,停药后症状即可消失,应宽慰患者不必担心。

(4)茶碱:具有松弛支气管平滑肌、兴奋呼吸中枢等作用。主要不良反应为胃肠道症状(恶心、呕吐),心血管症状(心动过速、心律失常、血压下降)。用药过程最好监测血浆氨茶碱浓度。发热、妊娠、小儿或老年人,患有肝、心、肾功能障碍及甲状腺功能亢进者尤须慎用。

(5)其他药物:半胱氨酰白三烯受体拮抗药主要的不良反应是胃肠道症状,通常较轻微,少数有皮疹,血管性水肿,转氨酶升高,停药后可恢复正常。吸入抗胆碱药物不良反应少,少数患者有口苦或口干感。

5.健康指导

(1)指导患者注意哮喘发作的前驱症状,自我处理并及时就医,鼓励并指导患者坚持每日定时测量峰流速值(PEF)、监视病情变化、记录哮喘日记。指导患者各种雾化吸入器的正确使用方法。

(2)积极参加锻炼,尽可能改善肺功能,最大程度恢复劳动能力,预防疾病向不可逆性发展,预防发生猝死。

(3)指导患者了解目前使用的每一种药物的主要作用、用药的时间、频率和方法及各种药物的不良反应。

(4)指导峰流速仪的使用：①站立水平位握峰流速仪，不要阻挡游标移动。游标放在刻度的最基底位"0"处。②深吸气，嘴唇包住口器，尽可能快的用力呼气。③记录结果，将游标拨回"0"位，再重复 2 次，取其最佳值。④当峰流速值用诊断时，首先用患者峰流速值与预计值比较。儿童一般根据性别、身高而调整确定其正常范围，亦可通过 2～3 周的正规治疗及连续观察，取无症状日的下午所测 PEF 为患儿个人最佳值。若该值低于一般统计正常值的 80%，则考虑为中度发作，应调整原有治疗。⑤PEF 变异率 $= \dfrac{\text{最高 PEF} - \text{最低 PEF}}{1/2(\text{最高 PEF} + \text{最低 PEF})} \times 100\%$，当变异率＜20%提示轻度哮喘，变异率在 20%～30%为中度哮喘，变异率＞30%时为重度哮喘。

(5)指导患者识别和避免过敏源或诱因，并采取相应措施：①在花粉和真菌最高季节应尽量减少外出。②保持居住环境干净、无尘、无烟，窗帘、床单、枕头应及时清洗。③避免香水、香的化妆品及发胶等可能的过敏源。④回避宠物，不用皮毛制成的衣物或被褥。如必须拜访有宠物家庭，应提前吸入气雾剂。⑤运动性哮喘患者在运动前应使用气雾剂。⑥充分休息、合理饮食、定期运动、情绪放松、预防感冒。

(6)推荐患者家属参与哮喘的管理，起到监督管理的作用。

【护理评价】

患者呼吸频率、节律平稳，无奇脉、三凹征；正确运用有效咳嗽、咳痰方法，咳嗽、咳痰程度减轻；能正确掌握雾化吸入器的使用方法和注意事项；掌握哮喘发作先兆及相应自我处理方法；消除焦虑情绪。

第五节　肺炎

肺炎是一种常见的、多发的感染性疾病，是指肺泡腔和间质组织的肺实质感染。肺炎的分类方法有以下几种。

1.按感染来源分类

(1)细菌性肺炎：占成人各类病原体肺炎的 80%，其重要特点是临床表现多样化、病原谱多元化、耐药菌株不断增加。

(2)真菌性肺炎：真菌引起的疾病是真菌病，肺部真菌病占内脏深部真菌感染的 60% 以上，大多数为条件致病性真菌，以念珠菌和曲霉菌最为常见，除了可由多种病原体引起外，其他如放射性因素、化学因素、过敏因素等亦能引起肺炎。

(3)非典型肺炎：是指由支原体、衣原体、军团菌、立克次体、腺病毒以及其他一些不明微生物引起的肺炎。

2.按获病方式分类

(1)医院获得性肺炎(HAP)：亦称为医院内肺炎(NP)，是指患者入院时不存在、也不处于感染的潜伏期，入院 48h 后在医院(包括老年护理院、康复院)内发生的肺炎。我国 HAP 发病率为 1.3%～3.4%，是第一位的医院内感染(占 29.5%)。

(2)社区获得性肺炎(CAP)：又称为院外肺炎，是指在医院外罹患的感染性肺实质炎症，包括有明确潜伏期的病原体感染而在入院后平均潜伏期内发病的肺炎。

3.按解剖部位分类

可分为大叶性肺炎、小叶性肺炎和间质性肺炎。

一、病因与发病机制

（一）病因

（1）健康人体对病原微生物具有较强的抵抗力,当患者出现机体免疫力下降时可造成病原微生物的条件致病:①免疫功能受损:受寒、饥饿、疲劳、醉酒、昏迷、毒气吸入等。②患者有基础疾病:肺结核、恶性肿瘤、糖尿病、营养不良、烧伤等。③长期大量使用广谱抗生素。④使用肾上腺皮质激素/免疫抑制药、放射治疗或化学治疗后、器官移植、导管插管等情况。⑤进入下呼吸道的病原菌毒力较强或数量较多时,感染发病。

（2）医院获得性肺炎的产生,其危险因素除了有宿主因素外,还包括医源性因素,如长期住院或长期住 ICU;进行机械通气;人工气道;长期经鼻咽腔留置胃管;曾接受抗生素、糖皮质激素或免疫抑制药治疗;使用 H_2 受体拮抗药等。

（二）发病机制

微生物在肺内的感染途径可分为三种类型。

1.内源性感染　口咽部定植菌吸入,即正常人口腔和上呼吸道寄生的微生物进入下呼吸道导致感染,是肺炎最重要的发病机制。

2.外源性感染　带菌气溶胶吸入,即患者吸入带菌的粉尘引起感染。

3.继发性感染　体内其他部位已存在感染,经过血行或淋巴系统播散至肺或者邻近气管的感染直接蔓延侵犯肺。

二、临床表现与诊断

（一）临床表现

1.症状和体征　肺炎因病因不同,起病急缓,痰液性质,并发症(末梢循环衰竭、胸膜炎或脓胸、菌血症等)有无等可有不同,但其有很多的共同表现,需要指出的是肺炎的临床表现、实验室和影像学所见对 HAP 的诊断特异性甚低,尤其应注意排除肺不张、心力衰竭和肺水肿、基础疾病肺侵犯、药物性肺损伤、肺栓塞和成人型呼吸窘迫综合征等。粒细胞缺乏、严重脱水患者并发 HAP 时 X 线检查可以阴性,卡氏肺孢子虫肺炎有 10%～20% 的患者 X 线检查完全正常。当出现重症肺炎症状时,需密切观察,积极救治。

2.典型的症状和体征　金黄色葡萄球菌肺炎为黄色脓性痰;肺炎链球菌肺炎为铁锈色痰常伴口唇单纯疱疹;肺炎杆菌肺炎为砖红色黏冻样痰;铜绿假单胞菌肺炎呈淡绿色痰;厌氧菌感染痰常伴臭味。

3.实验室检查

（1）血常规:白细胞总数和中性粒细胞多有升高,伴或不伴核左移,部分可见中毒颗粒。支气管肺泡灌洗液定量培养和保护性毛刷定量培养可诊断。老年体弱者白细胞计数可不升高,但中性粒细胞百分比仍高。肺部炎症显著但白细胞计数不升高常提示病情严重。

（2）痰培养：痰细菌培养结合纤支镜取标本检查，诊断的敏感性和特异性较高。必要时做血液、胸腔积液细菌培养可明确诊断。真菌培养为诊断真菌感染的金标准。

（3）血清学检查：对于衣原体感染、军团菌肺炎等进行补体结合试验、免疫荧光素标记抗体检查可协助诊断。

（4）辅助检查：胸部 X 线可显示新出现或进展性肺部浸润性病变。肺部病变表现多样化，早期间质性肺炎，肺部显示纹理增加及网织状阴影，后发展为斑点片状或均匀的模糊阴影，近肺门较深，下叶较多。约 50％为单叶或单肺段分布，有时浸润广泛、有实变。儿童可见肺门淋巴结肿大。少数病例有少量胸腔积液，肺炎常在 2～3 周消散，偶有延长至 4～6 周者。

（二）诊断

1.病史　年龄＞65 岁；存在基础疾病或相关因素，如慢性阻塞性肺疾病（COPD）、糖尿病、慢性心、肾功能不全，慢性肝病、一年内住过院、疑有误吸、神志异常、脾切除术后状态、长期嗜酒或营养不良。

2.体征　呼吸频率＞30 次/分，脉搏≥120 次/分；血压＜90/60mmHg；体温≥40℃或≤35℃；意识障碍；存在肺外感染病灶如脑膜炎甚至败血症（感染中毒症）。

3.实验室和影像学异常　血白细胞计数＞$20×10^9$/L；血肌酐＞106μmol/L 或血尿素氮＞7.0mmol/L；血红蛋白＜90g/L 或血细胞比容＜0.30；血浆白蛋白 25g/L；有感染中毒症状或弥散性血管内凝血的证据，如血培养阳性、代谢性酸中毒、凝血酶原时间和部分激活的凝血活酶时间延长、血小板减少；X 线胸片病变累及一个肺叶以上、出现空洞、病灶迅速扩散或出现胸腔积液。

如果肺炎患者需要呼吸支持（急性呼吸衰竭、气体交换恶化伴高碳酸血症或持续低氧血症）、循环支持（血流动力学障碍、外周低灌注）和需要加强监护与治疗（肺叶引起的感染中毒症状或基础疾病所致的其他器官功能障碍）则可认为是重症肺炎。

三、治疗原则

细菌性肺炎治疗主要选择敏感抗菌药物及对症支持治疗。真菌性肺炎治疗目前尚无很理想的药物，临床所见真菌肺炎常继发于大量广谱抗生素、肾上腺皮质激素、免疫抑制药等的应用，也可因体内留置导管而诱发，因此本病的预防比治疗更为重要。

（一）一般治疗

去除诱发因素，治疗基础疾病，调整免疫功能。

（二）对症治疗

加强营养支持，进食高能量、富含维生素、易消化的饮食；补充液体，维持水、电解质、酸碱平衡，对病情较重、病程较长、体弱或营养不良者应输新鲜血或血浆或应用人血白蛋白。合并休克患者应注意保证有效血容量，应用血管活性药物及正性肌力药物。当有呼吸急促或有缺氧、发绀时给予氧疗，必要时给予机械通气治疗；高热时给予物理或药物降温，注意祛痰，采取的体位应有利于引流排痰，结合药物祛痰，必要时可经支气管镜或人工气道吸痰、冲洗，当有剧咳或有剧烈胸痛时方可考虑加用镇咳药物。

（三）抗生素治疗

抗菌治疗是决定细菌性肺炎预后的关键,正确选择和及早使用抗菌药物可降低病死率。治疗疗程根据病情轻重、感染获得来源、病原体种类和宿主免疫功能耐药金黄色葡萄球菌（MRSA）状态等有所不同,轻、中度肺炎可在症状控制后 3～7d 停药,病情较重者常需 1～2w,金黄色葡萄球菌肺炎、免疫抑制宿主、老年人肺炎疗程适当延长;吸入性肺炎或伴肺脓肿形成、真菌性肺炎时,总疗程则需数周至数月;抗感染治疗 2～3d 后,若临床表现无改善甚至恶化,应调换抗感染药物;若已有病原学检查结果,则根据病原菌体外药敏试验选用敏感的抗菌药物。

1.轻至中度肺炎常见病原菌　包括肠杆菌科细菌、流感嗜血杆菌、肺炎链球菌、甲氧西林敏感金葡菌（MSSA）。治疗抗生素可选择:①第二代及不具有抗假单胞菌活性的第三代头孢菌素（头孢噻肟、头孢曲松等）。②β内酰胺类和β内酰胺酶抑制药（如氨苄西林和舒巴坦）。③氟喹诺酮类（环丙沙星和诺氟沙星）或克林霉素联合大环内酯类。

2.重症肺炎常见病原菌　包括铜绿假单胞菌、耐药金黄色葡萄球菌（MRSA）、不动杆菌、肠杆菌属细菌、厌氧菌。治疗抗生素可选用喹诺酮类或氨基糖苷类联合下列药物之一:①抗假单胞菌β内酰胺类,如头孢他啶、头孢哌酮、哌拉西林、替卡西林、美洛西林等。②广谱β内酰胺类和β内酰胺酶抑制药（克拉维酸、头孢哌酮、哌拉西林和他唑巴坦）配伍。③碳青霉烯类（如亚胺培南）。④必要时联合万古霉素（针对 MASA）。⑤当估计真菌感染可能性大时应选用有效抗真菌药物。

（四）抗真菌药物治疗

抗真菌药物具有较强的肝肾毒性,必须谨慎选择用药时机和药物类型。

（五）其他治疗

对休克型肺炎应及时抢救,控制感染;选择性病例应给予手术治疗。

四、护理措施

（一）体温过高

1.生活护理　发热患者应卧床休息,高热者绝对卧床休息;躁动、惊厥、抽搐者加床栏,必要时使用约束带,以防坠床。为患者提供安静、整洁、舒适的病房,室温 18～20℃,湿度 50％～60％,保持室内空气新鲜,每天通风 2 次,每次 15～30min。做好口腔护理,每天两次,鼓励患者经常漱口。

2.饮食护理　提供足够热量、蛋白质和维生素的流质饮食或半流质饮食,以补充高热引起的营养物质消耗,避免油腻、辛辣刺激性食物。轻症且能自行进食者无须静脉补液,鼓励患者多饮水,1～2L/d;失水明显,尤其是食欲差或不能进食者可遵医嘱静脉补液,补充因发热而丢失较多的水和盐,加快毒素排泄和热量散发。心脏病或老年人应注意补液速度,避免过快导致急性肺水肿和心力衰竭。

3.对症护理

（1）高热:可采用酒精擦浴、温水擦浴、冰袋、冰帽等措施物理降温,以逐渐降温为宜,防止虚脱。寒战时注意保暖,适当增加被褥。患者出汗时,应及时补充水分,协助擦汗、更换衣服,避免受凉。有惊厥病史者要预防高热惊厥。慎用阿司匹林或其他解热药,以免大汗脱水和干扰热型的观察。

(2)咳嗽、咳痰:见"咳嗽、咳痰护理"。

(3)胸痛:可采取病侧卧位,患者胸痛剧烈难以忍受时可遵医嘱使用止痛药。

(4)发绀:有发绀、低氧血症者协助取半卧位或端坐位,并予以氧疗。

(5)口唇疱疹:可涂液状石蜡或抗病毒软膏,防止继发感染。

4.病情观察

(1)定时测血压、体温、脉搏和呼吸,观察热度及热型,注意咳嗽、咳痰及胸痛的变化。

(2)重症或老年患者密切观察神志、血压及尿量变化,早期发现休克征象。

(3)协助医生做好相关检查,并注意观察检查结果报告,如血常规、血气分析等的变化。

5.用药护理 遵医嘱使用抗生素,观察疗效和不良反应。应用头孢唑啉钠(先锋Ⅴ)可出现发热、皮疹、胃肠道不适等不良反应,偶见白细胞减少和丙氨酸氨基转移酶增高;喹诺酮类药(氧氟沙星、环丙沙星)偶见皮疹、恶心等;氨基糖苷类抗生素有肾、耳毒性,老年人或肾功能减退者,应特别注意观察是否有耳鸣、头晕、唇舌发麻等不良反应的出现。

(二)潜在并发症(感染性休克)

1.病情监测

(1)生命体征:有无心率加快、脉搏细速、血压下降、脉压变小、体温不升或高热、呼吸困难等,必要时进行心电监护。

(2)精神和意识状态:有无精神萎靡、表情淡漠、烦躁不安、神志模糊等。昏迷者观察瞳孔大小、对光反射情况。

(3)皮肤、黏膜:有无发绀、肢端湿冷、体表静脉塌陷及皮肤花斑。

(4)出入量:有无尿量减少,疑有休克应留置导尿管,测量每小时尿量及尿比重。

(5)实验室检查:有无血气分析等指标的异常。

2.实施抢救

(1)体位:患者取仰卧中凹位,抬高头胸20°、抬高下肢30°,有利于呼吸和静脉血回流。体温不升时注意保暖。避免不必要的搬动,上护栏,防止患者坠床。

(2)吸氧:高流量吸氧,必要时使用面罩吸氧,维持 $PaO_2 > 60mmHg$。

(3)保持呼吸道通畅:呼吸困难时,配合医生做好气管插管、气管切开及呼吸机辅助呼吸。

(4)补充血容量:扩容是抗休克最关键的措施,应快速建立两条静脉通道,遵医嘱给予右旋糖酐或平衡液以维持有效血容量,降低血液黏稠度,防止弥散性血管内凝血。

(5)纠正酸中毒:有明显酸中毒者可应用5%碳酸氢钠静滴,因其配伍禁忌较多,宜单独输入。

(6)血管活性药物:在补充血容量和纠正酸中毒后,末梢循环仍无改善时可遵医嘱输入多巴胺、间羟胺(阿拉明)等血管活性药物,但应根据血压调整滴速,以维持收缩压在 90～100mmHg 为宜,保证重要器官的血液供应,改善微循环。输注过程中要防止药液外渗,以免引起局部组织坏死和影响疗效。

(7)控制感染:联合使用抗菌药控制感染时,应注意按时输注药物,保证抗菌药的血药浓度。

(8)密切观察病情:随时监测患者一般情况、血压、尿量、血细胞比容等;监测中心静脉压,作为调整补液速度的指标,中心静脉压达到 $10cmH_2O$ 时输液应慎重,不宜过快,以免诱发急性心力衰竭。下列证据提示血容量已补足:口唇红润、肢端温暖、收缩压 $>90mmHg$,尿量 $>30mL/h$ 以上。如血容量已补足,尿量 $<400mL/d$,比重 <1.018,应怀疑急性肾衰竭,需及时报告医生。

第六节　原发性支气管肺癌

原发性支气管肺癌,简称肺癌,起源于支气管黏膜或腺体,是当前世界各地最常见的肺部原发性恶性肿瘤。常有区域性淋巴结转移和血行播散。早期以刺激性咳嗽、痰中带血等呼吸道症状多见,病情进展速度与细胞生物学特性有关。发病年龄一般自 50 岁后迅速上升,在 70 岁达高峰,70 岁后略有下降。

一、病因与发病机制

迄今尚未完全明确,但认为其发病与以下因素有关。

(一)吸烟

肺癌与吸烟有着密切的关系,约 3/4 肺癌患者有吸烟史,烟叶中含焦油、苯并芘等致癌物质。

(二)职业致癌因子

如石棉、无机砷化合物、铬、镍等。

(三)电离辐射

自然界、医疗、工矿产生的辐射线。

(四)饮食与营养

与抑制肺癌发病有关的维生素缺乏或不足,包括维生素 A、B 族维生素、维生素 C、维生素 E 等易发生肺癌。

(五)其他

个体的内在因素如免疫状态、代谢活动、遗传因素、肺部慢性感染等可能对肺癌的发病有影响。

二、分类

(一)按解剖部位分类

1.中央型肺癌　段支气管以上至主支气管的癌肿。

2.周围型肺癌　段支气管以下的癌肿。

（二）按组织学分类

1.鳞状上皮细胞癌（鳞癌）　是最常见的类型，约占 50％，多见于 50 岁以上男性，与吸烟关系密切。以中央型多见，生长缓慢，转移晚，病程较长，手术切除的机会相对多；但对放射治疗、化学药物治疗不敏感。

2.小细胞未分化癌（小细胞癌）　是肺癌中恶性程度最高的一种，发病年龄轻，多为中央型肺癌。癌细胞生长快，侵袭力强，远处转移早，在各类肺癌中预后最差。放疗化疗均敏感。

3.大细胞未分化癌（大细胞癌）　此型甚少见，可发生在肺门附近或肺边缘的支气管。预后很差，常发生脑转移后才被发现。

4.腺癌　女性多见，与吸烟关系不大，多生长在肺边缘，多呈周围型。早期一般没有症状，多为 X 线发现（球型病变）。生长较缓慢，血行转移早，淋巴转移晚；对放疗、化疗敏感性低。

三、临床表现

近 5％的患者无症状，仅在胸部 X 线检查时发现。肺癌的临床表现多种多样，取决于肿瘤发生的部位、大小、类型、发展阶段及有无转移。

（一）原发肿瘤引起的症状及体征

1.咳嗽　常为肺癌早期症状，因癌肿长在支气管肺组织上，通常会产生呼吸道刺激症状而发生刺激性干咳，可无痰或有少许白色黏液痰；癌肿增大引起支气管狭窄，咳嗽可呈高调金属音，伴有局限性固定性喘鸣。继发阻塞性肺炎或肺脓肿时痰量增多，呈脓性。弥散性肺癌导致大面积肺泡受累时，患者除咳嗽外还有明显呼吸困难。

2.咯血　部分患者以咯血为首发症状，多为间断或持续性血痰。如癌肿糜烂侵犯大血管可引起大咯血，但少见。

3.发热　肿瘤坏死可引起发热，但多数发热是由于肿瘤向腔内生长阻塞支气管后引起的阻塞性肺炎所致。程度不一，轻者仅有低热，重者可有高热。因其用抗生素药物治疗可获暂时缓解，易导致误诊。

4.体重下降　可表现为进行性体重下降、消瘦，晚期患者极度消瘦呈恶病质。

（二）肿瘤肺外胸内扩展表现

肿瘤向肺外生长进入胸腔、胸壁、纵隔或侵犯附近结构和神经而引起相应症状，约 15％患者可见。

1.胸痛　病变累及胸膜时，可出现胸痛，是肺癌晚期患者经常表现出来的症状，多为钝痛或刺痛，部位较固定，逐渐加剧呈持续性，常伴癌性胸腔积液。

2.声音嘶哑　控制左侧发音功能的喉返神经由颈部下行至胸部，绕过心脏的大血管返行向上至喉，从而支配发音器官的左侧。因此，若肿瘤侵及纵隔左侧，使喉返神经受到压迫，患者可出现声音嘶哑，但却无咽痛及上呼吸道感染的其他症状。

3.上腔静脉阻塞综合征　因肿瘤侵及纵隔右侧压迫上腔静脉，致上腔静脉回流受阻。患者表现为头面部和上半身瘀血水肿，颈部肿胀、颈静脉怒张、前胸壁静脉曲张，可有头痛、头昏或眩晕。

4.Horner 综合征　肺尖癌压迫或侵犯颈交感神经节时,出现患侧眼球凹陷,上睑下垂、瞳孔缩小、眼裂狭窄、患侧上半胸部皮肤温度升高、无汗等,称为 Homer 综合征。

肺尖癌压迫或侵犯臂丛神经时,出现该侧肩部及上肢放射状灼热疼痛、上肢无力及感觉障碍。膈神经受侵时可致膈肌麻痹,出现气急、胸闷。纵隔淋巴结肿大压迫食管可致吞咽困难。心包受侵时出现心包积液、气急等。

(三)肿瘤胸外转移表现

以小细胞肺癌居多,其次依次为大细胞癌、腺癌、鳞癌。血行转移常见部位依次是骨、肝、脑等。临床随转移部位不同而有相应的症状、体征。骨转移,常见肋骨、骨盆、脊椎骨等,表现局部疼痛和压痛。肝转移有黄疸、食欲减退、肝大、肝区疼痛、腹水等。脑转移表现头痛、眩晕、呕吐、共济失调、复视、精神状态异常等。体表淋巴结转移可检查到锁骨上及腋下淋巴结肿大。

(四)非转移性胸外表现

非转移性胸外表现也称副癌综合征,指与肺癌有关,但与肿瘤的压迫、转移均无关的一组内分泌、神经肌肉或代谢异常的综合征。临床表现多样且缺乏特异性,近2%的患者可见,以小细胞肺癌最多见。这类表现可出现在癌肿本身所引起的症状之前,而且随着原发灶的演变而变化,因此可作为早期肺癌诊断的线索和监测肿瘤的复发。主要表现在以下方面。

1.神经肌肉综合征　癌性神经肌肉病变是肺癌最常见的非转移性胸外表现,发生率近15%,主要异常有小脑退行性变、运动神经病变、多神经炎合并运动和感觉障碍、多发性肌炎、肌病、肥大性骨关节病、杵状指(趾)等。

2.异位内分泌综合征　突出的表现为皮肤色素沉着、血压高、浮肿、多毛和痤疮,但典型库欣综合征的多血质、向心性肥胖和皮肤紫纹则少见。在癌组织和循环血中可测到促肾上腺皮质激素(ACTH)增高,大剂量地塞米松试验不能抑制皮质醇的分泌。

3.抗利尿激素(ADH)分泌　异位 ADH 具有同精氨酸加压素相同的生物作用,刺激肾小管回吸收水分,因此患者主要表现为水中毒和稀释性低钠血症、低渗透压的症状,可见倦怠无力、头痛、厌食、恶心呕吐,严重者可出现精神症状,乃至惊厥昏迷。

4.类癌综合征　典型特征是阵发性皮肤、心血管、胃肠道和呼吸功能的异常。表现为面部或上肢皮肤潮红、水样腹泻、阵发性心动过速、喘息等。这些表现与癌细胞产生的多种血管活性物质,如 5-羟色胺、缓激肽、组胺及前列腺素等有关。

还可见异位甲状旁腺激素分泌引起高钙血症、胰岛素样活动而致低血糖、异位促性腺激素分泌而致男性乳房轻度发育等。

四、辅助检查

(一)影像学检查

发现肺癌的重要方法之一,包括透视、X 线胸片、胸部 CT、磁共振成像(MRI)等检查。X 线胸片中央型肺癌多表现为单侧性不规则的肺门肿块;周围型肺癌表现为边界毛糙的结节状或团块状阴影。

（二）痰液脱落细胞检查

是简单有效的早期诊断肺癌的方法之一，但阳性率要受肿瘤的类型、标本是否符合要求及送检次数和病理医生的水平高低等因素影响。为此，送检标本应为深部咳出的新鲜痰，并连续送检 3～4 次为宜。

（三）纤维支气管镜检查

可直接观察并配合刷检、活检等手段诊断肺癌。

（四）其他检查

尚有肺活检、胸腔积液癌细胞检查、淋巴结活检、肿瘤标记物检查等。

五、诊断要点

早期肺癌诊断与肺癌的治疗效果密切相关。应具有高度警惕性，详细采集病史、体格检查和相关辅助检查进行综合判断，可使 80% 以上患者得到确诊。对于有下列临床特征，特别是年龄在 40 岁以上的吸烟者，应立即采取相关检查，以明确病情：无明显诱因的刺激性咳嗽持续 2～3w，治疗无效；或原有慢性呼吸道疾病，咳嗽性质改变者；持续或反复在短期内痰中带血而无其他原因可解释者；反复发作的同一部位的肺炎，特别是段性肺炎；原因不明的肺脓肿，无中毒症状及异物吸入史，抗炎治疗效果不显著者；原因不明的四肢关节疼痛及杵状指（趾）；X 线胸片表现局限性肺气肿或段、叶性肺不张，孤立性圆形病灶和单侧性肺门阴影增大者或原有肺结核、病灶已稳定，而形态或性质发生改变者；无中毒症状的胸腔积液，尤其是血性，进行性增加者；尚有一些上述的肺外表现的症状者。

六、治疗要点

肺癌治疗方案主要根据肿瘤的组织学类型、临床分期和患者对治疗的耐受程度决定。化学药物治疗对小细胞未分化癌最敏感，鳞癌次之，腺癌治疗效果最差。通常小细胞肺癌发现时已转移，难以通过手术根除，主要依赖化疗或放化疗综合治疗。非小细胞肺癌可为局限性，对化疗反应较小细胞肺癌差，部分外科手术或放疗可获根治。对可耐受手术的 I_a、I_b、II_a、II_b 非小细胞肺癌患者首选手术治疗。生物免疫治疗是继手术、放疗、化疗之后第四大新型治疗方法，生物缓解调节剂（BRM）如小剂量干扰素、集落刺激因子和中医药等能增强机体对化疗、放疗的耐受性，提高疗效。其他局部治疗方法，如经支气管动脉灌注加栓塞治疗，经纤维支气管引导腔内置入治疗源做近距离照射，以及经纤维支气管镜电刀切割癌体或行激光治疗等，近期疗效较好，尤其对多血管型明显，对缓解患者的症状和控制肿瘤的发展也有较好疗效。

七、护理措施

（一）一般护理

为患者提供舒适、整洁、安静的环境，在放化疗期间定期用紫外线灯照射消毒病室，以避免感染的发生。鼓励患者积极休息,保证充足的睡眠。做好饮食护理,提供高蛋白、高热量、高维生素易消化的营养饮食,少量多餐,调配好食物的色、香、味,以刺激食欲。有恶心、呕吐者饭前给予口腔护理,必要时遵医嘱予以止呕药。不能进食者或吞咽困难者给予鼻饲,必要时静脉输入营养素。肺癌晚期患者营养状况一般较差,极易产生压疮,应做好压疮预防护理。

(二)心理护理

对大多数已经知道诊断结论的患者,根据患者的年龄、职业、文化程度及性格及心理承受能力等情况,给予不同的解释安慰,使患者感受到关爱,增强对治疗的信心。对于家属特殊要求隐瞒病情的患者,应加强沟通技巧,采取必要的保护措施,合理隐瞒,打消患者疑虑,使其积极配合治疗。重视家属的心理反应,使家属对患者的病情变化保持镇静,以免负性情绪影响患者,加重病情。晚期患者会有焦虑、恐惧、悲伤等心理,也常出现冷漠、孤独,护士要有高度的同情心和责任心,做好临终关怀护理,努力为患者创造一个温暖和谐的休养环境,及时采取各种支持措施,解除患者的身心痛苦。

(三)疼痛护理

疼痛是晚期肺癌患者的主要症状,对患者的影响很大,需采取恰当的应对措施,尽量降低患者的疼痛感,以提高生活质量。

1.疼痛评估　全面评估疼痛,为止痛药的用药提供依据。内容不仅包括疼痛的强度、部位、特征、影响因素,发作和加重的时间以及对以往治疗的反应等,还应注意患者心理以及家庭、文化背景甚至宗教等因素。评估工具采用数字分级法(NRS),对疼痛导致患者的活动能力、情绪、工作和社交能力以及睡眠的干扰做出量化的评估。

2.药物止痛　癌性疼痛推荐按 WHO 的三阶梯方案用药。三阶梯方案用药总原则为:①按时给药:止痛药在 24h 内定时给药,一般 3～6h 给药一次,长效制剂 12h 给药一次,而非疼痛时才给药。按时给药可使药物在体内维持一定的血药浓度,有助于预防疼痛的再发。②无创给药:尽量口服、皮肤或直肠给药,避免肌肉、静脉用药。有条件可采用患者自控用药(PCA)即计算机化的注射泵,用微电脑装置调节限时与定量,经皮下、肌肉、静脉或硬膜外留置导管连续性输注止痛药,可以最小有效剂量维持血药浓度,达到持续镇痛的目的。③按阶梯用药:根据患者疼痛程度选择不同阶梯的药物,由弱到强按顺序使用止痛药物。④剂量个体化:癌症患者对疼痛感受因人而异,止痛药剂量应根据患者的需要由小到大,直到患者疼痛明显消失为止,即在剂量上不应作限制。这主要是针对强阿片类止痛药而言,非甾体类抗炎药剂量过大,引起胃肠不良反应的危险性相应增大。

(1)正确用药:吗啡控释片(美施康定)等糖衣片服用时勿切开或咬碎;经皮给药如芬太尼贴剂(多瑞吉),可持续 72h 释放药物。粘贴时注意:应在躯干或上臂未受刺激及未受辐射的平整皮肤表面贴用。最好选择无毛发部位,如有毛发,应在使用前剪除(勿用剃须刀剃除)。粘贴前先用清水清洁皮肤,待干燥后,启封贴膜将其平整、牢固地粘贴于皮肤,用手掌按压 2min 以确保贴剂与皮肤完全接触,尤其注意使贴膜边缘无皱褶、无气泡。更换下一贴时应另选部位。积极宣教,消除患者对使用阿片类药物会导致成瘾的顾虑;纠正患者认为口服用药效果不佳的偏见,增加患者及其家属治疗的信心。

(2)注意疼痛治疗后的再评估:对于严重疼痛的患者(NRS 7～10 分)应在 24h 内对其疼

痛控制情况再次评估,而对于中度(NRS 4～6 分)和轻度疼痛(NRS 3 分以下)的患者,再评估时间点可分别定为 24～48h 和下次随访时。

(3)阿片类药物的不良反应及护理:

便秘:阿片类药物最常见的不良反应。护理:①用药前评估患者排便情况,如有便秘史,在患者开始使用阿片类药物时就遵医嘱同时给予预防便秘的缓泻剂,如润肠丸、酚酞、杜秘克等。②鼓励患者多饮水、多食含纤维素的食物,适当活动和养成规律排便的习惯,以预防便秘的发生。③每天了解患者排便情况,如果患者出现严重的便秘(3d 没有排便),则需遵医嘱使用刺激性泻药(硫酸镁、番泻叶等),必要时灌肠。

恶心、呕吐:大约 1/3 的患者使用阿片类药物(口服或贴剂)后会出现恶心和呕吐,一般发生于用药初期 1 周左右,继续使用则会缓解甚至完全消失。

嗜睡:少数患者在用药后的最初几天可能出现思睡或嗜睡等过度镇静的不良反应,几天后大多会自行消失。护理:①密切观察患者对呼唤的反应,监测呼吸状况,尤其是老年患者、肺功能差者更应加强观察,如果出现持续加重的过度镇静症状,应注意药物过量中毒或呼吸抑制等不良反应的可能性,应及时通知医生,同时面罩高流量给氧,唤醒并鼓励患者做呼吸动作。②若出现严重呼吸抑制(呼吸<8～10 次/分、节律不规则),可遵医嘱给予吗啡拮抗剂,纳洛酮 0.4mg 溶于 10mL 生理盐水,0.5mL/min 缓慢静脉推注,直到呼吸抑制缓解。

3.非药物止痛　物理治疗如按摩、针灸、经皮肤电刺激止痛穴位或局部冷敷等,通过降低疼痛的敏感性,可取得一定的止痛效果。其他注意力转移止痛法、放松止痛法也可根据患者具体情况选用。

4.减少可诱发和加重疼痛的因素　采取舒适的体位,小心搬动患者,防止用力不当引起病变部位疼痛。指导、协助胸痛患者用手或枕头护住胸部,以减轻深呼吸、咳嗽或变换体位所引起的疼痛。

(四)放疗护理

1.皮肤护理　行放射性治疗的患者注意放射部位皮肤的保护。在皮肤放射部位涂上的标记在照射后切勿擦去,皮肤照射部位忌贴胶布,忌用碘酊、红汞涂擦。洗澡时不要肥皂或搓擦,亦不用化妆品涂擦,因其可加重放疗皮肤的反应。患者宜穿宽松柔软衣服,防止摩擦。避免阳光照射或冷热刺激。局部避免搔抓、压迫。如有渗出性皮炎可暴露,局部涂用具有收敛、保护作用的鱼肝油软膏。

2.放射性食管炎护理　多在放疗剂量达到 20GY 时出现,因放疗而出现吞咽困难的患者可口服氢氧化铝凝胶或利多卡因胶浆,进食流质或半流质饮食,避免刺激性、粗糙食物。

3.放射性肺炎护理　协助患者进行有效排痰,可给予适量镇咳药,早期给予激素加抗生素治疗。

(五)化疗护理

近年来,化疗在肺癌中的作用已不再限于不能手术的晚期肺癌患者,而常作为全身治疗列入肺癌的综合治疗方案。

(六)病情观察

肺癌晚期患者常有肿瘤远处转移引起的症状,应注意观察并给予相应的护理。如脑转移,可出现突然昏迷、抽搐、视物不清,护理人员应及时发现给予对症处理。腹部转移常发生肠梗阻,应注意观察患者有无腹胀、腹痛等症状。

(七)健康教育

1.疾病知识宣教　宣传吸烟对健康的危害,提倡戒烟或不吸烟,并注意避免被动吸烟。防止空气污染。对职业性致癌物质接触者和肺癌高发地区人群要定期进行体检普查,早期发现肿瘤,早期治疗。

2.康复期指导　康复期患者要绝对禁烟,注意环境中的空气新鲜,多到自然环境中进行呼吸功能锻炼或体育运动。防止呼吸道感染。增进营养,少吃刺激性食物及生痰伤肺之物如辣椒、生葱蒜、肥肉等;多吃富含维生素 A、β 胡萝卜素的食物,如胡萝卜、葡萄、百合、核桃仁、枇杷、梨等。坚持定期复查,如果是部分缓解,则应在医生密切观察下做必要的中西医综合治疗,以争取长期缓解。

第七节　呼吸衰竭

呼吸衰竭指各种原因引起的肺通气和(或)换气功能严重障碍,以致在静息状态下亦不能进行维持足够的气体交换,导致低氧血症(伴或不伴)高碳酸血症,进而引起一系列的病理生理改变和相应的临床表现的一种综合征。其临床表现缺乏特异性,明确诊断有赖于动脉血气分析:在海平面、静息状态、呼吸空气条件下,动脉血氧分压($PaCO_2$)<60mmHg,伴或不伴二氧化碳分压($PaCO_2$)>50mmHg,并排除心内解剖分流和原发于心排血量降低等致低氧因素,可诊断为呼吸衰竭。

一、病因

呼吸系统疾病如严重呼吸系统感染、急性呼吸道阻塞性病变、重度或危重哮喘、各种原因引起的急性肺水肿、肺血管疾病、胸廓外伤或手术损伤、自发性气胸和急剧增加的胸腔积液,导致通气和(或)换气障碍;急性颅内感染、颅脑外伤、脑血管病变(脑出血、脑梗死)等直接或间接抑制呼吸中枢;脊髓灰质炎、重症肌无力、有机磷中毒及颈椎外伤等可损伤神经—肌肉传导系统,引起通气不足。上述各种原因均可造成急性呼吸衰竭。

二、分类

1.按动脉血气分析分类

(1)Ⅰ型呼吸衰竭:缺氧性呼吸衰竭,血气分析特点是 PaO_2<60mmHg,$PaCO_2$ 降低或正常。主要见于肺换气功能障碍疾病。

(2)Ⅱ型呼吸衰竭:即高碳酸性呼吸衰竭,血气分析特点是 PaO_2<60mmHg 同时伴有 $PaCO_2$>50mmHg。系肺泡通气功能障碍所致。

2.按发病急缓分类

分为急性呼吸衰竭和慢性呼吸衰竭。

(1)急性呼吸衰竭是指呼吸功能原来正常,由于多种突发因素的发生或迅速发展,引起通气或换气功能严重损害,短时间内发生呼吸衰竭,因机体不能很快代偿,如不及时抢救,会危及患者生命。

(2)慢性呼吸衰竭多见于慢性呼吸系统疾病,其呼吸功能损害逐渐加重,虽有缺 O_2,或伴 CO_2 潴留,但通过机体代偿适应,仍能从事个人生活活动,称为代偿性慢性呼吸衰竭。一旦并发呼吸道感染,或因其他原因增加呼吸生理负担所致代偿失调,出现严重缺 O_2、CO_2 潴留和酸中毒的临床表现,称为失代偿性慢性呼吸衰竭。

3.按病理生理分类

可分为泵衰竭和肺衰竭。

(1)泵衰竭:由神经肌肉病变引起。

(2)肺衰竭:是由气道、肺或胸膜病变引起。

三、发病机制

各种病因通过引起的肺通气不足、弥散障碍、通气/血流比例失调、肺内动—静脉解剖分流增加和氧耗增加 5 个机制,使通气和(或)换气过程发生障碍,导致呼吸衰竭。

1.肺通气不足　肺泡通气量减少,肺泡氧分压下降,二氧化碳分压上升。气道阻力增加、呼吸驱动力弱、无效腔气量增加均可导致通气不足。

2.弥散障碍　见于呼吸膜增厚(如肺水肿、肺间质病变)和面积减少(如肺不张、肺实变),或肺毛细血管血量不足(肺气肿)及血液氧合速率减慢(贫血)等。

3.通气/血流比例失调

(1)通气/血流>正常:引起肺有效循环血量减少,造成无效通气。

(2)通气/血流<正常:形成无效血流或分流样血流。

4.肺内动-静脉解剖分流增加　由于肺部病变如肺泡萎陷、肺不张、肺水肿、肺炎实变均可引起肺动脉样分流增加,使静脉血没有接触肺泡气进行气体交换,直接进入肺静脉。

5.机体氧耗增加　氧耗量增加是加重缺 O_2 的原因之一,发热、寒战、呼吸困难和抽搐均将增加氧耗量。

四、护理评估

(一)致病因素

询问患者或家属是否有导致慢性呼吸系统疾病,如慢性阻塞性肺疾病、重症肺结核、肺间质纤维化等;是否有胸部的损伤;是否有神经或肌肉等病变。

(二)身体状况

1.呼吸困难　是最早最突出的表现,表现为呼吸浅速,出现"三凹征",并 CO_2 麻醉时,则出现浅慢呼吸或潮式呼吸。

2.发绀　是缺氧的主要表现。当动脉血氧饱和度低于90%或氧分压<50mmHg时,可在口唇、指甲、舌等处出现发绀。

3.精神、神经症状　注意力不集中、定向障碍、烦躁、精神错乱,后期表现躁动、抽搐、昏迷。慢性缺氧多表现为智力和定向障碍。有CO_2潴留时常表现出兴奋状态,CO_2潴留严重者可发生肺性脑病。

4.血液循环系统　早期血压升高,心率加快,晚期血压下降,心率减慢、失常甚至心脏停搏。

5.其他　严重呼衰对肝肾功能和消化系统都有影响,可有消化道出血,尿少,尿素氮升高,肌酐清除率下降,肾衰竭。

(三)实验室检查

1.动脉血气分析　呼吸衰竭的诊断标准是在海平面、标准大气压、静息状态、呼吸空气条件下,动脉血氧分压(PaO_2)<60mmHg,伴或不伴有二氧化碳分压($PaCO_2$)>50mmHg。单纯的PaO_2<60mmHg为Ⅰ型呼吸衰竭;若伴$PaCO_2$>50mmHg,则为Ⅱ型呼吸衰竭。

2.肺功能检测　肺功能有助于判断原发疾病的种类和严重程度。

3.肺部影像学检查　包括肺部X胸片、肺部CT等有助于分析呼吸衰竭的原因。

(四)心理社会状况

呼吸衰竭的患者常因呼吸困难产生焦虑或恐惧反应。由于治疗的需要,患者可能需要接受气管插管或气管切开,进行机械通气,患者因此加重焦虑情绪。他们可能害怕会永远依赖呼吸机。各种监测及治疗仪器也会加重患者的心理负担。

(五)治疗要点

1.保持气道通畅　气道通畅是纠正缺O_2和CO_2潴留的先决条件。

(1)清除呼吸道分泌物。

(2)缓解支气管痉挛:用支气管解痉药,必要时给予糖皮质激素以缓解支气管痉挛。

(3)建立人工气道:对于病情危重者,可采用经鼻或经口气管插管,或气管切开,建立人工气道,以方便吸痰和机械通气治疗。

2.氧疗　急性呼吸衰竭患者应使PaO_2维持在接近正常范围;慢性缺氧患者吸入的氧浓度应使PaO_2在60mmHg以上或SaO_2在90%以上;一般状态较差的患者应尽量使PaO_2在80mmHg以上。常用的给氧法为鼻导管、鼻塞、面罩、气管内机械给氧。对缺O_2不伴CO_2潴留的患者,应给予高浓度吸氧(>35%),宜将吸入氧浓度控制在50%以内。缺O_2伴明显CO_2潴留的氧疗原则为低浓度(<35%)持续给氧。

3.机械通气　呼吸衰竭时应用机械通气的目的是改善通气、改善换气和减少呼吸功耗,同时要尽量避免和减少发生呼吸机相关肺损伤。

4.病因治疗　对病因不明确者,应积极寻找。病因一旦明确,即应开始针对性治疗。对于病因无特效治疗方法者,可针对发病的各个环节合理采取措施。

5.一般处理　应积极预防和治疗感染、纠正酸碱失衡和电解质紊乱、加强液体管理,保持血细胞比容在一定水平、营养支持及合理预防并发症的发生。

五、护理诊断/医护合作解决的问题

1. 气体交换受损　与肺换气功能障碍有关。
2. 清理呼吸道无效　与呼吸道分泌物黏稠、积聚有关。
3. 有感染加重的危险　与长期使用呼吸机有关。
4. 有皮肤完整性受损的危险　与长期卧床有关。
5. 语言沟通障碍　与人工气道建立影响患者说话有关。
6. 营养失调　低于机体需要量与摄入不足有关。
7. 恐惧情绪　与病情危重有关。

六、护理目标

(1) 患者的缺氧和二氧化碳潴留症状得以改善,呼吸形态得以纠正。
(2) 患者在住院期间呼吸道通畅,没有因痰液阻塞而发生窒息。
(3) 患者住院期间感染未加重。
(4) 卧床期间皮肤完整,无压疮。
(5) 患者能认识到增加营养的重要性并能接受医务人员的合理饮食建议。
(6) 护士和患者能够应用图片、文字、手势等多种方式建立有效交流。
(7) 可以和患者进行沟通,患者焦虑、恐惧心理减轻。

七、护理措施

(一)生活护理
(1) 提供安静、整洁、舒适的环境。
(2) 给予高蛋白、高热量、丰富的维生素、易消化的饮食,少量多餐。
(3) 控制探视人员,防止交叉感染。
(4) 急性发作时,护理人员应保持镇静,减轻患者焦虑。缓解期患者进行活动,协助他们适应生活,根据身体情况,做到自我照顾和正常的社会活动。
(5) 咳痰患者应加强口腔护理,保持口腔清洁。
(6) 长期卧床患者预防压疮发生,及时更换体位及床单位,骨隆突部位予以按摩或以软枕垫起。

(二)治疗配合
1. 呼吸困难的护理　教会有效咳嗽、咳痰的方法,鼓励患者咳痰,每日饮水在 1 500～2 000mL,给予雾化吸入。对年老体弱咳痰费力的患者,采取翻身、叩背排痰的方法。对意识不清及咳痰无力的患者,可经口或经鼻吸痰。
2. 氧疗的护理　不同的呼衰类型,给予不同的吸氧方式和氧浓度。Ⅰ型呼吸衰竭者,应提高氧浓度，一般可给予高浓度的氧（＞50％），使 PaO_2 在 60mmHg 以上或 SaO_2 在 90％以上；Ⅱ型呼吸衰竭者，以低浓度持续给氧为原则，或以血气分析结果调节氧流量。给氧方法可用鼻导管，鼻塞或面罩等。应严密观察给氧效果，如果呼吸困难缓解，心率下降，发绀减轻，表示给氧有效，如若呼吸过缓，意识障碍加重，表示二氧化碳潴留加剧，应报告医师，并准备呼吸兴奋药和辅助呼吸等抢救物品。

3.机械通气的护理　见急性呼吸窘迫综合征患者的护理。

4.酸碱失衡和电解质紊乱的护理　呼吸性酸中毒为呼衰最基本和最常见的酸碱紊乱类型。以改善肺泡通气量为主。包括有效控制感染、祛痰平喘、合理用氧、正确使用呼吸兴奋药及机械通气来改善通气，促进二氧化碳排出。水和电解质紊乱以低钾、低钠、低氯最为常见。慢性呼吸衰竭因低盐饮食、水潴留、应用利尿药等造成低钠，应注意预防。

（三）病情观察

（1）注意观察呼吸频率、节律、深度的变化。

（2）评估意识状况及神经精神症状，观察有无肺性脑病的表现。

（3）昏迷患者应评估瞳孔、肌张力、腱反射及病理反射。

（4）准确记录每小时出入量，尤其是尿量变化。合理安排输液速度。

（四）心理护理

呼吸衰竭的患者由于病情的严重及经济上的困难往往容易产生焦虑、恐惧等消极心理，因此从护理上应该重视患者心理情绪的变化，积极采用语言及非语言的方式跟患者进行沟通，了解患者的心理及需求，提供必要的帮助。同时加强与患者家属之间的沟通，使家属能适应患者疾病带来的压力，能理解和支持患者，从而减轻患者的消极情绪，提高生命质量，延长生命时间。

（五）健康教育

（1）讲解疾病的康复知识。

（2）鼓励进行呼吸运动锻炼，教会患者有效咳嗽、咳痰技术，如缩唇呼吸、腹式呼吸、体位引流、拍背等方法。

（3）遵医嘱正确用药，熟悉药物的用法、剂量和注意事项等。

（4）教会家庭氧疗的方法，告知注意事项。

（5）指导患者制订合理的活动与休息计划，教会其减少氧耗量的活动与休息方法。

（6）增强体质，避免各种引起呼吸衰竭的诱因：①鼓励患者进行耐寒锻炼和呼吸功能锻炼，如用冷水洗脸等，以提高呼吸道抗感染的能力。②指导患者合理安排膳食，加强营养，达到改善体质的目的。③避免吸入刺激性气体，劝告吸烟患者戒烟。④避免劳累、情绪激动等不良因素刺激。⑤嘱患者减少去人群拥挤的地方，尽量避免与呼吸道感染者接触，减少感染的机会。

八、护理评价

（1）呼吸平稳，血气分析结果正常。

（2）患者住院期间感染得到有效控制。

（3）患者住院期间皮肤完好。

（4）患者及家属无焦虑情绪存在，能配合各种治疗。

（5）患者掌握呼吸运动及正确咳嗽方法。

第八节 肺血栓栓塞症

肺栓塞（PE）是以各种栓子阻塞肺动脉系统为其发病原因的一组疾病或临床综合征的总称，包括肺血栓栓塞症（PTE）、脂肪栓塞综合征、羊水栓塞、空气栓塞等。PTE 为来自静脉系统或右心的血栓阻塞肺动脉或其分支所致的疾病，以肺循环和呼吸功能障碍为其主要临床和病理生理特征。引起 PTE 的血栓主要来源于深静脉血栓形成（DVT），PTE 与 DVT 是静脉血栓栓塞症（VTE）的两种临床表现形式，PTE 为 PE 最常见的类型，占 PE 中的绝大多数，通常所称的 PE 即指 PTE。

一、危险因素

PTE 的危险因素包括任何可以导致静脉血液淤滞、静脉系统内皮损伤和血液高凝状态的因素。易发生 VTE 的危险因素包括原发性和继发性两类。

原发性危险因素由遗传变异引起，包括 V 因子突变、蛋白 C 缺乏、蛋白 S 缺乏和抗凝血酶缺乏等，常以反复静脉血栓栓塞为主要临床表现。

继发性危险因素是指后天获得的易发生 VTE 的多种病理生理异常，包括骨折、创伤、手术、妊娠、产褥期、恶性肿瘤和口服避孕药等，还包括脑卒中后肢体瘫痪、长期卧床、制动等。上述危险因素可以单独存在，也可同时存在协同作用。

二、病理生理

PTE 发生后，一方面通过栓子的机械阻塞作用直接影响肺循环、体循环血流动力学状态和呼吸功能；另一方面，通过栓塞后心脏和肺的反射效应及神经体液机制导致多种功能和代谢的变化。

（一）PTE 对肺循环的影响

栓子堵塞肺动脉后，受机械阻塞作用以及神经体液因素引起肺动脉收缩，肺循环阻力增加，肺动脉压力升高，形成肺动脉高压。当肺血管床面积被阻塞 75% 以上时，由于持续的严重的肺动脉高压，出现体循环压力急剧下降，右心室功能衰竭，可导致休克、猝死。

随着肺循环阻力的增加，心脏每搏输出量趋于下降，右心室舒张末期充盈压开始升高，右心室扩张。当右心室后负荷进一步增加，心脏在频率和心肌收缩力上的代偿作用不足以维持有效的心排出量时，心室舒张末期压力开始显著升高，心排出量明显下降，右心房压力升高，心房扩大，导致左心回心血量减少，体循环瘀血，出现急性肺源性心脏病。

（二）PTE 对呼吸功能的影响

栓塞部位肺血流减少或阻断，使肺泡无效腔增大，同时肺表面活性物质合成减少导致肺萎陷和肺不张，使肺通气/血流（V/Q）比例失调；支气管的反射性痉挛和过度通气等因素产生气体交换障碍，从而发生低氧血症和代偿性过度通气。

（三）PTE 的分型

根据 PTE 的病生理变化，可将 PTE 分为急性大面积 PTE 和急性非大面积 PTE。

急性大面积 PTE 临床以休克和低血压为主要表现，即体循环动脉收缩压＜90mmHg，或较基础值下降幅度≥40mmHg，持续 15min 以上。

急性非大面积 PTE 即不符合以上大面积 PTE 标准的 PTE。

三、护理评估

（一）健康史

（1）了解患者的一般情况，如高龄、肥胖、吸烟史、活动情况及近期长时间坐位旅行史。

（2）既往有无 VTE 发病史或血栓性静脉炎、静脉曲张、晕厥病史、间断发作或进行性加重的呼吸困难和胸痛病史；有无肺栓塞家族史（家族中至少两位成员证实有肺栓塞或一级亲属中有遗传性血栓形成倾向）。

（3）近期创伤、手术、脑卒中、人工假体置入术或下肢制动病史。

（4）已明确诊断或需要进一步检查的特殊疾病如恶性肿瘤、肾病综合征、骨髓异常增生综合征等。

（5）了解妊娠及口服避孕药史，妊娠及产后、含雌激素的避孕药或激素替代、选择性雌激素受体调节药。

（6）近期经静脉操作史，如深静脉留置导管、经静脉使用抗肿瘤药物、漂浮导管和射频消融治疗等。

（二）临床表现

PTE 的临床症状多种多样，不同病例常有不同的症状组合，但均缺乏特异性。各病例所表现症状的严重程度亦有很大差别，可以从无症状到血流动力学不稳定，甚至发生猝死。

1.呼吸困难及气促　是最常见的症状，多于栓塞后立即出现，尤以活动后明显。

2.胸痛　包括胸膜炎性胸痛或心绞痛样疼痛，胸膜炎性胸痛是 PTE 最常见的胸痛类型；心绞痛样疼痛与体循环低血压、冠状动脉痉挛、右心室室壁张力增高等因素引起冠脉血流减少、心肌耗氧量增加有关。

3.晕厥　可为 PTE 的唯一或首发症状，其中有约 30% 的患者表现为反复晕厥发作。PTE 所致晕厥的主要表现是突然发作的一过性意识丧失，多合并有呼吸困难和气促表现。可伴有晕厥前症状，如头晕、黑蒙、视物旋转等。

4.烦躁不安、惊恐甚至濒死感　是 PTE 的常见症状，主要由严重的呼吸困难和（或）剧烈胸痛引起；因病情的严重程度不同，症状的轻重程度变异很大。

5.咯血　常为小量咯血，大咯血少见。

6.咳嗽 多为干咳或伴有少量白痰,当继发感染时,也可伴有喘息症状。

7.心悸 多于栓塞后即刻出现,主要由快速性心律失常引起。

8.腹痛 可能与膈肌受刺激或肠缺血有关。

9.猝死 PTE猝死率不足10%,但其后果严重,及时经积极而合理的治疗,抢救成功率仍很低,是PTE最危重的临床类型。

(三)辅助检查

1.动脉血气分析 常表现为低氧血症、低碳酸血症。

2.D-二聚体 酶联免疫吸附法(ELISA)是较为可靠的检测方法,但并无确诊价值。

3.心电图 心电图异常非特异性。较为多见的表现包括 $V_1 \sim V_4$ 的 T 波改变和 ST 段异常;部分病例可出现 S I Q Ⅲ T Ⅲ 征(即 I 导 S 波加深,Ⅲ 导出现 Q 波及 T 波倒置);心电图改变多在发病后即刻开始出现,以后随病程的发展演变呈动态变化。

4.X线胸片 可显示:①肺动脉阻塞征:区域性肺纹理变细、稀疏或消失,肺野透亮度增加。②肺动脉高压征及右心扩大征:右下肺动脉干增宽或伴截断征,肺动脉段膨隆以及右心室扩大。③肺组织继发改变:肺野局部片状阴影,尖端指向肺门的楔形阴影,肺不张或膨胀不全,肺不张侧可见横膈抬高,有时合并少至中量胸腔积液。X线胸片对鉴别其他胸部疾病有重要帮助。

5.超声心动图 在提示诊断和除外其他心血管疾患方面有重要价值。对于严重的PTE病例,可以发现右心室壁局部运动幅度降低;右心室和(或)右心房扩大;室间隔左移和运动异常;近端肺动脉扩张;三尖瓣反流速度增快;下腔静脉扩张,吸气时不萎陷。若在右心房或右心室发现血栓,同时患者的临床表现符合PTE,可做出诊断。

6.核素肺通气/灌注扫描 是PTE重要的诊断方法。典型征象是呈肺段分布的肺灌注缺损,并与通气显像不匹配。一般可将扫描结果分为三类。①高度可能:其征象为至少一个或更多叶段的局部灌注缺损而该部位通气良好或X线胸片无异常。②正常或接近正常。③非诊断性异常:其征象介于高度可能与正常之间。

7.CT肺动脉造影 PTE的直接征象为各种形态的充盈缺损;间接征象包括病变部位肺组织有"马赛克"征、肺出血、肺梗死继发的肺部改变。

8.磁共振成像 可以显示栓塞血管的近端扩张,血栓栓子表现为异常信号。

9.肺动脉造影 其敏感性和特异性在95%以上,为PTE诊断的"金标准"。表现为栓塞血管内充盈缺损或完全阻塞,外周血管截断或枯枝现象。

(四)心理社会评估

患者突然出现呼吸困难和(或)剧烈胸痛时,容易出现恐惧、焦虑和濒死感,护士要同情理解患者,并给予心理支持。通过亲切热情的交流、娴熟的护理技巧、精确完善的各项床旁监护取得患者信任,使患者在安静舒适的环境中,以积极态度接受治疗和护理。

四、护理问题

1.低效型呼吸形态 与通气血流比例失调、低氧血症有关。

2.有窒息的危险　突发咯血有关。

3.自理能力缺陷　与心、肺功能不全、活动耐力下降及制动有关。

4.知识缺乏　缺乏肺栓塞的预防、治疗及抗凝药物使用的知识。

5.睡眠形态紊乱　与呼吸困难、恐惧有关。

6.恐惧、焦虑　与呼吸困难、剧烈胸痛及疾病预后有关。

7.潜在并发症　休克、心力衰竭、出血。

五、计划与实施

(一)目标

(1)患者呼吸平稳、血气正常。

(2)护士及时发现咯血征象,避免患者窒息。

(3)尽快使患者胸痛得到缓解,增加舒适感,心理护理缓解焦虑恐惧情绪。

(4)患者能理解卧床休息对疾病恢复的重要性并积极配合。

(5)患者及家属能掌握疾病的预防治疗知识及抗凝药物使用的知识。

(6)患者能恢复正常睡眠。

(7)护士严密监测和管理患者,及时发现并发症并配合医师抢救。

(二)实施与护理

1.急性 PTE 的治疗

(1)一般处理:对高度疑诊或确诊 PTE 的患者,应进行严密监护,监测呼吸、心率、血压、静脉压、心电图及血气的变化,对大面积 PTE 可收入重症监护(ICU);观察患者发绀,胸闷,憋气,胸部疼痛有无改善,有无咳嗽及尿量等情况;及时准确记录 24h 出入量;为防止栓子再次脱落,要求绝对卧床,保持大便通畅,避免用力,注意保持患肢的功能,抬高患肢,以利静脉血的回流,密切观察患肢皮肤颜色,温度,水肿程度,严禁挤压,按摩患肢,防止血栓脱落,造成再次肺栓塞;对于有焦虑和惊恐症状的患者应予安慰并可适当使用镇静药给予患者心理安慰,缓解紧张焦虑情绪;胸痛者可予止痛药;对于发热、咳嗽等症状可给予相应的对症治疗。

(2)呼吸循环支持治疗:保持病室清洁及有效的温湿度,室温 20℃左右,相对湿度 70%,对有低氧血症的患者,采用经鼻导管或面罩吸氧。当合并严重的呼吸衰竭时,可使用经鼻/面罩无创性机械通气或经气管插管行机械通气。呼吸平稳后指导患者深呼吸运动,使肺早日膨胀。

对于出现右心功能不全,心排血量下降,但血压尚正常的病例,可给予具有一定肺血管扩张作用和正性肌力作用的多巴酚丁胺和多巴胺;若出现血压下降,可增大剂量或使用其他血管加压药物,如间羟胺、肾上腺素等。应用升压药物应监测血压变化。

(3)溶栓治疗:溶栓治疗主要适用于大面积 PTE 病例。绝对禁忌证有活动性内出血;近期自发性颅内出血。

相对禁忌证有:2 周内的大手术、分娩、器官活检或不能以压迫止血部位的血管穿刺;2 个月内的缺血性中风;10d 内的胃肠道出血;15d 内的严重创伤;1 个月内的神经外科或眼科手术;难于控制的重度高血压(收缩压＞180mmHg,舒张压＞110mmHg);近期曾行心肺复苏;

血小板计数低于 100 000/mm³;妊娠;细菌性心内膜炎;严重肝肾功能不全;糖尿病出血性视网膜病变;出血性疾病等。

对于大面积 PTE,因其对生命的威胁极大,上述绝对禁忌证亦应被视为相对禁忌证。溶栓前宜选择两条粗大静脉,留置外周静脉套管针,以方便溶栓及溶栓中取血监测,避免反复穿刺血管,如有短期内穿刺的动静脉伤口应进行加压包扎,避免溶栓后出血和血肿,并应用生理盐水进行封管。

目前临床上用于 PTE 溶栓治疗的药物主要有链激酶(SK)、尿激酶(UK)和重组组织型纤溶酶原激活剂(rt-PA)。溶栓药物治疗结束后每 2～4h 测一次 APTT,待其将至正常值的 2 倍以下时,开始使用肝素或低分子肝素抗凝治疗。

溶栓前应查血常规、血小板、出凝血时间和血型,配血备用;溶栓后观察患者有无寒战、发热、皮疹等过敏反应,是否发生皮肤、黏膜及内脏出血等不良反应,一旦出血应立即中止治疗,紧急处理。

(4)抗凝治疗:是 PTE 和 DVT 的基本治疗方法,可以有效地防止血栓再形成和复发。目前临床上应用的抗凝药物主要有普通肝素(以下简称肝素)、低分子肝素和华法林。一般认为,抗血小板药物的抗凝作用尚不能满足 PTE 或 DVT 的抗凝要求。

临床疑诊 PTE 时,即可安排使用肝素或低分子肝素进行有效的抗凝治疗。应用肝素/低分子肝素前应测定基础 APTT、PT 及血常规(含血小板计数,血红蛋白);注意是否存在抗凝的禁忌证,如活动性出血,凝血功能障碍,血小板减少,未予控制的严重高血压等。对于确诊的 PTE 病例,大部分禁忌证属相对禁忌证。①普通肝素:用药原则是快速、足量和个体化。根据 APTT 调整剂量,使 APTT 达到并维持于正常值的 1.5～2.5 倍。因肝素可能会引起血小板减少症(HIT),在使用肝素的第 3～5d 必须复查血小板计数。若较长时间使用肝素,尚应在第 7～10d 和 14d 复查。若出现血小板迅速或持续降低达 30% 以上,或血小板计数＜100 000/mm³,应停用肝素。②低分子量肝素:按千克体重皮下注射。不需监测 APTT。此药由肾清除,对于肾功能不全,特别是肌酐清除率低于 30mL/min 的病例须慎用。若应用,需减量并监测血浆抗 Xa 因子活性。③华法林:长期抗凝应首选华法林,其抗凝作用主要来自于血浆凝血酶原的降低和凝血因子 X 活性的降低,初始通常与低分子肝素重叠使用,3～4d 后开始测定 INR 值,使 INR 稳定在 2.0～3.0 后停用肝素或低分子肝素。

(5)肺动脉血栓摘除术:适用于经积极保守治疗无效的紧急情况,要求医疗单位有施行手术的条件与经验。

(6)经静脉导管碎解和抽吸血栓:用导管碎解和抽吸肺动脉内巨大血栓或行球囊血管成形,同时还可进行局部小剂量溶栓。

2.预防 存在发生 DVT-PTE 危险因素的病例,宜根据临床情况采用相应预防措施。采用的主要方法:机械预防措施,包括加压弹力袜、间歇序贯充气泵;药物预防措施,包括小剂量肝素皮下注射、低分子肝素和华法林。

3.健康教育

(1)指导患者要定期随访,按时服药,特别是抗凝药的服用,一定要按医嘱服用,并告知患者影响抗凝药物使用的食物,如韭菜、菠菜、油菜等,嘱其尽量避免食用。

（2）教会患者观察出血现象,如有牙龈出血、皮肤破口流血不止等症状及时就医。

（3）按照医嘱定期复查抗凝指标,了解并学会看抗凝指标化验单。

（4）教会患者平时生活中注意下肢的活动,有下肢静脉曲张者可穿弹力袜等,避免下肢深静脉血液滞留,血栓复发。

（5）指导患者病情变化时及时就医。

六、预期结果与评价

患者呼吸平稳、血气在正常范围;胸痛得到缓解;患者能说出绝对卧床休息对病情恢复的重要性;消除紧张焦虑情绪;无并发症出现。

第九节　支气管扩张

支气管扩张症是由于不同病因引起气道及其周围肺组织的慢性炎症,造成气道壁损伤,继之管腔扩张和变形。临床表现为慢性咳嗽、咳痰、间断咯血和反复肺部感染。

一、流行病学

支气管扩张症的发病率并不清楚,其起病多在儿童或青少年时期,由于抗生素和疫苗的应用,发病率有减少的趋势。

二、病因

1.感染　细菌、真菌、病毒、结核分枝杆菌及非结核分枝杆菌。

2.遗传性或先天性缺陷　囊性纤维化、肺隔离症、支气管软骨缺损等。

3.免疫缺陷　原发性低 γ 球蛋白血症、HIV 感染、肺移植等。

4.物理化学因素　放射性肺炎、毒气吸入、吸入性肺炎等。

5.全身相关疾病　类风湿关节炎等。

三、发病机制

不同原因所致支气管和周围组织慢性炎症,使管壁弹力纤维、平滑肌和软骨受到破坏,管壁变形和扩张,而炎症引起支气管黏膜充血、肿胀、黏液分泌增多,造成支气管堵塞。支气管肺组织反复感染和支气管堵塞,两者相互作用、互为因果,促使支气管扩张的发生和进展。

四、护理评估

(一)健康史
(1)了解患者有无儿童时期诱发支气管扩张的呼吸道感染史或其他先天因素。

(2)了解患者患病的年龄、发生时间、诱因,主要症状的性质、严重程度和持续时间、加剧因素等。

(3)询问患者咳嗽的时间、节律,观察患者痰液的颜色、性状、量和气味及有无肉眼可见的异常物质等。

(4)详细询问患者有无咯血,评估患者咯血的量。

(5)了解患者有关的检查和治疗经过,是否按医嘱进行治疗,是否掌握有关的治疗方法。

(二)临床表现
因病情轻重不一,临床表现各异,病变早期临床可无症状,随着病情进展可出现以下临床常见症状。

1.症状

(1)慢性咳嗽、大量黏液脓痰:咳嗽和咳痰与体位改变有关,卧床或晨起时咳嗽痰量增多。呼吸道感染急性发作时,黄绿色脓痰明显增加。

(2)间断咯血:因病变部位支气管壁毛细血管扩张形成血管瘤,而反复咯血,咯血程度可分为小量咯血至大量咯血,与病情无相关性。有些患者仅有反复咯血,而无咳嗽、脓痰等症状,或仅有少许黏液痰,临床上称为干性支气管扩张。

(3)全身症状:若支气管引流不畅,痰不易咳出,反复继发感染,可出现畏寒、发热、食欲缺乏、消瘦、贫血等症状。有的患者存在鼻窦炎,尤其先天性原因引起的支气管扩张。

2.体征　轻症或干性支气管扩张体征不明显。病变典型者可于下胸部、背部的病变部位闻及固定性、局限性湿啰音、呼吸音减低,严重者可伴哮鸣音。慢性患者可伴有杵状指(趾)。

(三)辅助检查
1.胸部 X 线　可见一侧或双侧下肺纹理增多或增粗,典型者可见多个不规则的蜂窝状透亮阴影或沿支气管的卷发状阴影。

2.CT 检查　外周肺野出现囊状、柱状及不规则形状的支气管扩张,囊状支气管扩张其直径比伴行的血管粗大,形成印戒征。

3.纤维支气管镜检查　敏感性可达 97%,是主要的诊断方法。可直接观察气道黏膜病变,可做支气管肺泡灌洗液检查,能进行细菌、细胞病理学、免疫学的检查,可进一步明确病因,指导诊断和治疗。

4.痰微生物检查　包括痰涂片、痰细菌培养、抗生素敏感试验等,以指导用药。

5.血清免疫球蛋白和补体检查　有助于发现免疫缺陷病引起呼吸道反复感染所致的支气管扩张。

(四)心理社会评估
支气管扩张的患者多数为青年、幼年期发病,其病程之长,反复发作,使患者产生焦虑、悲观的心理,呼吸困难,反复咯血等症状又使患者感到恐惧,因此应了解患者的心理状态及应对方式;了解患者是否知道疾病的过程、性质以及防治和预后的认知程度;评估患者的家庭成员的文化背景、经济收入,及对患者的关心、支持程度。

五、护理问题

1.清理呼吸道无效　与痰液黏稠、量多、无效咳嗽引起痰液不易排出有关。
2.有窒息的危险　与痰多、黏稠、大咯血而不能及时排出有关。
3.营养失调,低于机体需要量　与慢性感染导致机体消耗增加、咯血有关。
4.焦虑　与疾病迁延不愈、不能正常生活工作有关。

六、计划与实施

(一)目标

(1)患者能正确进行有效咳嗽、使用胸部叩击等措施,达到有效的咳嗽、咳痰。
(2)患者能保持呼吸道通畅,及时排出痰液和气道内的血液,不发生窒息的危险。
(3)患者能认识到增加营养物质摄入的重要性并能接受医务人员对饮食的合理化建议。
(4)患者能表达其焦虑情绪,焦虑减轻,能配合治疗和康复。

(二)实施与护理

1.生活护理　患者居室应经常通风换气,换气时注意保护患者避免受凉。室内温湿度适宜,温度保持在 22~24℃,相对湿度保持在 50%~60%,保持气道湿润,利于纤毛运动,维护气道正常的廓清功能。因患者慢性长期咳嗽和咳大量脓性痰,机体消耗大,故应进食营养丰富的饮食,特别是供给优质蛋白,如:蛋、奶、鱼、虾、瘦肉等。加强口腔护理,大量咳痰的患者,口腔内残有痰液,易发生口腔感染及口腔异味,因此,应嘱患者随时漱口,保持口腔清洁。

2.心理护理　应为患者提供一个良好的休息环境,多巡视、关心患者,建立良好的护患关系,取得患者的信任,告知患者通过避免诱因,合理用药可以控制病情继续进展,缓解症状;相反,焦虑会加重病情。并教育家属尽可能地陪伴患者,给予患者积极有效的安慰、支持和鼓励。

3.治疗配合

(1)病情观察:慢性咳嗽、咳大量脓性痰、反复咯血、反复肺部感染是支气管扩张的主要临床表现,痰量在体位改变时,如起床时或就寝后最多每日可达 100~400mL,痰液经放置数小时后可分三层,上层为泡沫,中层为黏液,下层为脓性物和坏死组织,当伴有厌氧菌感染时,可有恶臭味。有 50%~70% 支气管扩张患者有咯血症状,其咯血量差异较大,可自血痰到大咯血,应注意观察,及时发现患者有无窒息的征兆。

(2)体位引流:①应根据病变的部位和解剖关系确定正确的体位。通过调整患者的体位,将患肺置于高位,引流支气管开口向下,以利于淤积在支气管内的脓液随重力作用流入大支气管和气管而排出。病变位于上叶者,取坐位或健侧卧位。病变位于中叶者,取仰卧位稍左侧。病变位于舌叶者,取仰卧位稍向右侧。病变位于下叶尖段者,取俯卧位;体位引流每日 2~4 次,每次15~20min,两餐之间进行。如痰液黏稠可在引流前行雾化吸入,并在引流时用轻叩患者背部,使附于支气管壁的痰栓脱落,促进引流效果。②引流过程中注意观察患者反应,如发现面色苍白、出冷汗、头晕、脉率增快、血压下降及有大咯血等,应立即停止引流,并采取相应措施。

(3)咯血的护理:根据咯血量临床分为痰中带血、少量咯血(<100mL/d)、中等量咯血(100~500mL/d)或大量咯血(>500mL/d,或1次300~500mL)。①咯血量少者适当卧床休息,取患侧卧位,以利体位压迫止血。进食少量温凉流质饮食。②中等或大量咯血时应严格卧床休息,应用止血药物,必要时可经纤维支气管镜止血,或插入球囊导管压迫止血。③大量咯血时取侧卧或头低足高位,预防窒息,并暂禁食。咯血停止后进软食,忌用咖啡、浓茶等刺激性食品。备好抢救物品及各种抢救药物。④观察再咯血征象,如患者突感胸闷、气急、心慌、头晕、咽喉部发痒、口有腥味并烦躁、发绀、神色紧张、面色苍白、冷汗、突然坐起,甚至抽搐、昏迷、尿失禁等,提示再咯血的可能。应立即置患者于头低足高侧卧位,通知医师并准备抢救。大咯血时可因血块堵塞大气管而致窒息或肺不张,故须立即将口腔血块吸出,抽吸同时辅以轻拍背部,使气管内的血液尽快进入口腔。

4.用药护理　合并严重感染时可根据细菌药敏选用抗生素,用法用量应遵医嘱,并及时观察药物过敏反应、毒副作用。局部用药,如:雾化吸入,及时协助患者排出痰液。咯血患者常规留置套管针,建立有效的静脉通路。大咯血时遵医嘱应用止血药,如垂体后叶素,用药过程中注意观察止血效果和不良反应,如发现患者出现惊慌、面色苍白、腹痛等,除通知医师外立即减慢滴速。及时给予氧气吸入,备好抢救物品。如:吸引器、简易呼吸器、气管插管、呼吸机、急救药品等。

5.健康教育

(1)患有其他慢性感染性病灶如慢性扁桃体炎、鼻窦炎、龋齿等患者,应劝其积极治疗,以防复发。

(2)指导患者有效咳嗽进行体位排痰,可指导患者将以往确定的病变肺叶和肺段置于高位,引流支气管开口向下,使痰液顺体位流至气管,嘱患者深呼吸数次,然后用力咳嗽将痰液咳出,如此反复进行。

(3)指导患者和家属了解疾病的发生、发展和治疗、护理过程及感染、咯血等症状的监测。

(4)嘱患者戒烟,注意保暖,预防感冒,并加强体育锻炼,增强机体免疫力和抗病能力。

(5)建立良好生活习惯,养成良好的心态,防止疾病的进一步发展。

七、预期结果与评价

(1)能有效咳痰,痰液易咳出。

(2)能正确应用体位引流、胸部叩击等方法排出痰液。

(3)及时发现患者窒息征兆,避免窒息发生。

(4)营养状态改善。

(5)能运用有效的方法缓解症状,减轻心理压力。

第二章　外科常见疾病护理

第一节　颅内压增高

颅内压及其正常值。颅腔是一个半封闭的容腔,主要经颈静脉孔和枕骨大孔与颅外相通。正常成人的颅腔容积是固定不变的,为 1 400～1 500mL。其内包含着三类内容物(脑组织,1 400g,80%～90%;脑脊液,150mL,10%;血液,75mL,2%～11%),是组成颅内压的解剖学基础。脑脊液的液体静力压和脑血管张力变动的压力是组成颅内压的生理学基础。在正常生理情况下,颅腔容积与其内容物的体积是相适应的,并在颅内保持着相对稳定的压力。这种压力就是指颅内容物对颅腔壁上所产生的压力,即颅内压(ICP)。机体通过生理调节,维持着相对稳定的正常颅内压。正常颅内压是保证中枢神经系统内环境稳定和完成各种生理功能的必要条件。

由于颅内的脑脊液介于颅腔壁和脑组织之间,一般以脑脊液的静水压代表颅内压,通过侧卧位腰椎穿刺或直接脑室穿刺测量来获得该压力数值。正常颅内压,在侧卧位时,成人为 $0.7～2.0kPa(70～200mmH_2O)$,儿童为 $0.5～1.0kPa(50～100mmH_2O)$。临床上颅内压还可以通过采用颅内压监护装置,进行持续动态观察。

颅内压的调节与代偿。正常颅内压可有小范围的波动,与血压和呼吸关系密切。颅内压随着心脏的搏动而波动,收缩期略有增高,舒张期则略有下降。这是由于心脏的每一次搏出引起动脉扩张的结果。随着呼吸动作的改变,颅内压亦略有波动,呼气上升,吸气下降。这是由于胸腔内压力作用于上腔静脉引起静脉压变动的结果。此外,颅内压还有自发节律性波动,是全身血管和脑血管运动的一种反应。

虽然正常颅内压因受多种生理因素的影响而波动,但可通过生理活动自动地进行调节,并相对稳定地保持在一定的压力范围内。由于颅腔容积是固定的,因此,颅腔内脑组织、供应脑的血液和脑脊液都不允许有大幅度的增减。如其中之一的体积增大时,必须有其他的内容物同时或至少其中之一体积的缩减来平衡。在正常生理情况下,颅内三大内容物中脑组织的体积比较恒定,因此,颅内压的调节除部分依靠颅内的静脉血被排挤到颅外血液循环外,主要是通过脑脊液量的增减来调节。当颅内压较低时,脑脊液的分泌量增加,吸收减少,颅内脑脊液量增多,以维持颅内压不变。反之亦然。

一、发病机制

(一)病因

1.颅腔容积缩小　颅骨先天性病变和畸形、颅骨异常增生症及外伤性颅骨广泛凹陷性骨折等,使颅腔变小,产生不同程度的颅内压增高。

2.颅腔内容增加

(1)脑组织体积增加(脑水肿):是引起颅内压增高最常见的因素,包括某些全身性疾病或颅内广泛性炎症引起的弥散性脑水肿和颅内局灶性病变引起的局限性脑水肿。脑水肿从发病机制和病理方面,分为血管源性与细胞毒性脑水肿两大类。血管源性脑水肿主要由于血脑屏障受损,脑毛细血管通透性增加,血浆蛋白与水分外溢,细胞外液增加。细胞毒性脑水肿主要由于脑缺血、缺氧,使细胞内钙、钠、氧化物与水潴留。

(2)脑脊液量增多:包括先天性和后天性脑积水,以及由于静脉窦阻塞、内分泌失调、血液病、维生素 A 过多症、药物性反应及代谢性疾病等引起的假性脑瘤症候群。

(3)颅内占位性病变:包括颅内血肿和颅内肿瘤,以及颅内脓肿、颅内肉芽肿及脑寄生虫病等。

(二)发生机制

当颅缝闭合后,颅腔容积相对固定。颅腔内容物在正常生理情况下,脑组织体积比较恒定,特别是在急性颅内压增高时不能被压缩。当发生颅内压增高时,首先被压缩出颅腔的是脑脊液,然后是脑血容量。通过生理调节作用以取得颅内压代偿的能力是有限的,可缓解颅内压的代偿容积约为颅腔容积的 8%～10%,当颅内病变的发展超过可调节的限度时,即产生颅内压增高。常见的情况有:①生理调节功能丧失。②脑脊液循环障碍。③脑血液循环障碍。

颅内容积代偿有其特殊的规律。在颅内容积增大的初期,由于颅内容积代偿功能较强,颅内压不增高或增高不明显;随着容积的逐渐增大,代偿功能逐渐消耗,当代偿功能的消耗发展到一个临界点时,即使容积少量增加,也将引起颅内压明显上升,临床上可以从颅内压监测所示的容积一压力曲线反映出来。当颅内压增高的患者颅内容积代偿功能的消耗发展到临界点时,用力排便、咳嗽、呼吸道不畅通、躁动不安或体位不正,均可引起血压升高或颅内静脉回流受阻,进而导致颅内容积的增加,即使这种增加容积量很小,有时也足以使颅内压力急剧上升,发生颅内高压危象。相反,少量容积量减少,如进行脱水疗法、脑室脑脊液引流、过度换气等,也可迅速缓解颅内高压危象。

(三)颅内压增高时的脑血流量调节

脑血流量(CBF)是指每分钟每 100g 脑组织通过的血液毫升数。脑血流量的多少与脑灌注压(CPP)成正比,与血管阻力(CVR)成反比。脑灌注压是脑动脉输入压(平均颈内动脉压)与脑静脉输出压(颈静脉压)之差。一般而言,平均颈内动脉压与平均体动脉压,即(舒张压＋脉压)/3 相差不大;脑静脉压与颅内压相近似。生理功能良好的情况下,脑血流的调节有以下两方面。

1.脑血管自动调节反应　当颅内压不超过动脉舒张压,灌注压大于 4.00～5.33kPa(30～40mmHg)以上,动脉内二氧化碳分压在 4.00～6.67kPa(30～50mmHg)的情况下,血管管径的调节主要受动脉内二氧化碳分压和动脉血酸碱度(pHa)的直接作用,以维持相对恒定的脑血流量。这种机体固有的生理调节血管管径的作用,称为脑血管自动调节反应,又称为化学调节反应。

2.全身性血管加压反应　当颅内压增高到 4.67kPa(35mmHg)以上或接近动脉舒张压水

平,脑灌注压在 5.33kPa(40mmHg)以下(正常为 10.27kPa,即 77mmHg),脑血流量减少到正常值的 1/2,脑处于严重缺血缺氧状态时,动脉内二氧化碳分压多在 6.67kPa(50mmHg)以上(正常为 4.67~6.00kPa,即 35~45mmHg),脑血管处于麻痹状态,脑血管自动调节功能已基本丧失。为了保持需要的脑血流量,机体会产生另一种调节反射,即通过自主神经系统的反射作用,使全身周围血管收缩,血压升高,心搏出量增加。与此同时,呼吸节律减慢,如增加呼吸深度,可使肺泡内二氧化碳和氧充分交换,提高血氧饱和度,改善缺氧情况。这种以升高动脉压,并伴有心率减慢、心搏出量增加和呼吸减慢加深的三联反应,即称为全身性血管加压反应或称柯兴三主征。

(四)影响颅内压增高病程的常见因素

1.年龄 一般儿童及青少年颅缝融合尚未完全牢固时,颅内压增高可使颅骨缝分离;婴幼儿颅骨缝及前囟未闭,颅内压增高时均可增加颅腔容积,使颅腔容积的代偿性空间扩大。有脑实质性萎缩的患者(常见于老年人),颅腔的容积代偿空间相对扩大。

2.病变的生长速度和性质 急性硬膜下血肿患者,当脑中线移位 10mm 时,颅内压增高可达 6.67kPa(50mmHg);而慢性硬膜下血肿或良性肿瘤患者,即使脑中线移位 20mm,颅内压力仍可增高不明显。

3.病变部位 位于脑室系统、中线部位或后颅窝的病变,由于容易堵塞脑脊液循环通路,影响脑脊液的吸收,因此虽然病变体积本身可能不大,但常因发生脑积水而使颅内压增高早期出现或加重原有颅内压增高。

4.颅内病变伴发脑水肿的程度 炎症性颅内病变,如脑脓肿、脑寄生虫病、脑结核瘤、脑肉芽肿、弥散性脑膜炎及脑炎等,均可伴有明显的脑水肿;恶性脑肿瘤,特别是脑转移性癌,常见肿瘤体积并不大而伴发脑水肿却较严重,可导致颅内压增高早期出现。

5.全身情况 严重的系统性疾病,如尿毒症、肝昏迷、各种毒血症、肺部感染、酸碱平衡失调等,都可引起继发性脑水肿,促使颅内压增高。如呼吸道不通畅或呼吸抑制造成脑组织缺氧和碳酸增多,可继发血管扩张和脑水肿,导致颅内压增高。后者又使脑血流量减少,呼吸抑制和脑缺氧加剧,进一步加重颅内压增高。颅内压严重增高可引起脑疝,脑瘤可加重脑脊液和脑血液循环障碍;结果颅内压更高,反过来又促使脑疝更加严重。全身性高热也会加重颅内压增高的程度。

(五)颅内压增高的后果

1.对脑血流量的影响 正常成人每分钟约有 1 200mL 血液进入颅内,这个数值较为恒定,它是通过脑血管的自动调节来完成的。脑血流量与脑灌注压成正比关系,与脑血管阻力成反比关系。早期颅内压增高引起脑灌注压下降时,可通过血管阻力的降低使两者的比值不变,从而保证脑血流量没有太大的波动。如果颅内压不断增高,脑血管自动调节功能丧失,即脑血管处于麻痹状态,脑血流量不能再保持其稳定状态。当颅内压升至接近动脉压水平时,颅内血流几乎完全停顿下来,这意味着患者已处于极端严重的脑缺血状态,预后不良。

1900 年,柯兴曾用等渗盐水灌入狗的蛛网膜下隙以造成颅内压增高。他发现,当颅内压增高接近动脉舒张压水平时,受试动物的血压显著增高,脉搏减慢、脉压加大;继之出现潮式呼吸、血压下降、脉搏细数、呼吸停止,最后心跳停搏而死亡。这一试验称为柯兴氏反应,对判断颅内压增高的程度有一定帮助。出现柯兴氏反应,说明脑血流量自动调节的功能已濒于丧失,患者处于危急状态。此时病情虽然是危险的,但若进行及时、有效的抢救,有时病情还是可逆转的。

2.脑疝 颅内压增高,尤其是局限性颅内压增高时,脑组织即由病变的高压区向低压区发生移动;若移位发展到一定程度,这些移位的脑组织可压迫邻近的脑干等结构,引起一系列严重的临床症状,即形成所谓的脑疝。急性脑疝常为颅内压增高引起死亡的主要原因,也是神经外科工作中常见的急症情况,应予特别重视。

3.脑水肿 颅内压增高发展到一定程度时,可影响脑代谢和脑血流量,破坏血脑屏障,发生脑细胞代谢障碍、脑脊液循环障碍而致脑水肿,这种使颅腔内容物体积的增大,将进一步加重颅内压的增高。

4.肺水肿 颅内压增高患者可并发肺水肿,年轻人更为多见,且常在一次癫痫大发作之后出现。临床表现为呼吸急促、痰鸣,有大量泡沫状血性痰液。多见于重型颅脑外伤及高血压脑出血患者。颅内压增高导致的全身血压反应性增高,会使左心室负荷加重,产生左心室舒张不全、左心房及肺静脉压力增高,引起肺毛细血管压力增加与液体外渗,形成肺水肿。

5.胃肠功能紊乱 颅内压增高病情严重或长时间昏迷的患者中,有一部分患者可表现为胃肠功能紊乱,可发生胃肠道黏膜糜烂和溃疡,最常见于胃和十二指肠,也可见于食管、回盲部与直肠,严重者可出现穿孔和出血。

6.脑皮层死亡与脑死亡 颅内压增高最严重的后果是脑皮层死亡与脑死亡。由于病变的不断发展,颅内压亦不断增高,脑缺血、缺氧逐渐加重。脑组织对缺氧最敏感,因此脑缺氧发展到一定程度必然导致脑功能严重障碍。实验表明,大脑血液供应完全停止30s,神经细胞代谢就受到明显影响;停止2min,则神经细胞代谢停止;停止5min,神经细胞开始死亡。动物实验证明,脑灰质的血流量较白质多4~6倍,灰质的耗氧量较白质多3~5倍。所以脑缺血、缺氧时,灰质的损害比白质出现得更早而且更明显。

由于大脑皮层首先受累,故颅内压力增高达失代偿的早期,患者可出现记忆、思维、定向、情感或对内外环境反应性下降等意识障碍。若脑供氧量降低到1.9mL/(100g·min),则引起昏迷。若脑缺氧和昏迷时间过长,虽然患者的呼吸始终未停止,经复苏抢救处理后某些脑干反射亦恢复(说明尚有较多残存的脑干组织),然而脑电图并没有皮层生物电活动,患者长期昏迷不醒。此种表现称为"皮层死亡""睁眼昏迷"或"植物性生存"等。

脑死亡是一种不可逆的脑损害,表现为全脑功能丧失,脑循环终止,神经系统不再能维持机体的内环境稳定。这种患者常需借助机械呼吸机才能维持生命,故又称"呼吸机脑"。患者早期虽有心跳,但功能永远不会恢复,延续一定时间后,心跳也终将停止。脑死亡的诊断尚无统一标准,其临床表现主要为深度昏迷,双侧瞳孔散大与固定,呼吸靠人工呼吸维持;脑干反射如眼—脑反射及眼—前庭反射(前庭变温试验)完全消失;阿托品试验(2mg静脉注射)不再引起心率加快;脑电图描记无超过2mV以上波形的电活动,脑血管造影显示脑血管不充填,同位素检查也证明脑血流停止。脑死亡患者因脊髓血液灌流尚存,因此,脊髓反射可能存在。上述临床症状和体征观察6h仍无改善者,基本可明确为脑死亡。

二、分类及临床表现

颅内压增高是由多种原因和因素引起的。根据起病原因、速度和预后,可分为弥散性和局限性颅内压增高、急性和慢性颅内压增高及良性颅内压增高。各种类型的颅内压增高所表现的基本临床症状是头痛、呕吐、视盘水肿,称为"颅内压增高的三主征"。但是,由于各型的病因和病理过程不一样,所以都有各自的特定症候,就连上述的"颅内压增高的三主征"在各型的具体表现也不尽相同。仔细鉴别各型颅内压增高的临床特点,对于病因及预后的判断是非常重要的。

(一)按病因分类

1.弥散性颅内压增高 多由于颅腔狭小或脑实质普遍性的体积增加所引起,特点是颅腔内各部位及各分腔之间不存在明显的压力差,因此在脑室造影、颅脑 CT 等摄片检查上,脑组织及中线结构显示没有明显移位。临床常见各种原因引起的弥散性脑膜炎、弥散性脑水肿、交通性脑积水等造成的颅内压增高,都属此种类型。

2.局限性颅内压增高 多因颅内某一部位有局限性的扩张病变引起。在病变部位,压力首先增高,进而促使其附近的脑组织因来自病灶的压力而发生移位,并把压力传向远处。在颅内各分腔之间存在着压力差,这种压力差是导致脑室、脑干及中线结构移位的主要动力。神经外科临床上见到的颅内压增高大多数属于此种类型,原因常见有颅内各种占位性病变,如肿瘤、脓肿、囊肿、肉芽肿等。患者对这种类型颅内压增高的耐受力较低,压力解除后神经功能的恢复较慢且常不完全。

(二)按发生速度分类

1.急性颅内压增高 常见于急性颅内出血、重型脑挫裂伤、神经系统的急性炎症和中毒等。其特点为早期出现剧烈的头痛,烦躁不安,频繁呕吐,继而出现意识障碍,表现为嗜睡或神志恍惚,逐渐陷入昏迷,有时出现频繁的癫痫样发作。抽搐的主要原因是脑组织缺血、缺氧,刺激大脑皮层的运动中枢。脑干网状结构受到刺激或损害时,则出现间歇性或持续性肢体强直;其他生命体征如体温、脉搏、血压、瞳孔等变化也较明显。急性颅内压增高时,眼底可表现为小动脉痉挛,视盘水肿往往不明显或只有较轻度的静脉扩张瘀血,以及视盘边界部分欠清。有部分急性颅内压增高患者,可于短时间内出现眼底视盘水肿、出血等。

2.慢性颅内压增高 常见于颅内发展缓慢的局限性病变,如肿瘤、肉芽肿、囊肿、脓肿等。其症状和体征表现如下。

(1)头痛:是最常见的临床表现。其特点为持续性钝痛,伴有阵发性加剧,常因咳嗽、打喷嚏等用力动作而加重。初期多不严重,但随着病变的发展头痛逐渐加剧。头痛一般位于双颞侧与前额,与脑膜、血管受到牵扯或挤压有关。后颅窝占位性病变时,头痛则常位于枕部,与小脑扁桃体疝时压迫颈神经有关。

(2)呕吐:常出现于晨起头痛加重时,典型表现为与饮食无关的喷射状呕吐,吐后头痛可略减轻。呕吐前常伴恶心,早期常只有恶心而无呕吐,晚期则在呕吐前不一定有恶心。恶心、呕吐是因高颅压时刺激了迷走神经核团或其神经根引起的。呕吐也是儿童颅内压增高的最常见症状。

(3)视盘水肿及视力障碍:视盘水肿是颅内压增高的主要客观体征。颅内压增高过程的早期,先出现视网膜静脉回流受阻,静脉瘀血,继而出现视盘周围渗出、水肿、出血,甚至隆起。早期一般视力正常;晚期则出现继发性视神经萎缩,视力明显障碍,视野向心性缩小,最后可导致失明。一旦失明,恢复几乎是不可能的。因此,早期及时处理颅内压增高,对于保存视力是很重要的。肿瘤患者,成人 70% 以上有视盘水肿,婴儿几乎完全不发生视盘水肿,幼儿也少见。

(4)其他症状:一侧或双侧外展神经麻痹、复视、黑蒙、头晕、耳鸣、猝倒、反应迟钝、智力减退、记忆力下降、情绪淡漠或欣快、意识模糊等症状亦不少见。若病变位于功能区,还可伴有相应的体征出现。

(5)颅内压增高晚期:可出现生命体征的明显改变,如血压升高、心率缓慢、脉搏徐缓、呼吸慢而深等。这些变化是中枢神经系统为改善脑循环的代偿性功能表现,最后将导致呼吸、循环功能衰竭而死亡。

(三)良性颅内压增高

良性颅内压增高是一组病因和发生机制尚未完全清楚的症候群,具有颅内压增高的症状,脑脊液化验正常,无神经系统的其他阳性体征,预后较好。

三、辅助检查

(一)腰椎穿刺

可以直接测量颅内压力,同时取脑脊液做化验。但颅内压增高明显时,有促成枕骨大孔疝的危险,应避免进行。

(二)影像学检查

CT、MRI 能显示病变部位、大小和形态,对判断引起颅内压增高的原因有重要参考价值。脑血管造影和数字减影血管造影(DSA)主要用于脑血管畸形等疾病。

四、治疗原则

病因治疗是最根本的治疗原则,如手术切除颅内肿瘤、清除颅内血肿、处理大片凹陷性骨折、控制颅内感染等。对原因不明或一时不能解除病因者,先采取限制液体天入量,应用脱水药和糖皮质激素、冬眠低温等治疗,以减轻脑水肿达到降低颅内压的目的。对有脑积水的患者,先穿刺侧脑室作外引流术,暂时控制颅内高压,待病因诊断明确后再手术治疗。

五、护理措施

(一)一般护理

床头抬高 15°～30°,有利于颅内静脉回流,减轻脑水肿。昏迷患者取侧卧位,便于呼吸道分泌物排出。通过持续或间断吸氧,可以降低 $PaCO_2$ 使脑血管收缩,减少脑血流量,达到降低颅内压的目的。不能进食者,成人每天静脉输液量在 1 500～2 000mL,其中等渗盐水不超过 500mL,保持每日尿量不少于 600mL,并且应控制输液速度,防止短时间内输入大量液体,加重脑水肿。神志清醒者给予普通饮食,但要限制钠盐摄入量。

加强生活护理,适当保护患者,避免意外损伤。昏迷躁动不安者切忌强制约束,以免患者挣扎导致颅内压增高。

(二)防止颅内压骤然升高的护理

1.卧床休息　保持病室安静,清醒患者不要用力坐起或提重物。稳定患者情绪,避免情绪激烈波动,以免血压骤升而增高颅内压。

2.保持呼吸道通畅　当呼吸道梗阻时,患者用力呼吸、咳嗽,致胸腔内压力增高,加重颅内压。呼吸道梗阻使 $PaCO_2$ 增高,致脑血管扩张,脑血容量增多,也加重颅内高压。昏迷患者或排痰困难者,应配合医生及早行气管切开术。

3.避免剧烈咳嗽和用力排便　当患者咳嗽和用力排便时胸、腹腔内压力增高,有诱发脑疝的危险。因此,要预防和及时治疗感冒,避免咳嗽。应鼓励能进食者多食富含纤维素食物,促进肠蠕动。已发生便秘者切勿用力屏气排便,可用缓泻药低压小量灌肠通便,避免高压大量灌肠。

4.控制癫痫发作　癫痫发作可加重脑缺氧和脑水肿。

(三)脱水治疗的护理

最常用高渗性脱水药,如 20%甘露醇 250mL,在 15～30min 内快速静脉滴注,每日 2～4 次,静脉注射后 10～20min 开始颅内压下降,约维持 4～6h,可重复使用。通过减少脑组织中的水分,缩小脑的体积,起到降低颅内压的作用。若同时使用利尿药,降低颅内压效果更好。脱水治疗期间,应准确记录出入量,并注意纠正利尿药引起的电解质紊乱。停止实用脱水药时,应逐渐减量或延长给药间隔,以防止颅内压反跳现象。

(四)应用肾上腺皮质激素

主要通过改善血——脑屏障的通透性,预防和治疗脑水肿,并能减少脑脊液生成,使颅内压下降。常用地塞米松 5～10mg,每日 1～2 次静脉注射;在治疗中应注意防止感染和应激性溃疡。

(五)冬眠低温疗法的护理

冬眠低温疗法是应用药物和物理方法降低体温,使患者处于亚低温状态,其目的是降低脑耗氧量和脑代谢率,减少脑血流量,增加脑对缺血缺氧的耐受力,减轻脑水肿。适用于各种原因引起的严重脑水肿、中枢性高热患者。但儿童和老年人慎用,休克、全身衰竭或有房室传导阻滞者禁用此法。

冬眠低温疗法前应观察生命体征、意识、瞳孔和神经系统病症并记录,作为治疗后观察对比的基础。先按医嘱静脉滴注冬眠药物,通过调节滴速来控制冬眠深度,待患者进入冬眠状态,方可开始物理降温。若未进入冬眠状态即开始降温,患者的御寒反应会出现寒战,使机体代谢率增高、耗氧量增加,反而增高颅内压。降温速度以每小时下降 1℃为宜,体温降至肛温 32～34℃较为理想,体温过低易诱发心律失常。在冬眠降温期间要预防肺炎、冻伤及压疮等并发症,并严密观察生命体征变化。若脉搏超过 100 次/分,收缩压低于 100mmHg,呼吸慢而不规则时,应及时通知医生停药。冬眠低温疗法时间一般为 2～3d,停止治疗时先停物理降温,再逐渐停用冬眠药物,任其自然复温。

六、健康教育

(1)患者原因不明的头痛症状进行性加重,经一般治疗无效或头部外伤后有剧烈头痛并伴有呕吐者,应及时到医院做检查以明确诊断。

(2)颅内压增高的患者要预防剧烈咳嗽、便秘、提重物等使颅内压骤然升高的因素,以免诱发脑疝。

(3)指导患者学习康复的知识和技能,对有神经系统后遗症的患者,要针对不同的心理状态进行心理护理,调动他们的心理和躯体的潜在代偿能力,鼓励其积极参与各项治疗和功能训练,如肌力训练、步态平衡训练、排尿功能训练等,最大限度地恢复其生活能力。

第二节 脑疝

颅腔内某一分腔有占位性病变时,该分腔的压力大于邻近分腔的压力,脑组织从高压区向低压区移位,部分脑组织被挤入颅内生理空间或裂隙,产生相应的临床症状和体征,称为脑疝。脑疝是颅内压增高的危象和引起死亡的主要原因。

一、解剖概要

颅腔被小脑幕分成幕上腔和幕下腔。幕上腔又被大脑镰分隔成左右两分腔,分别容纳左右大脑半球。中脑在小脑幕切迹裂孔中通过,其外侧与大脑颞叶的沟回、海马回相邻。动眼神经从中脑腹侧的大脑脚内侧发出,通过小脑幕切迹走行在海绵窦的外侧壁直至眶上裂。

幕下腔容纳脑桥、延髓和小脑。颅腔与脊髓腔相连处的出口称为枕骨大孔,延髓下端通过此孔与脊髓相连,小脑扁桃体位于延髓下端的背面,其下缘与枕骨大孔后缘相对。

二、病因与分类

颅内占位性病变发展到严重程度均可导致颅内各分腔压力不均而引起脑疝。常见的原因有颅内血肿、颅内脓肿、颅内肿瘤、颅内寄生虫病及各种肉芽肿性病变等。

根据移位的脑组织及其通过的硬脑膜间隙和孔道,常见的脑疝有小脑幕切迹疝和枕骨大孔疝。小脑幕上方的颞叶沟回、海马回通过小脑幕切迹向幕下移位,称小脑幕切迹疝(又称颞叶沟回疝),因疝入的脑组织压迫中脑的大脑脚,并牵拉动眼神经引起锥体束征和瞳孔变化。由小脑扁桃体经枕骨大孔向椎管内移位,称枕骨大孔疝(又称小脑扁桃体疝)。

三、临床表现

(一)小脑幕切迹疝

小脑幕切迹疝,又称颞叶钩回疝,其主要表现除剧烈头痛、反复呕吐、躁动不安外,还有血

压逐渐增高、脉搏缓慢宏大、呼吸深慢等生命体征的颅内高压代偿征象,并有以下表现:

1.进行性意识障碍 一侧颞叶钩回被推向内下,越过小脑幕切迹疝入环状池,压迫中脑,阻断了脑干内网状结构上行激动系统的通路。患者出现渐进性的意识障碍,原有意识障碍者则表现为意识障碍加重。

2.同侧瞳孔散大 颞叶钩回疝后,同侧动眼神经受到大脑后动脉的嵌压,该侧瞳孔初期先有短暂缩小,继而出现进行性扩大、光反应消失,并伴上睑下垂及眼球外斜。脑疝晚期对侧动眼神经也受到推挤时,则相继出现类似变化。

3.对侧肢体瘫痪 钩回直接压迫大脑脚,锥体束受累后,对侧肢体出现渐次加重的上级神经元瘫痪。

如脑疝不能及时解除,病情进一步发展,则患者深昏迷,双侧瞳孔散大、固定,去大脑强直,血压骤降,脉搏快弱,呼吸浅而不规则,呼吸心跳相继停止而死亡。

(二)枕骨大孔疝

枕骨大孔疝,又称小脑扁桃体疝。由于颅后凹容积较小,对颅内高压的代偿能力也小,病情改变更快。患者常只有进行性颅内压增高的临床表现,头痛剧烈,尤以枕后、前额为甚,频繁呕吐及颈项强直或强迫头位。小脑扁桃体被推压至枕骨大孔以下并嵌入椎管时,像瓶塞一样嵌塞在枕骨大孔和延脑背侧之间,患者不仅血压骤升、脉搏迟缓而有力,且呼吸由深慢至浅快,随之出现不规则乃至停止。而患者意识障碍表现较晚,直至严重缺氧时始出现昏迷,个别患者甚至在呼吸骤停前数分钟仍呼之能应。

四、治疗原则

脑疝的抢救在于及早发现,争分夺秒地进行有效抢救,解除颅内高压。

(1)快速静脉输入甘露醇、山梨醇、呋塞米等强力脱水剂。

(2)氧气吸入。

(3)准备手术,如剃头、核对血型、通知家属及手术室等。

(4)准备气管插管及呼吸机,以便必要时在人工辅助呼吸下,进行抢救手术。

(5)准备脑室穿刺用具。脑积水所致小脑扁桃体疝,需在床旁作经眶脑室穿刺,以快速引流 CSF,迅速降低颅压,缓解危象。

手术除颅内血肿清除、颅内肿瘤摘除等病因治疗外,还有姑息性手术,如脑室钻孔引流术、脑积水分流术、颞肌下减压术、枕下减压术及去大骨瓣减压术等。

五、护理措施

(一)一般护理

病室温湿度适宜,定期开窗通风,光线柔和,减少人员探视。患者取头高位,床头抬高 $15°\sim30°$,做好基础护理。急救药品、物品及器械完好备用。

（二）对症护理

1.脑组织灌注量异常的护理

（1）给予低流量持续吸氧。

（2）药物治疗颅内压增高,防止颅内压反跳现象发生。

（3）维持血压的稳定性,从而保证颅内血液的灌注。

2.清理呼吸道无效的护理

（1）及时清理呼吸道分泌物,保持呼吸道通畅。

（2）舌根后坠者应抬起下颌或放置口咽通气道,以免阻碍呼吸。

（3）翻身后保证患者体位舒适,处于功能位,防止颈部扭曲。

（4）昏迷患者必要时行气管插管或气管切开,防止二氧化碳蓄积而加重颅内压增高,必要时使用呼吸机辅助呼吸。

3.躯体移动障碍的护理

（1）给予每1～2h翻身1次,避免拖、拉、推等动作。

（2）每日行四肢关节被动活动并给予肌肉按摩,防止肢体挛缩。

（3）保持肢体处于功能位,防止足下垂。

4.潜在并发症的护理

（1）密切观察脑疝的前驱症状,及早发现颅内压增高,及时对症处理。

（2）加强气管插管、气管切开患者的护理,进行湿化气道,避免呼吸道分泌物黏稠不易排出。

（3）对呼吸骤停者,在迅速降颅压的基础上按脑复苏技术进行抢救,给予呼吸支持、循环支持和药物支持。

第三节　颅脑损伤

一、概述

颅脑损伤在所有全身损伤中,仅次于四肢伤而居第2位,占15%～20%,但其死亡率居首位。平时临床多见闭合性损伤和少数锐器、火器所致的开放伤;战时主要为火器性颅脑损伤。颅脑损伤包括头皮损伤、颅骨损伤及脑损伤。

（一）颅脑损伤

颅骨损伤即颅骨骨折,系外力直接或间接作用于颅骨所致。其形成取决于外力性质、大小和颅骨结构两方面的因素。颅骨骨折分颅盖骨折和颅底骨折,两者发生率之比为4:1。颅骨骨折的临床意义主要在于并发脑膜、血管、脑和颅神经损伤。

【颅脑损伤】

1.颅盖骨折　按骨折形式分为两种情况。

（1）线性骨折:可单发或多发,后者可能是多处分散的几条骨折线,也可能是一处多发骨折线交错形成粉碎骨折。骨折多系内板与外板全层断裂,也可为部分裂开。头颅 X 线摄片可以确诊。单纯的线形骨折无须特别治疗,但当骨折线通过硬脑膜血管沟或静脉窦时,应警惕并发颅内血肿。

(2)凹陷骨折:骨折全层或仅为内板向颅腔凹陷,临床表现和影响视其部位范围及深度而有所不同,轻者仅为局部压迫,重者损伤局部的脑膜、血管和脑组织,进而引起颅内血肿。有些凹陷骨折可以触知,但确诊常有赖于 X 线摄片检查。

2.颅底骨折　颅底骨折绝大多数是线形骨折,按其发生部位分为三种情况。

(1)颅前窝骨折:常累及额骨眶板和筛骨,引起的出血经前鼻孔流出;或流进眶内、眶周皮下及球结合膜下形成瘀血斑,即所谓"熊猫"眼征。骨折处脑膜破裂时,脑脊液可经额窦或筛窦由前鼻孔流出,成为脑脊液鼻漏,空气也可经此逆行进入颅腔内形成颅内积气。筛板及视神经管骨折可引起嗅神经和视神经损伤。

(2)颅中窝骨折:常累及颞骨岩部,脑膜和骨膜均破裂时,脑脊液经中耳由鼓膜裂孔流出形成脑脊液耳漏;如鼓膜完好,脑脊液则经咽鼓管流往鼻咽部,常合并第Ⅶ或Ⅷ颅神经损伤。如骨折累及蝶骨和颞骨内侧,可伤及脑垂体和第Ⅱ、Ⅲ、Ⅳ、Ⅴ及Ⅵ颅神经。如果伤及颈内动脉海绵窦段可形成颈内动脉海绵窦瘘而出现搏动性突眼;颈内动脉如在破裂孔或在颈内动脉管处破裂,则可发生致命性鼻出血或耳出血。

(3)颅后窝骨折:骨折累及颞骨岩部后外侧时,多在伤后 2～3d 出现乳突部皮下瘀血(Battle 征)。骨折累及枕骨基底部时,可在伤后数小时出现枕下部肿胀及皮下瘀血;骨折累及枕大孔或岩骨尖后缘,还可出现个别或全部后组颅神经(即Ⅸ～Ⅻ颅神经)受累的症状,如声音嘶哑、吞咽困难。

检查主要依据上述临床症状,颅骨 X 线平片检查仅 30%～50%能显示骨折线,必要时行颅底位片、断层摄片或 CT 扫描等检查。

【脑损伤及其临床表现】

脑损伤是指脑膜、脑组织、脑血管以及脑神经的损伤。脑损伤根据脑组织是否与外界相通分为开放性脑损伤和闭合性脑损伤,有时虽头皮裂开、颅骨骨折,脑挫伤严重,但只要硬脑膜未破,仍属闭合性脑损伤。高速枪弹伤可产生强大的压力波,除了弹道的损伤之外,还常引起远离弹道的软组织损伤。根据脑损伤病理改变的先后发展又分原发性和继发性脑损伤两种:原发性损伤是指暴力作用于头部立即产生的脑损伤,如脑震荡和脑挫裂伤;继发性损伤指受伤一定时间后出现的脑受损病变,如脑水肿和颅内血肿。

1.脑震荡　脑震荡是最常见的轻度原发性脑损伤,既无肉眼可见的结构损伤,也没有神经功能废损,以功能性损伤为主。临床表现为伤后立即出现一过性意识障碍,数秒或数分钟,一般不超过半小时,清醒后大多数患者对受伤经过及伤前近期事物想不起来,称为逆行性遗忘。较重者可同时出现短暂的面色苍白、冷汗、脉搏呼吸微弱、血压下降、肌张力减退等症状。神经系统检查无阳性体征,脑脊液中无红细胞,CT 或 MRI 无异常发现。此后可能诉有头昏头痛,活动后可有眩晕、呕吐等。

2.弥漫性轴索损伤　弥漫性轴索损伤常是旋转力所导致的弥漫性脑损伤,由于脑的扭曲变形,在脑内产生剪切或牵拉作用,造成脑白质广泛性轴索损伤。病变可分布于大脑半球、胼胼体、小脑或脑干,显微镜下所见为轴突断裂的结构改变,可与脑挫伤合并存在。临床表现主要为受伤当时立即出现的昏迷时间较长。昏迷原因主要是广泛的轴索损伤,使皮层与皮层下中枢失去联系。若累及脑干,还可有瞳孔变化等表现。CT扫描可见大脑皮质与髓质交界处、胼胝体、脑干、内囊区或三脑室周围有多个点状或小片状出血灶;MRI能提高小出血灶的检出率。

3.脑挫裂伤　脑挫裂伤主要是指大脑皮层及脑干的损伤。挫伤时软脑膜下有散在的点状或片状出血灶,软脑膜裂伤时,多伴有脑组织和血管的破裂,故脑挫裂伤周围常有继发性脑水肿及大小不等的出血灶或血肿形成。外伤性脑水肿反应一般3~7d,第3~4d为高峰,严重的脑水肿亦常因颅内压增高而引发脑疝,脑水肿较轻者在高峰期后可逐渐消退。脑挫裂伤区的病灶日后可形成胶样组织瘢痕、囊肿,并常与硬脑膜内面粘连,有发生外伤性癫痫的可能,尤其是开放性颅脑伤者发生率较高。如果损伤区的病变影响了脑脊液循环,则有形成外伤性脑积水的可能;广泛的脑缺氧及脑挫裂伤可导致弥漫的或局限的外伤性脑萎缩。

临床表现:由于受伤部位各异,轻重悬殊,临床征象差别较大。一般伤后立即出现意识障碍,其深度及昏迷时间取决于损伤的范围和程度,数小时至数月不等。生命体征紊乱及神经系统阳性病征也是脑挫裂伤的主要临床征象。若在意识恢复过程中出现躁动、伤情加重、脉搏呼吸变慢、血压升高等生命体征变化时,应立即进行神经系统检查,了解有无新的神经系统阳性病征或原有体征加重,如偏瘫、瞳孔变化、偏盲、失语及脑膜刺激征或头痛剧烈、呕吐频繁、意识再度障碍等征象,此时,往往提示颅内存在继发性病变。

脑干损伤常与弥散性脑损伤并存,常因网状结构上行激动系统受损而持久昏迷。脑干是循环、呼吸等生命中枢所在,伤后早期常出现严重的生命体征紊乱,即使轻度脑干损伤,亦多有交感神经系统紊乱的表现,如大汗淋漓、衣被浸湿,重者交感神经麻痹、皮肤干燥,可出现中枢性高热和"去大脑强直"发作,频繁和持续的肌紧张、体温升高、瞳孔时大时小,甚至出现消化道出血,据此可预知后果不良。部分伤者症状随病情稳定逐步好转,但可能遗留部分神经功能残缺,不同程度的智力障碍和(或)癫痫。

4.颅内血肿　颅内血肿是一种较为常见的、致命的,却又是可逆的继发性病变。由于血肿直接压迫脑组织,常引起局部脑功能障碍占位性病变的症状、体征和颅内压增高的病理生理改变,如不及时处理,可导致脑疝危及生命,因此,及早发现及时处理是改善预后的关键。

根据血肿发展的速度,颅内血肿可分为:

(1)急性:3d内出现症状。

(2)亚急性:3d至3周内出现症状。

(3)慢性:3周以上始出现症状。

根据血肿的部位又可分为硬脑膜外、硬脑膜下及脑内血肿。由于血肿的范围和受压脑组织的部位不同,局部神经功能受损的症状和体征变化多端。有时一个发展迅速的小血肿可因位于后颅凹或累及脑脊液(CSF)循环而导致患者死亡。反之,一个发展缓慢的硬脑膜下巨大血肿却可能历经数月乃至数年,患者仍能适应。

(1)硬脑膜外血肿(EDH):以急性型最多见,约占85%,多发生在头部直接损伤部位,因颅骨骨折(约90%)或颅骨局部暂时变形血管破裂,血液聚积于硬膜外间隙所致。发生率为各种颅脑损伤的 1%～3%，占颅内血肿 25%～30%，多数单发，少数可在大脑半球的一侧或两侧，或在小脑幕上下同时发生，或与其他类型血肿同时存在。出血来源为硬脑膜中动脉和静脉、板障血管及静脉窦等损伤。因此，血肿多位于颞部、额顶部和颞顶部。随着血肿扩大，可使硬脑膜自颅骨内板剥离，并撕破一些小血管，出血越来越多，结果形成更大血肿。

临床表现：硬脑膜外血肿可同时存在各种类型的脑损伤，血肿又可以出现于不同部位，故其临床表现也各异。以典型的颞部硬脑膜外血肿为例，具有下列特征：①有轻型急性颅脑损伤病史，颞部可有伤痕、有骨折线跨过脑膜中动脉沟，伤后神经系统无阳性体征。②受伤时曾有短暂意识障碍，意识好转后，因颅内出血使颅内压迅速上升，出现急性颅内压增高症状，头痛进行性加重，烦躁不安，频繁呕吐等。生命体征变化，表现为血压升高、脉搏和呼吸减慢，即"两慢一高"的柯兴（Cushing）征。此时受伤对侧出现锥体束征、轻偏瘫等局灶症状，同时又逐渐转入昏迷。两次昏迷之间的时间称为"中间清醒期"或"意识好转期"，其短者为 2～3h 或更短，大多数为 6～12h 或稍长，24h 或更长者则少见。中间清醒期短，表明血肿形成迅速，反之则缓慢。原发性脑损伤很轻者，伤后无明显意识障碍，到血肿形成后才陷入昏迷。③随血肿增大及颅内压增高，逐渐出现脑疝症状。一般表现为意识障碍加重，血肿侧瞳孔先缩小，后散大，光反应也随之减弱而消失，血肿对侧明显的锥体束征及偏瘫。继之则对侧瞳孔也散大，生命功能随之衰竭，终因呼吸首先停止而死亡。

具有上述典型表现的病例约占小脑幕上硬脑膜外血肿的 1/3 左右，诊断较容易。其余不典型病例，可根据上述规律行脑血管造影或 CT 脑扫描等做出诊断。

幕下硬脑膜外血肿较为少见，但十分险恶。出血主要来自枕部静脉窦损伤，多为暴力直接作用于枕部，故局部可见头皮损伤、颅骨线形骨折，因后颅凹容量有限，容易造成脑脊液（CSF）循环障碍，出现颅内压增高症状较早，引起剧烈头胀痛、频繁呕吐，伤员烦躁不安，同时因血肿激惹后颅窝硬脑膜，引起颈肌痉挛而出现强迫头位。如果不进行及时正确的处理，患者可能突然呼吸骤停，心跳相继停止后死亡。故幕下硬脑膜外血肿一旦确诊，多须立即手术，清除血肿。如发现、处理及时，预后良好。

（2）硬脑膜下血肿（SDH）：常继发于对冲性脑挫裂伤，多见于额颞前部。出血多来自挫裂的脑实质血管损伤。

临床表现：急性硬脑膜下血肿的症状类似硬脑膜外血肿，但一般因脑实质损伤较重，原发昏迷时间长，所以中间清醒期往往不明显。慢性硬脑膜下血肿的出血来源都因大脑皮层汇入上矢状窦的桥静脉撕伤所致，由于致伤外力小，出血缓慢，临床症状波动，有来而复去的头痛、间歇性神经定位体征，患者行为个性多有改变，有时智力下降易被误诊为精神病或颅内肿瘤。

手术方法目前多采用颅骨钻孔冲洗引流清除血肿，术后 48h 拔管。

（3）脑内血肿（ICH）：出血来源均为脑挫裂伤所致的脑实质血管损伤所致，主要发生在额、颞叶的脑内，常与急性硬脑膜下血肿并存。神经系统症状更为突出，术后遗留残缺亦较多见。一般采用清除血肿手术治疗，近年来穿刺引流术取得良好效果。

（二）颅脑损伤的治疗

【颅骨骨折治疗】

1.颅盖骨折治疗　线性骨折采用观察保守治疗，但需注意并发急性硬脑膜外血肿的可能。

凹陷性骨折治疗的原则是手术复位。手术指征为:

(1)骨折片陷入颅腔的深度在 1cm 以上。

(2)大面积的骨折片陷入颅腔,因骨性压迫或并发出血等引起颅内压增高者。

(3)因骨折片压迫脑组织,引起神经系统体征或癫痫者。位于大静脉窦部的凹陷骨折如引起神经系统体征或颅内压增高者也应手术,反之则无须手术。术前必须做好充分的输血设备,以防止骨折整复时大出血。

2.颅底骨折治疗　这类骨折多数无须特殊治疗,但要着重处理合并的脑损伤和其他并发损伤。耳鼻出血和脑脊液漏,不可堵塞或冲洗,以免引起颅内感染。多数脑脊液漏能在 2 周左右自行停止。持续 4 周以上或伴颅内积气经久不消时,应及时手术,进行脑脊液瘘修补,封闭瘘口。对碎骨片压迫引起的视神经或面神经损伤,应尽早手术去除骨片。伴脑脊液漏的颅底骨折属于开放伤,需给予抗生素治疗。

【脑损伤治疗】

多数脑震荡患者休息 2 周左右可望完全恢复,故通常无须特殊治疗及护理;少数自觉症状延续时间长者,需加强心理护理。

脑损伤治疗原则为:

(1)严密观察病情变化,必要时做 CT 或 MRI 检查以了解颅内伤情。

(2)保持呼吸道通畅,维持正常的气体交换,必要时做气管切开或气管内插管辅助呼吸。

(3)采用过度换气、脱水疗法对抗脑水肿,降低颅内压。用亚低温疗法降低脑代谢率,清除氧自由基,以减轻脑细胞的损害。

(4)营养支持,抗感染。

(5)对症治疗及时处理并发症。

(6)对开放性脑损伤者,应尽早手术清创,使之转为闭合性脑伤。

二、颅骨骨折

(一)护理评估

(1)了解受伤经过,包括暴力大小、方向,患者当时有无意识障碍,初步判断是单纯颅伤还是伴有脑伤。通过阅读病史及 X 线片,了解骨折线走向。对骨折线跨越脑膜中动脉骨管沟者,应十分警惕继发硬膜外血肿的可能性。

(2)有时由于伤情的影响不宜立即作颅底位 X 线检查,故临床判断极为重要,尤其是伤后随即出现的口鼻出血、外耳道溢血,而局部又无暴力痕迹者,应估计有颅底骨折的可能。

(3)后期早期耳、鼻有血性液溢出,应区别是鼻道或外耳道裂伤所致的出血还是混有 CSF,以判断是否有 CSF 外漏。

(二)护理诊断

1.PC:颅内出血的危险　护理目标:出血停止。

护理措施:明确是否有 CSF 外漏。叮将漏出液滴于吸水纸上,若在血迹外有较宽的淡黄色浸渍圈,且被 CSF 浸湿的手帕没有像被鼻涕或组织渗出液浸湿干后变硬的现象,即可确认有 CSF 外漏;或行 RBC 计数与周围血液比较是否被稀释以明确诊断。有时颅底骨折虽伤及颞骨岩部,且骨膜及脑膜均已破裂但鼓膜仍完整时,CSF 可经耳咽管流至咽部被伤员咽下,故应观察并询问伤员是否经常有腥味液体流至咽部引起吞咽。

2.PC:颅内感染的危险　护理目标:未发生感染。

护理措施:

(1)密切观察有无颅内继发性损害:颅骨骨折可伴有脑组织和血管的损伤,引发癫痫及颅内出血,故应密切观察意识、生命体征、瞳孔及肢体活动的情况。除了脑膜中动脉骨管沟及血管断裂所致的颞区硬膜外血肿外,亦有可能因粉碎性骨折片戳破硬脑膜静脉窦壁而导致出血;或在颅骨变形时硬膜自骨折内板剥离,硬膜表面至颅骨的小供养血管被撕伤出血。倘若骨折片压迫静脉窦,则可使脑静脉回流受阻,出现颅内压增高征象。

(2)防止颅内感染:脑脊液外漏属隐性开放骨折,防止颅内感染至关重要。对 CSF 漏患者应每日两次清洁、消毒鼻前庭或外耳道口,切忌棉球过湿使液体逆流入颅。清洁消毒后应松置一干棉球于鼻前庭或外耳道口,随湿随换,记录 24h 浸湿的棉球数以估计漏出液是否逐日减少。严禁为 CSF 漏者从鼻腔吸痰或安插胃管,禁止作耳、鼻滴药及冲洗和填塞。根据医嘱,预防性应用抗生素及破伤风抗毒素(TAT)或破伤风类毒素。

(3)促进颅内外漏道尽早闭合:维持特定的体位,借重力作用使脑组织移向颅底硬脑膜裂缝处,有助于使局部粘连而封闭瘘口。前颅窝骨折且神志清醒者给予半坐位,昏迷者抬高床头30°,患侧卧位;中、后颅窝骨折者卧于患侧。维持特定体位至停止漏液后 3d。绝大部分伤员在伤后 1 周内瘘口常能自行愈合,极少数超过 2 周以上者需行手术修补漏孔。

(4)注意颅内低压综合征:大量脑脊液外流可引起剧烈头痛、眩晕、呕吐、厌食、反应迟钝、脉细弱、血压偏低等,患者常诉当抬高头部或端坐时头痛加重;补充大量水分后可缓解。

(三)健康教育

(1)防止气颅:劝告伤员勿挖耳、抠鼻,勿用力屏气排便、咳嗽、擤鼻或打喷嚏,以免鼻窦或乳突气房内的空气被压入或吸入颅内,导致气颅和感染。

(2)指导伤员正确面对颅骨骨折,教导伤员不可因症状轻微而疏忽大意,也勿因颅骨骨折而忧心忡忡。颅骨的愈合多属纤维性愈合,线形骨折后,小儿约需 1 年,成人则需 2~5 年才可望达到骨性愈合。对于颅脑损伤手术后颅骨缺损的患者,一般认为修补时间为第一次手术后 3 个月到半年时间再进行颅骨修补术比较合适,有感染者应延长至半年以上。

三、脑损伤

由于脑损伤的程度不同,所采取的处理手段也不同,其中护理的质量对预后有很大影响。脑损伤后影响伤员康复的因素有:

(1)原发的脑损伤程度。

(2)是否发生继发性病变,如血肿、感染及并发症。

(3)伤前健康状况。

(4)是否采用有效的支持疗法。

其中第(2)、(4)两项与护理有密切关系。护理的目的是为脑功能的恢复创造最优良的条件,预防以及治疗并发症,以保全生命,争取最理想的康复。要做好护理记录,通过询问现场目击者正确记录受伤经过、初期检查发现、急救处理经过及意识、瞳孔、生命体征、肢体活动等病情演变,以供进一步处理时做参考。

(一)护理评估

颅脑损伤伤员往往伤情危重,要求迅速了解伤史和全面检查后尽快做出正确判断,以便及时给予有效的护理。及时有效地现场急救,不仅可使当时的某些致命性威胁得到缓解,如窒息、大出血、休克等,且为进一步的治疗创造有利条件,如预防或减少感染机会,提供确切受伤经过,并在病情改变时做进一步评估。

1.判断是颅伤还是脑伤 头皮挫伤、裂伤、撕脱伤及头皮下血肿的局部表现均较明显。颅盖骨折除开放性和凹陷性者可经临床检查加以识别外,主要靠颅骨平片确定。头皮上的轻微擦伤也常代表暴力作用部位,可借以推断致伤机制,不可忽略。是否伴有脑伤,可根据伤后有无意识障碍、有无逆行性遗忘、有无神经系统阳性病征、有无颅内压增高征象、有无脑脊液外漏等判定。

2.确定脑伤是开放性还是闭合性 刀斧砍伤、牛角戳伤或火器伤,均有显见的创口,大者可见脑组织外溢,并出现相应的神经功能定位病征。CT扫描可准确定位颅内金属异物、骨折碎片及伴发的血肿。凡有耳、鼻脑脊液漏者,可判断为隐性开放性脑伤。

3.区别脑伤是原发性或继发性

(1)伤后立即出现的意识障碍来源于原发性脑伤,进行性出现来源于继发性损害。

(2)伤后立即出现的一侧瞳孔散大均属原发性损伤:有三种情况:仅伴直接光反应消失者,为前颅窝骨折所致的视神经损伤;伴直接、间接光反应消失者,多系虹膜受伤后的外伤性散瞳;伴直接、间接光反应消失及眼外肌瘫痪,眼球固定于外下方者,为动眼神经损伤。伤后一段时间才出现的进行性一侧瞳孔散大、伴意识障碍加重、生命体征紊乱和对侧肢体瘫痪者,为小脑幕切迹疝的典型改变。

(3)伤后立即出现肢体弛缓性瘫痪和瘫痪程度相对固定者,为对侧脑组织原发性损伤;伤后一段时间渐次出现者,为对侧颅腔内有继发病变。

4.其他 观察有无脑干损伤所致的去大脑强直发作,有无下丘脑损伤所致的中枢性高热,有无癫痫发作,以及伤员是否躁动不安。

(二)护理诊断
【PC:意识障碍】

与脑损伤有关。

护理目标:恢复意识。

护理措施:颅脑损伤伤员的病情变化复杂,如较轻的脑伤可因病情变化未能及时发现而产生严重后果;相反,严重的脑伤也可因观察确切、处理恰当及长期精心护理得到较完全的恢复。动态的病情观察旨在提高警惕,及早发现脑疝。有时病情变化为时短暂,唯有护士在掌握受伤机制及伤情转归的基础上,通过细致的观察才能及时发现,赢得抢救时机。故无论伤情轻重,急救时均应建立观察记录单。观察及记录的间隔时间,根据病情每15~60min一次,稳定后可适当延长。

1.观察意识 意识是人体生命活动的外在表现,反映大脑皮质功能及脑伤的轻重。目前临床对意识障碍的分级方法不一。传统方法根据患者对语言刺激反应、疼痛刺激反应、生理反应、大小便能否自理及能否配合检查分为清醒、模糊、浅昏迷、昏迷和深昏迷5级。

根据病情采用相同种类、相同程度的语言和痛刺激。记录时应作动态分析,判断意识状态是好转或恶化。例如,深昏迷伤员在口腔护理时出现吞咽反射,提示病情好转;清醒伤员突然遗尿,可能有意识障碍;躁动伤员突然安静、昏睡,应怀疑病情恶化。

2.生命体征 伤后可出现持续的生命体征紊乱。伤后初期,由于组织创伤反应,出现中等程度的发热,若累及间脑或脑干,可导致体温调节紊乱,出现体温过低或中枢性高热。先测呼吸,次测脉搏,再测血压、心律。注意呼吸深浅,有无叹息呼吸、呼吸困难和呼吸暂停;注意脉搏是宏大有力还是细弱不整,注意脉压有无波动。单项指标有变化应寻找原因,如气道梗阻引起的呼吸困难、肢体强直引起的血压增高等。几项指标同时变化,须识别是否为颅内血肿引起的颅内压增高所致代偿性生命体征改变。脑脊液外漏推迟了颅内压增高症状的出现,但一旦出现,抢救更为困难,故必须按脑部损伤定时做观察记录,保持高度警惕。

暴力直接作用于枕部的伤员,须警惕后颅窝血肿,如脉搏缓慢、呼吸次数明显下降、强迫体位及呕吐频繁。伤后即有高热者,多系下视丘或脑干损伤,而伤后数日体温增高常提示有感染性并发症。闭合性颅脑损伤者的生命体征呈现休克征象时,应检查有无内脏出血,如迟发性脾破裂、应激性溃疡出血等。

3.神经系统病征观察 神经系统病征有定位意义。须特别重视:①受伤后一段时间出现的症状。②除原有病征外出现的新症状。③逐步加重或发展的症状。这些常提示颅内继发性血肿的存在。

神经系统病征多种多样,以眼征和锥体束征为例:

瞳孔变化对颅脑损伤有重要临床意义。观察两侧睑裂大小是否相等,有无上睑下垂。伤后早期常因眼睑水肿,观察瞳孔时每使睑结合膜外翻引起伤员反感,并影响观察。防止的办法是用拇指轻压上睑缘再向上推送。注意对比两侧瞳孔的形状、大小及光反应。电筒光束应从外侧射向瞳孔。正常瞳孔等大、圆形,直径2.5~4mm,直接、间接光反应灵敏。瞳孔及眼征涉及多对脑神经,其中第Ⅲ、Ⅳ、Ⅵ对脑神经在颅内行程较长容易累及。不同眼征提示颅内相应部位的病变。患者熟睡时双侧瞳孔缩小,光反应迟钝,如伴有中枢性高热、深昏迷则多为桥脑损伤的表现;双侧瞳孔散大。光反应消失、眼球固定伴深昏迷或去大脑强直者,多为原发性脑干损伤或临终前的表现;双侧瞳孔大小形状多变,光反应消失,伴随眼球分离或异位者,多为中脑损伤。观察有异常时需了解是否用过药物,如吗啡、氯丙嗪使瞳孔缩小,阿托品、麻黄碱使瞳孔散大;眼球不能外展,主诉复视者,为展神经受损;双眼同向凝视提示额中回后部损伤;眼球震颤可见于小脑或脑干损伤。伤后即出现的一侧瞳孔散大,光反应消失,有三种情况:①外伤性散瞳,常可在患侧眼眶找到暴力痕迹。②视神经损伤,伴有该侧间接光反应存在,视力下降。③动眼神经损伤,伴有患侧眼外肌瘫痪。需与继发性脑水肿或血肿致脑疝所出现的进行性一侧瞳孔散大相鉴别。

锥体束征亦是需要观察的重要神经系统病征。了解肢体的肌力、肌张力,结合有无感觉障碍及病理反射进行综合分析,对确诊病情有很重要的意义。颅脑损伤伴有四肢损伤者并非少见,单肢活动障碍应在排除骨折、脱臼或软组织损伤后,再考虑对侧大脑皮层运动区的损伤。伤后立即出现的一侧上下肢运动障碍,且相对稳定,多系对侧大脑皮层运动区广泛性原发脑损伤所致。脑干损伤常出现交叉性瘫痪,即一侧脑神经周围性瘫痪,对侧肢体中枢性偏瘫。如伤后一段时间才出现一侧肢体运动障碍者,先经过最初几小时的观察,对伤情有粗略认识后,再根据一般规律找出观察重点。入院早期常因伤情危急,仅作简单的神经系统检查,可于晨、晚间护理时全面观察伤情。注意有无其他部位骨折(尤其是锁骨骨折)以及内脏损伤。如尿色深应排除血尿,痰中带血须排除肺挫伤。对观察所得要进行分析,以得出较正确的判断,只有在认真负责并熟悉业务的医护人员的连续观察下,点滴病情改变才会在正确判断、及时处理的过程中起到巨大作用。对于这种定时的连续的观察,须征得家属的理解和谅解。

4.躁动的护理　躁动不安是颅脑损伤急性期的一个常见表现。引起躁动不安有许多因素,首先要考虑的是脑水肿、肿胀或颅内血肿所致的颅内高压状态;其次是颅外因素,如呼吸道不通畅引起缺氧,尿潴留引起膀胱过度充盈,大便干结引起强烈的排便反射,呕吐物或大小便浸渍衣被,卧姿不适和瘫痪肢体受压以及冷、热、痛、痒、饥饿等。

当伤员突然由安静转入躁动,或自躁动转为安静深睡时,应提高警惕,观察是否有伤情恶化,并对躁动原因逐一加以解除。切勿轻率给予镇静剂,以防混淆观察。对躁动伤员不能强加约束,以免其过分挣扎使颅内压进一步增高并消耗能量,可加床档以防坠床,必要时专人守护;注射时需有人相助以防断针;勤剪指甲或戴手套以防抓伤;加强卫生处理,保持床被平整,以防皮肤擦伤。

5.昏迷护理　中、重型颅脑损伤者均有不同程度的意识障碍。一方面,突然的暴力打击引起体内各系统的功能紊乱,机体抵抗力骤降;与此同时,颅内出血、脑疝、脑膜炎、支气管炎等继发病变及并发症将进一步威胁伤员生命,任何一种情况的出现,都可能使病情急转直下。具体的护理措施按 GCS 评分进行常规护理。

【颅内高压】

脑受伤后立即出现应激性的脑血管扩张,动脉血流量增加;出现脑肿胀,使脑的体积增大。随之,由于血管活性物质释放,微循环血管麻痹性扩张,血管内液外渗,从而出现脑水肿。前者对脱水剂及冬眠治疗反应甚小,后者则较为敏感。甘露醇、地塞米松、维生素 C、维生素 E 等药物均具有清除体内过剩氧自由基的作用。麻醉清醒后,头部应抬高 $15°\sim30°$,以利于静脉回流,减轻脑水肿。

【清理呼吸道无效】

与毛细血管通透性增高、丧失正常的咳嗽反射有关。

护理目标:保持呼吸道通畅。

护理措施:脑组织需氧量极大,因此对缺氧的耐受性极差,会因短暂的严重缺氧导致不可逆损害。脑伤伤员既可因意识障碍、气道不通畅出现周围性呼吸障碍;亦可因病情危重,出现中枢性呼吸衰竭。呼吸道阻塞的后果:①引起胸腔内压力增高,致颅内静脉回流受阻;引起脑水肿,使颅内压增高后脑动脉供血不足,脑缺氧更为严重,脑水肿加剧。②因肺换气不足,血内二氧化碳含量增加导致脑血管扩张;毛细血管通透性增高,亦加重脑水肿,形成恶性循环。因此,保持呼吸道通畅,维持正常呼吸功能应居护理首位。

1.防治窒息　颅脑损伤者常有不同程度的意识障碍;正常的咳嗽反射和吞咽功能丧失;呼吸道分泌物不能主动排除,血液、脑脊液及呕吐物可逆流进入呼吸道,下颌松弛、舌根后坠等,都可引起严重的呼吸道梗阻。因此,必须尽快掏出口腔和咽部的血块及呕吐物,将伤员侧卧或放置口咽通气道,若情况仍未见改善,可行气管插管。

2.保持正确体位　抬高床头20°,将伤员置于侧俯卧位;防止舌后坠阻塞气道,让口角处于稍低位,以使唾液自然引流。上面一侧的肢体需以枕垫支托,以免妨碍呼吸。枕头厚薄应合适,以保持头与脊柱的中枢在同一直线上。头部仰俯或侧屈均会影响呼吸道通畅及颈静脉回流,不利于降低颅压。

3.保持呼吸道通畅　在患者意识状态逐渐转为清醒的过程中,特别是颅内压增高者,容易因舌根后坠而突然阻塞呼吸道。一旦发生这种情况,要立即抬起下颌,插入通气道,清除分泌物,必要时行气管插管或气管切开术。

对于伴有颌面部损伤、气道分泌物难以排除或伤后昏迷估计短期内难以清醒者,以及接受亚低温治疗者,常需做气管切开以维持正常的呼吸功能。气管切开后,便于清除呼吸道分泌物,解除呼吸道梗阻,减轻阻力,使胸膜腔内压、颅内压下降。由于减少了呼吸道无效腔,增加了有效气体的交换量,使血中二氧化碳含量减少,降低了颅内压,便于气管内滴药或给氧。除气管切开护理常规外,需注意的是:

(1)要根据伤员年龄、体型选择合适的气管套管,及时吸痰,防止分泌物或痰栓堵塞管口。按照 Poisulle 定律:气体通过管道时,管道直径减半,阻力增加 16 倍。因此,套管细了或分泌物未及时清除,不但通气量不足,且呼吸阻力增加,影响呼吸困难的改善。有癫痫、抽搐的伤者,为防止抽搐时头部过仰,气管套管前端反复压迫气管前壁,引起局部溃疡、穿孔,甚至纵隔炎症,应选用硅胶套管。

(2)吸痰时,若吸痰管超过套管,可引起呛咳,虽有助于排痰,但剧咳可使颅压增高,宜谨慎对之。

(3)接受气管切开的伤员大多有意识障碍,吞咽咳嗽反应迟钝或消失,唾液容易流入呼吸道,且不能自行排出,因此要防止反流所致窒息。

(4)仰卧时气管分支与水平线呈17°～20°倾斜,分泌物以重力作用随呼吸进入各级支气管,造成下呼吸道阻塞,影响气体交换,因此不能平卧。

(5)有时虽然喉头痰鸣并不明显,也须定时抽痰,并每日数次诱发呛咳,以使下呼吸道分泌物能及时排出。为防止干扰正常呼吸功能和颅内压突然增高,每次吸痰不宜超过 15s,并避免剧咳。痰液黏稠者,给予雾化后 15min 吸痰效果较好。

(6)每日检查肺部情况,如局部痰鸣多,可将伤员翻向对侧,雾化吸入、拍背后平卧,深插吸痰管。右支气管短而粗与气管垂线所成夹角仅 30°,吸痰管容易进入。

(7)有意识障碍的患者没有自卫能力,也不能诉说疼痛与不适,所以要随时保持头颈与躯干在同一轴线上。

气管切开术在处理神经外科病员的呼吸问题上是一项较为重要的有效措施,但需防止因护理不周给病员增加的很多不安全因素,诸如肺部严重感染、套管脱出窒息等。

4.评估

(1)呼吸困难和缺氧程度。

(2)气管套管是否通畅,分泌物的性质、颜色及量。

(3)气管套管周围皮肤分泌物的量及颜色。

(4)气囊压力。

5.症状护理

(1)根据患者的病情、年龄、性别、身材大小选择合适的气管套管。

(2)准备气管切开用物及急救物品。

(3)气管套管放置前应检查套管气囊有无漏气。

(4)清洁患者颈前手术区域的皮肤。

(5)防止套管脱出,牢固固定气管切开套管,松紧度以能伸进固定带一小指为宜。

(6)密切观察有无出血、皮下气肿、气胸、感染等并发症的发生。

(7)保持呼吸道湿润通畅,遵医嘱给予气道湿化、雾化吸入。套管口处应覆盖1～2层潮湿无菌纱布或使用人工鼻。

(8)保证气囊的正常压力,定时放气、充气、监测压力。充气囊压力应小于2.7kpa(20mmHg)、有的小于4.0kpa(30mmHg),注气5mL左右,一般4～6h放气一次,每次5～10min,以免误吸入肺或造成窒息。

(9)每日给予气管切开伤口处消毒、换药,保持气切伤口周围皮肤清洁干燥。

(10)病情平稳后,可酌情试堵管,先将气管切开套管堵塞一半,观察24～48h,若患者呼吸正常且自行排痰可将将气管切开套管全部堵塞,继续观察48h,如无不适可考虑拔除气管切开套管。

(11)拔管后消毒伤口周围皮肤,用蝶形胶布拉拢黏合,然后再盖以无菌纱布覆盖。

6.一般护理

(1)保持室内空气清新,室温保持在21℃左右,湿度保持在60%左右。每日进行空气消毒。地面使用含氯消毒剂(2‰)擦拭。

(2)取平卧位或半卧位。定期做痰培养,若有感染应及时处理。

(3)根据痰液多少选择吸痰时机,吸痰要彻底,吸痰过程严格执行无菌技术操作。

(4)根据病情鼓励患者进食,告知患者进食不可过急,做好口腔护理。

(5)备好纸、笔及提示板,以便与患者进行交流。

7.气管切开术后并发症的观察与护理

(1)出血的观察与护理:经常巡视,重点观察患者伤口出血情况,气管切开术后,伤口及套管内有少许血性物是正常的,一旦观察伤口及气管套管内不断地渗血,咯出鲜血,应及时报告医生,随即将患者送手术室,按气管切开术重新打开伤口,结扎出血部位,防止血液流入气管引起窒息。

(2)皮下气肿的观察与护理:皮下气肿是气管切开术后较常发生的并发症,多是因手术的处理不当或患者剧烈咳嗽所致,一般发生于颈部及胸部,严重的可蔓延至头部、外阴和四肢,临床中注意仔细观察,并做好记录,皮下气肿的范围,有无发展趋势等都要记录清楚,轻度皮下气肿一般 24h 内停止发展,35d 可自动吸收消退,严重皮下气肿大约要 2w 左右才自行吸收,护士发现患者出现皮下气种,应及时报告医生,协助患者做胸部透视,排除纵隔气肿,气胸的可能,还要注意随时防止因皮下气肿而发生脱管,当皮下气肿逐渐吸收时,及时调整好管系带,防止因脱管发生窒息。

(3)伤口感染的观察与护理:伤口感染是气管切开术后最常见的并发症之一,它可引起局部组织的破坏,也可引起大血管溃破出现大出血,甚至还可引起下呼吸道感染而造成患者死亡,术后加强抗感染治疗,经常保持伤口清洁,这是防止伤口感染的主要措施,临床护理中要做好以下几点:遵医嘱给强有力的抗生素静脉输入,预防和控制感染,每日晨更换气管导管外的剪口纱布,换时严格无菌操作,并仔细观察伤口情况,保持气管切开护理包的清洁干燥,无菌状态,保持吸引无菌操作,及时更换吸引管,吸引用的无菌水定期更换,一般 8h 更换一次,气管切开护理包每日晨更换一次,一旦污染随时更换。

(4)内套管堵塞的观察与护理:行气管切开术后,气管造瘘口是患者呼吸的唯一通道,保持气管导管通畅是术后护理的关键环节。①注意观察患者呼吸情况,经常倾听患者的呼吸音,发现异常及时处理。②术后一周内由于套管刺激,伤口疼痛、剧咳都会使气管内分泌物增多,护士在术后一周内要经常巡视病房,发现痰液及时抽吸,保持气管导管通畅。③术后禁用吗啡,可待因、阿托品等镇咳剂或麻醉剂,因吗啡、可待因可抑制患者的咳嗽反射,阿托品可使痰液变黏稠形成干结不易咳出,造成堵管。④每日取出内套管清洁煮沸消毒 1~2 次,分泌物黏稠时,可从内套管内滴入生理盐水或 0.05% 的 α-糜蛋白酶溶液,也可雾化吸入,每日 2 次。

(5)脱管的观察与护理:造成脱管的原因很多,如套管大小不合,皮下气肿,护理人员操作不熟不慎,外套管系带过松等都会引起外套管脱落,外套管脱落直接引起喉梗阻,它将危及患者的生命,临床中务必要密切观察脱管现象,及时采取救治措施,保证患者生命安全。①脱管现象:a.吸痰时吸引管不能深入外套管远端;b.原有急性喉梗阻患者又立即出现呼吸困难、烦躁、出汗、发绀等危象;c.置棉花丝于套管口不随呼吸上下飘动;d.外套管明显向外移动等。②救治措施:护士发现患者脱管,应立即报告医生并协助处理,将患者超仰位,试行放入原气套管,若不成功,迅速打开气管切开包,拆去伤口缝线,用拉钩对称拉开伤口,在照明及吸引器帮助下撑开原气管切开处,放入合适套管。

(6)纵隔气肿和气胸的观察与护理:纵隔气肿、气胸是气管切开术后最严重的并发症,如果观察处理不及时准确,可在短时间断送患者的生命,在临床护理观察中,如术后患者出现呼吸困难进行性加重,经检查气管导管通畅,分泌物少易抽吸,患者又无脑水肿时,应考虑有纵隔气肿或气胸发生的可能,及时报告医生,协助患者立即做胸透和摄胸片,尽早明确诊断,同时急请内科、胸外科会诊,争分夺秒抢救患者。

8.健康指导

(1)患者及家属说明人工通气的目的及需要患者家属积极配合治疗。

(2)询问患者自我感受,采用语言或非语言的方式与患者沟通。

(3)长期使用呼吸机的患者指导加强自我呼吸锻炼,争取早日脱机,早日拔管。

9.根据血气分析给予氧疗

【PC:水、电解质失衡】

与失血、休克、脱水剂应用有关。

护理目标:水、电解质平衡。

护理措施:

(1)抗休克:开放性头伤可出现失血性休克,闭合性头伤除小儿外一般不致有严重休克,所以凡出现休克征象者,应协助医生查明有无颅外其他部位的合并伤,如多发性骨折、内脏破裂等。使伤员平卧、保暖、补充血容量,禁用吗啡,以防呼吸抑制或因瞳孔缩小影响观察。

(2)颅脑损伤患者常有呕吐、高热、大汗、强直抽搐等表现,容易引起代谢紊乱,加上早期限制水钠摄入、脱水利尿、激素治疗等干扰生理平衡的措施,患者常有不同程度的脱水。但静脉补液仍需谨慎,快速滴注可使颅内压增高。自主神经系统受损者容易引起急性肺水肿。

(3)按医嘱、按时按量准确给予脱水剂等药物,以减少脑组织中的水分,缩小脑体积,达到降低颅内压、改善脑供血供氧、防止并阻断脑水肿恶性循环的形成,但补液时须控制液量,注意滴速。

(4)妥善处理伤口:头皮撕裂伤或开放性颅脑损伤累及主要动脉或静脉窦时,均可发生严重失血,威胁伤员生命,并因之失去进一步手术的机会。单纯头皮出血可加压包扎止血,开放性颅脑损伤应剪短伤口周围头发,以酒精擦净。注意勿使酒精流入伤口,不冲洗、不用任何外用药,外露的脑组织周围可用纱布卷保护,以防受压,外加干纱布适当包扎。若伤情许可,宜将头部抬高以减少出血量。全身抗感染及破伤风预防注射应尽早进行。

【吞咽障碍】

与脑损伤有关。

护理目标:保证营养。

护理措施:

1.营养支持 重型脑伤患者,代谢中枢也可能受损,所以机体的代谢改变较之其他部位损伤要严重而持久。高能量代谢一般持续1个月以上,虽然有利于蛋白质转换和组织修复,但大量消耗内源性能源;高分解代谢使重型脑伤患者每日丢失尿氮15～25g,负氮平衡一般要持续2～3周;创伤后急性期的应激反应、血糖升高,在脑外伤患者中也尤为明显,且与伤情密切相关,因血糖增高、乳酸堆积,可加重脑水肿。因此,必须正确补充热能以减轻机体损耗,合理补充蛋白质,同时运用胰岛素将血糖控制在11mmol/L以内。虽然肠内营养较肠外营养更有利于肠黏膜的完整,有利于降低细菌移位,发生感染的问题也远较肠外营养少,但一般伤后10d患者才能耐受全速、全量的胃内营养,故早期需辅以肠外营养。但无论哪种营养支持方式,都应在伤后72h内开始,才可望于7d内达到热能平衡。禁食3d后如果消化道功能趋于正常,可开始鼻饲。对鼻饲饮食的耐受性个体差异很大,开始可小量试喂,根据情况逐步增加,直至每日6餐,每餐300～400mL。管喂内容亦逐步过渡到多种平衡配方。成人每日总热量为8 400kJ(2 000kCal),每公斤体重1～1.5g蛋白质。切勿急于求成,一旦腹泻,得不偿失。高糖、高蛋白管喂可导致溶质性利尿,出现脱水或高渗性昏迷,故应补充水分。

2.注意消化功能 当脂肪消化不良时,肠鸣增多,腹泻,粪便中可见脂肪颗粒;蛋白质消化不良时,粪便恶臭,呈碱性反应;糖类消化不良时,腹泻,排气多,粪便呈酸性反应。需根据情况随时调整,定时送检血、尿、粪,了解代谢情况,以判断饮食配方是否恰当。

当意识好转,有吞咽反射时,可耐心地从口试喂。由于吞咽肌组的协调功能尚未完全恢复,故开始时以藕粉、蒸蛋等流质为宜。护理人员离开前,务必检查患者口中饮食是否吞下,以防呛入气道。营养不足部分,仍需管喂补充。

【躯体移动障碍】

与肢体瘫痪有关。

护理目标:无失用性肌肉萎缩。

护理措施:

(1)对伤员作任何护理时,均应轻柔呼唤其姓名,提出配合治疗要求,语言简单扼要,注意其意识有无好转,也为以后的功能训练打下基础。瘫痪在床的患者,枕骨、肩胛部、髋部、骶尾部、足跟部等骨骼突出处易发生压疮,应用软枕或海绵垫保护骨隆突处,每2~3h翻身一次,避免拖拉、推等动作,床铺经常保持干燥清洁,定时温水擦澡按摩,以增进局部血液循环,改善局部营养状况。

(2)昏迷患者的挛缩畸形出现较早,尤其是小肌肉、小关节。应每日2~3次做四肢关节被动活动,维护关节功能,以免发生失用性肌肉萎缩。做好五官护理。眼睑闭合不全者,可给予眼膏保护;若无须随时观察瞳孔时,可用纱布卷压住上睑,甚至行眼睑缝合术,以防暴露性角膜炎。

(3)每日行四肢向心性按摩,每次10~15min,以促进静脉血回流,防止深静脉血栓形成。一旦发现不明原因的发热、下肢肿痛,应迅速诊治。

(4)保持功能位:保持瘫痪肢体功能位是保证肢体功能顺利康复的前提。仰卧或侧卧位时,头抬高15°~30°,下肢膝关节略屈曲,足与小腿保持90°,脚尖向正上;上肢前臂呈半屈曲状态,手握一布卷或圆形物。

(5)功能锻炼每日3~4次,幅度、次数逐渐增加。

上肢功能锻炼:护理人员站在患者患侧,一手握住患肢手腕,另一手置肘关节略上方,将患肢行上、下、左、右、伸曲、旋转等关节全范围运动;护理人员一手握住患肢手腕,另一手做各指的运动。

下肢功能锻炼:护理人员一手握住患肢的踝关节,另一手握住膝关节略下方,使髋膝关节伸、屈、内外旋转、内收外展;护理人员一手握住患肢的足弓部,另一手做各趾的活动。

此外,每日定时帮助患者翻身拍背4~6次,每次拍背10min左右。

(6)昏迷患者常有排尿功能紊乱,短暂尿潴留后继以溺床。导尿,尤其是留置尿管极易导致尿路感染,尽量少用。留置过程中,应定时放尿,以保持膀胱贮尿功能,并在每次放尿时告诉患者,帮助其用手轻压膀胱区加速尿液排放,训练定时排尿功能。使用强力脱水剂期间,应缩短放尿间隔。晨、晚间护理时,注意清洗龟头及冠状沟或大小阴唇间的积垢。

(三)健康教育

重症颅脑损伤患者,在意识逐渐恢复过程中,常出现遗尿、失语、失读、肢体活动障碍等,即患者在不同程度上丧失了独立生活的能力,影响其个人卫生、仪容仪态,有的甚至难以进行正常学习和工作。不能顺利回归社会,会给患者造成很大的心理负担,往往出现烦躁、焦虑、自卑乃至抗拒等心态。护士作为健康指导者,对患者废损功能的再训练应非常耐心,应教育和指导家属务必让患者随时感到被关怀、支持和鼓励对患者康复的重要性,通过暗示、例证及权威性疏导,增强患者的信心。

(1)不能翻身者,应协助翻身以防褥疮,同时防止碰伤、跌伤和烫伤等意外。

(2)对留置导尿者,定时开放夹管,并注意尿量及性状。对意识已恢复者及早做膀胱功能训练,拔除导尿管。鼓励患者多饮水,以达到清洁尿路的目的。并注意会阴部的清洁,预防交叉感染。如发现尿液混浊、发热,是泌尿系感染的征兆,应及早治疗。瘫痪患者多有便秘,有的可因为用力排便致使脑出血再次发生,因此,应定时定点给便器排便,必要时应用通便药物、灌肠。

(3)加强营养的摄入,注意饮食结构,多给患者吃低脂、高蛋白、高能量饮食及含粗纤维的蔬菜、水果等,并给予足够水分。

(4)注意口腔卫生及护理。

(5)鼓励患者自行功能锻炼的同时配合针灸、理疗、按摩,由完全照顾过渡到协助照顾,直至生活自理,如自行吃饭、穿衣、洗漱、如厕,以及做一些室外活动,加快康复。

(6)患者常有忧郁、沮丧、烦躁、易怒、悲观失望等情绪反应。因此,护理人员和家属应从心理上关心体贴患者,做好心理护理,多与患者交谈,安慰鼓励患者,创造良好的家庭气氛,耐心解释病情,消除患者的疑虑及悲观情绪,使之了解自己的病情,建立和巩固功能康复训练的信心和决心。

四、硬膜下血肿

【概述】

硬脑膜下血肿是颅脑损伤常见的继发损害。根据出血来源的不同又分为复合型硬脑膜下血肿与单纯型硬脑膜下血肿。硬膜下血肿根据病情发展的时间,可分急性、亚急性硬膜下血肿和慢性硬膜下血肿。

(1)急性和亚急性硬膜下血肿都是由脑挫裂伤皮质血管破裂引起出血,仅是病程急缓上略有差异而已,多见于额部,常继发于对冲性脑挫裂伤。

(2)慢性硬脑膜下血肿的出血来源及发病机制尚不完全清楚,好发于老年人,绝大多数都有轻微头部外伤史,有的患者伴有脑萎缩、血管性或出血性疾病。

【临床表现】

1.颅内压增高症状　急性者主要表现为意识障碍加深,生命体征变化突出,同时,较早出现小脑幕切迹疝的征象;亚急性者则往往表现为头痛、呕吐加剧、躁动不安及意识进行性恶化,至脑疝形成时即转入昏迷。

2.局灶性体征　伤后早期可因脑挫裂伤累及脑功能区,伤后即有相应体征,如偏瘫、失语、癫痫等。

3.慢性硬膜下血肿　主要表现为慢性颅内压增高,神经功能障碍及精神症状,多数人有头痛、乏力、智力下降、轻偏瘫及眼底水肿,偶有偏瘫及卒中样发作。老年人则以痴呆、精神异常和锥体束征阳性为多。小儿常有嗜睡、头颅增大、顶骨膨隆、囟门凸出、抽搐、痉挛及视网膜出血等特点。

4.辅助检查

(1)CT 扫描:是首选,既可了解脑挫裂伤情况,又可明确有无硬脑膜下血肿;急性硬膜下血肿 CT 检查示颅骨内板与脑组织表面之间有高密度、等密度或混合密度的新月形或半月形影。慢性硬膜下血肿 CT 检查示颅骨内板下低密度的新月形、半月形或双凸镜形影。

(2)颅骨 X 线片检查:约有 50%患者可出现骨折,但定位意义只能用作分析损伤机制的参考。

(3)磁共振成像(MRI):不仅能直接显示损伤程度与范围,同时对处于 CT 等密度区的血肿有独到的效果,T_1 和 T_2 均显示高信号,故有其特殊优势。

【治疗原则】

急性硬脑膜下血肿病情发展快,伤情重,一经诊断,刻不容缓,应争分夺秒,尽早施行手术治疗。常用的手术方法包括:开颅血肿清除术加去骨瓣减压术、颞肌下减压术和钻孔冲洗引流术。亚急性硬脑膜下血肿,因原发性脑损伤较轻,病情发展较缓,主要采用以控制血压、降颅压、止血及对症处理为主的非手术治疗。但非手术治疗过程中,如有病情恶化,应立即改行手术治疗。

【护理评估】

了解与现患疾病相关的外伤史;暴力大小、方向、性质、速度;患者当时有无意识障碍,其程度及持续时间,有无中间清醒期、逆行性遗忘;受伤当时有无脑脊液漏发生;是否出现头痛、恶心、呕吐等情况;了解现场急救情况。

【护理要点及措施】

1.术前护理

(1)按神经外科术前护理常规。

(2)密切观察患者意识变化:急性硬膜下血肿伤后意识障碍较为突出,原发昏迷时间长且进行性加重,无明显的中间清醒期,慢性患者常有轻微的头部外伤史,常因当时无明显症状而被忽略。

(3)饮食营养护理:非手术治疗者给予高热量、高蛋白、高维生素、易消化吸收的饮食,改善患者营养。手术治疗者禁食水。

(4)对有头痛症状的患者,观察疼痛的性质、部位及程度,必要时遵医嘱给予镇痛治疗。

(5)有癫痫病史者按癫痫护理常规,同时床旁备好地西泮等急救药品,并做好安全防护措施,以防止自伤、坠床等意外的发生。

(6)对有语言障碍的患者,应仔细耐心倾听与患者沟通,了解患者需求,教会患者用手势等肢体语言进行非语言交流。

(7)肢体偏瘫的患者应尽量避免患侧卧位,患肢摆放功能位,颅内压增高患者呕吐时给予侧卧位或平卧位头偏向一侧,以免引起误吸或窒息。

(8)做好术前准备。

2.术后护理

(1)按神经外科一般护理常规及全身麻醉手术后护理常规护理。

(2)意识、瞳孔、生命体征的监测:严密观察意识、瞳孔、生命体征、SPO2 的变化,特别是全麻患者术后 6h 内易出现呼吸抑制,患者也可因意识障碍,咳嗽排痰差而影响肺的氧合功能。持续氧气吸入,协助患者翻身叩背,保持呼吸道通畅,以利患者更快的度过危险期。

(3)麻醉未醒时,去枕平卧位,麻醉清醒后抬高床头30°,减轻脑水肿,但钻孔冲洗引流术后宜采用头低位,卧向患侧。

(4)再出血的观察:无论是钻孔引流还是开颅手术切除,都有血肿复发的问题。发现引流不畅或有较大的血凝块流出时,应注意患者的意识状况和瞳孔以及引流情况。

(5)引流管的护理:保持引流管通畅,操作及翻身时,应妥善固定引流管,避免拖拉,注意观察引流管有无扭曲、打折等现象,准确记录 24h 的引流量及引流液的颜色,常规引流 48～72h,拔除引流管前,复查 CT,了解颅内情况,作为拔管的依据。

(6)对躁动患者仔细分析引起躁动的原因,特别要考虑颅内再出血、脑水肿等颅内因素,应及时通知医生,复查 CT 确诊,对躁动患者加强护理,防止坠床。

【健康教育】

(1)对轻型患者,应鼓励其尽早自理生活,对恢复过程中出现的头痛、耳鸣、记忆力减退者应给予适当解释和宽慰,使其树立信心。

(2)康复训练:脑损伤遗留的语言、运动或智力障碍,在伤后 1～2 年有部分恢复的可能,应提供患者自信心,同时制订康复计划,指导患者进行功能训练,以改善自理生活能力以及社会适应能力。

(3)应告知家属营养支持的重要性,指导摄入高热量、高蛋白、高维生素等富有营养的食物,预防感冒,保持个人卫生。

(4)告知患者及家属出院后 3～6 个月进行复查,有不适症状及时就诊。

第四节 头皮损伤

头皮损伤是指直接损伤头皮所致的伤害,常因暴力的性质、方向及强度不同而不同。可分为头皮血肿、头皮挫伤、头皮裂伤及头皮撕脱伤。单纯头皮损伤一般不会引起严重后果,但在颅脑损伤的诊治中不可忽视。因为头皮血供丰富,动静脉伴行,头皮损伤可导致出血不止,易造成休克,且头皮损伤可合并颅骨损伤或脑损伤,易引起感染。

一、病因

(一)疾病知识指导

1.概念 头皮血肿多因钝器所致,是出于头皮损伤或颅骨骨折导致血液渗出于局部聚集而形成。根据血肿出现于头皮的层次可分为皮下血肿、帽状腱膜下血肿和骨膜下血肿;头皮挫伤指因致伤物的作用,头皮和(或)头皮下出血的一种皮肤钝器伤;头皮裂伤是常见的开放性头皮损伤,可由锐器或钝器打击所致;头皮撕脱伤是一种严重的头皮损伤,多因发辫受机械力牵扯,使大块头皮自帽状腱膜下层或连同颅骨骨膜一起被撕脱所致。

2.主要临床症状

(1)头皮血肿:按血肿出现于头皮的具体层次可分为三种类型,并各具临床特点。皮下血肿范围比较局限、体积小、中心软、周边硬、张力高、压痛显著;帽状腱膜下血肿的血肿范围广泛,可蔓延至整个头部,张力低,血肿边界与帽状腱膜附着缘一致,覆盖整个穹窿部,似戴有一顶有波动的帽子;骨膜下血肿的血肿范围以颅缝为界,张力高,血肿大者可有波动感,常伴有颅骨骨折。

(2)头皮挫伤:头皮和(或)头皮下出血和(或)组织挫碎。

(3)头皮裂伤:常因锐器的刺伤或切割伤,创缘整齐,裂口较平直,除少数锐器直接穿戳或劈砍进入颅内,造成开放性颅脑损伤者外,大多数单纯裂伤仅限于头皮,有时可深达骨膜,但颅骨常完整无损,也不伴有脑损伤。由于出血多,易引起患者紧张,使血压升高,加重出血。

(4)头皮撕脱伤:患者表现为剧烈疼痛、大量失血,可导致失血性或疼痛性休克,但较少合并颅骨骨折或脑损伤。

3.头皮损伤的诊断

(1)一般检查:①血常规:检测血红蛋白、红细胞、血小板计数,有助于动态观察损伤的病情变化。②必要时完善术前各项辅助检查,准备急诊手术。

(2)影像学检查:①X线:X线平片有助于了解有无颅骨骨折及头皮下异物等情况。②头部CT平扫:头颅CT可显示颅骨骨折及明确颅脑损伤情况。

4.头皮损伤的处理原则

(1)头皮血肿:包括皮下血肿、帽状腱膜下血肿和骨膜下血肿。①皮下血肿:一般无须特殊处理,数日后可自行吸收。②帽状腱膜下血肿:对较小的血肿可采用早期冷敷、加压包扎,24~48h后改为热敷,1~2w可自行吸收。对较大的血肿,则应在严格无菌操作下,分次穿刺抽吸后再加压包扎,若血肿合并感染者需切开引流。③骨膜下血肿:早期仍以冷敷为宜,但忌用强力加压包扎,以防血液经骨折缝流向颅内,引起硬脑膜外血肿。若血肿较大,应在严格无菌操作下,分次施行穿刺,抽吸积血1~2次即可恢复。

(2)头皮挫伤:可对受损伤的局部头皮进行严格无菌的消毒包扎。

(3)头皮裂伤:处理原则是现场局部压迫止血,争取24h内施行清创缝合,同时应给予抗菌药物。清创过程中应动作轻柔,将裂口内的头发、泥沙等异物彻底清除;明显污染的创缘应切除,但不可切除过多,以免缝合时产生张力;注意有无颅骨骨折或碎骨片。

(4)头皮撕脱伤:应积极采取止血、止痛、抗休克等措施。用无菌敷料覆盖创面加压包扎止血,并保留撕脱的头皮备用,争取最短的时间送往有条件的医院清创后再植。可根据患者就诊时间的早晚、撕脱头皮的存活条件,以及有无感染迹象而采用不同的方法处理。①若撕脱头皮尚未完全脱离,撕脱时间较短且血运供应良好,可在彻底清创消毒后原位缝合。②若撕脱头皮在6h内,无严重挫伤,保护良好,创面干净,血管断端整齐,应立即行自体头皮再植术。③如撕脱的头皮挫伤或污染较重已不能利用,严禁原位全皮再植。④若伤后已久,创面已有感染或经上述处理失败者,只能行创面清洁和更换敷料,待肉芽组织生长后植皮。如颅骨暴露,还需做多处颅骨外板钻孔至板障层,待钻孔处肉芽组织生成后再行植皮。

(5)头皮损伤并发症及处理原则:①头皮感染:多为伤后初期处理不当所致。患者常疼痛难忍,并伴全身畏寒、发热等中毒症状,严重时感染可通过血管侵入颅骨或颅内。早期宜给予抗菌药物及局部热敷,后期形成脓肿时,则应施行切开引流,持续全身抗感染治疗 1～2w。②休克:头皮血供丰富,头皮撕脱伤由于创面大、出血多,极易发生休克。一旦患者出现面色苍白、皮肤湿冷,同时血压下降、脉搏加快等症状时提示有休克发生,应立即建立静脉通路,遵医嘱补充血容量及应用血管活性药物,同时注意为患者保暖。③骨髓炎:颅盖部位的急性骨髓炎,多表现为头皮水肿、疼痛、局部触痛。颅骨骨髓炎的治疗,应在抗菌治疗同时施行手术,切除已失去活力和没有血液供应的病骨。④帽状腱膜下脓肿:由于帽状腱膜下层组织疏松,化脓性感染易扩散。患者常表现为头皮肿胀、疼痛、眼睑水肿,严重时可伴发全身性中毒反应。治疗原则是及时切开引流,并应用抗菌药物抗感染治疗。

5.头皮损伤的预后　单纯头皮损伤一般预后良好,只要处理及时,一般无生命危险。

(二)饮食指导

(1)养成良好的生活习惯,增加营养,多食高热量(牛、羊肉等)、高蛋白(鸡、鱼等)、高维生素(新鲜蔬菜、水果等)、清淡、易消化饮食;忌辛辣、油腻、坚硬、刺激性食物,以免影响血管收缩,不利于伤口的愈合。

(2)保持大便通畅,多食粗纤维食物,保持水分摄入量;忌用力排便,必要时服用缓泻剂或外用开塞露通便。

(3)限制烟、酒。

(三)用药指导

(1)遵医嘱准确、及时使用破伤风抗毒素注射液,观察并记录用药后效果,预防破伤风发生。

(2)若发生感染,应定期做细菌培养和药物敏感试验,合理应用广谱、高效抗菌药物,注意配伍禁忌、观察用药后有无不良反应。

(3)使用血管活性药物时要从低浓度、慢速度开始,并给予监测血压。根据血压测定值调整药物浓度和速度,严防药液外渗,避免骤然停药。

(四)日常生活指导

(1)嘱家属多与患者交谈愉快之事,使其保持心态稳定,心情舒畅。进行户外活动时,可选用帽子或假发以保持形象,但室内应取下帽子或假发,以保持头皮干燥,预防头皮湿疹。

(2)嘱患者保持伤口处无菌敷料清洁、干燥,避免抓挠伤口,可以使用75%乙醇溶液消毒伤口周围,待伤口完全愈合后方可洗头。洗头时,勿使用刺激性的洗发液,要选择中性洗发液,注意保护好头皮。

(3)为患者营造一个安静、舒适的生活环境,定时开窗透气,保持室内空气流通。

(4)加强口腔护理,保持口腔卫生,防止口腔感染。

(5)保持皮肤干燥、清洁,适当增减衣物,防止感冒。

二、护理措施

(一)一般护理

1.止血

(1)较小的头皮血肿在 1~2w 后可自行吸收,无须给予特殊处理;较大的血肿可能需 4~6w 才能吸收。局部应在严格皮肤准备和消毒条件下,给予适当加压包扎,防止血肿扩大。

(2)头皮裂伤的患者应尽量在 24h 内进行清创缝合,局部压迫止血。清创时应仔细检查伤口深处有无骨折或碎骨片,如发现有脑脊液或脑组织外溢,则按照开放性脑损伤处理。

(3)头皮撕脱伤的患者用无菌敷料覆盖创面,加压包扎止血。应注意保护撕脱的头皮,避免污染,用无菌敷料包裹、隔水、低温密封保存,随伤员一同送往医院。

2.病情观察 密切观察患者生命体征及瞳孔、意识的变化,同时注意观察伤口有无渗血、渗液及红肿热痛等感染征象。若患者出现面色苍白、皮肤湿冷,血压下降、脉搏细数等休克症状,应立即通知医生,建立静脉通路,做好休克的相关护理。若患者出现意识障碍加深,一侧瞳孔散大等症状,提示有硬膜外血肿的发生,应立即通知医生,及时行头部 CT 检查确诊。

(二)对症护理

1.急性疼痛的护理 保持患者舒适体位,头皮血肿的患者 24h 内选择冷敷,以减少出血和疼痛,24~48h 后可改为热敷,以促进血肿的吸收;头皮裂伤的患者应遵医嘱使用抗生素,预防感染,缓解疼痛;头皮撕脱伤的患者可遵医嘱应用镇痛剂缓解疼痛、应用抗菌药预防感染。

2.恐惧、焦虑的护理 患者因意外受伤、头部疼痛、出血较多而出现恐惧、焦虑心理,护理人员应热情接待患者,以真诚、和蔼、关心、体贴的语言,耐心、细致地倾听患者的陈述。给予患者舒适的环境,减少不良刺激,缓解其紧张情绪。

3.体像紊乱的护理 对于恢复期患者,护理人员可协助患者选择合适的假发、头饰、帽子等,并鼓励其尽量多去户外走动,多与病友交流,使之能接受自己外表改变的现实,战胜自我,重新融入社会生活中去。

4.知识缺乏的护理 有针对性地进行相关的健康知识指导,告知注意事项,提供正确有价值的信息资料,及时解答疑问,消除患者的焦虑和紧张心理。

5.潜在并发症的观察与护理

(1)感染:遵医嘱应用抗生素预防感染。若发生感染,应取炎性分泌物或脓液进行细菌培养、药物敏感试验,选择有效抗生素,并严密监测生命体征变化。

(2)休克:严密观察患者的生命体征、意识和表情、瞳孔、皮肤色泽与温度、尿量的变化;给予仰卧中凹位,即头和躯干抬高 20°~30°,下肢抬高 15°~20°,以利于增加回心血量;保证静脉通路顺畅,给予支持疗法,如输血、补充人血白蛋白及所需各种营养素;维持有效的气体交换,给予鼻导管吸氧,氧浓度为 40%~50%,氧流量为 6~8L/min,有气道分泌物或呕吐物时给予及时清理。

(三)围术期护理

1.术前准备 术前遵医嘱进行各项检查及准备工作,如术区备皮、留置导尿、交叉配血试验。

2.术后体位　全麻未清醒的患者给予去枕平卧位,头偏向一侧,保持呼吸道通畅。全麻清醒后可取头高脚低斜坡卧位,以利于静脉回流,减轻脑水肿。

3.病情观察及护理　严密观察患者生命体征、瞳孔、意识、肌力的变化,准确记录。注意观察手术区敷料以及引流情况,保证术区敷料完好、清洁,保持引流通畅。注意观察患者有无失血性休克的早期迹象。

4.饮食护理　局部麻醉和无不适主诉患者术后可按需进食,全身麻醉者应待完全清醒、无恶心呕吐后方可进流质饮食,以后根据病情改为半流食或普食。指导患者可选择进食高热量、高蛋白、高维生素、易消化的食物,避免粗糙、辛辣等刺激性食物,限制烟、酒。禁食期间,应协助患者做好口腔护理,保持口腔卫生。

第五节　颅内血肿

颅内血肿是原发性脑损伤的一种。是指颅内出血在某一部位积聚,达到一定的体积,形成局限性的占位病变而引起相应的症状。病程往往进行性发展,若处理不及时,可引起颅内继发性改变,如脑水肿、脑缺血、持续的颅内压增高和脑疝,而致严重后果。

(1)硬膜外血肿(EDH):指血肿形成于颅骨与硬脑膜之间者。其成因是颅脑损伤过程中由于头颅的变形以及惯性作用,常使硬脑膜与颅骨内板剥离,颅盖部的硬脑膜与颅骨粘连较疏松,而颅底部硬脑膜附着紧密,因中动脉走行于颞部故血肿形成多见于颞部。颅骨的短暂变形或骨折可伤及骨管沟内的脑膜中动脉,是形成血肿的主要来源。

(2)硬膜下血肿(SDH):指血肿形成于硬脑膜下腔,血肿的主要来源是脑皮质血管。急性或者亚急性硬膜下血肿,常见于加速性损伤所致脑挫裂伤,血肿多在受伤部位的同侧;减速性损伤所引起的对冲性脑挫裂伤,出血常出现于受伤部位的对侧。慢性硬膜下血肿好发于老年人,大多有轻微头部外伤史,可伴有脑萎缩、出血性疾病等,出血发生部位可为单侧或双侧单纯性硬膜下血肿。

(3)脑内血肿(ICH):指血肿形成于脑实质内或脑室内者,血肿的主要来源是脑实质内或脑室血管破裂。可发生于脑组织的任何部位,发生率占闭合性颅脑损伤的0.5%～1.0%,约占颅内血肿的5%。好发于额叶和颞叶,占总数的80%,常为对冲性脑挫裂伤所致,常与硬膜外和硬膜下血肿并存。其次是顶叶和枕叶,约占10%,其余则位于脑深部、脑干及小脑内,多由于脑受力变形或剪切力作用于深部血管撕裂导致出血。

一、颅内血肿主要的临床表现

(一)意识障碍

发生意识障碍的时间、程度与血肿形成、脑损伤的程度有密切的关系。原发性脑损伤较轻时,患者受伤时不会出现意识障碍,待血肿形成后方可出现意识障碍;原发性脑损伤略重时,患者伤后立即出现短暂意识障碍,中间一度清醒,而后继续出现意识障碍;原发性脑损伤严重时,患者出现进行性加重的意识障碍。

(二)颅内压增高及脑疝的表现

头痛、呕吐、视神经盘水肿为颅内压增高的三大主征,生命体征出现血压高、心率缓慢、呼吸深而慢,并且患者伴有烦躁不安。出现小脑幕切迹疝时患者出现患侧瞳孔散大,而枕骨大孔疝早期患者即可发生呼吸骤停而死亡。

(三)神经系统体征

与血肿压迫脑功能区有关。单纯的硬膜外血肿,早期较少出现神经受损体征,仅在血肿压迫脑功能区时,才出现相应的阳性体征;硬膜下血肿神经系统体征表现为面瘫、偏瘫、失语、局灶性癫痫;脑内血肿多位于运动区,可出现偏瘫、失语和局限性癫痫等。

二、颅内血肿的诊断

(一)分类

颅内血肿根据血肿的来源和部位可分为硬膜外血肿、硬膜下血肿和脑内血肿;按照血肿引起颅内压增高及早期脑疝症状所需时间可分为急性(发病后 3d 内出现症状者,其中大多数发病在 24h 以内)、亚急性(伤后 4～21d 出现症状者)和慢性(伤后 3w 以上出现症状者)。

(二)常用检查项目

1.头部 CT 扫描检查 可显示出血的部位、血肿大小、中线位移情况,有无并存脑挫裂伤、脑水肿等,是常用的辅助检查。

2.头颅 X 线检查 可以判断是否并存颅骨骨折以及骨折的类型。

3.实验室检查 血细胞分析、肾功能、离子、血糖、凝血象等。

4.其他辅助检查 MRI、数字减影血管造影等。

三、处理原则

(一)手术治疗

根据病情选择手术方式,血肿清除术、去骨瓣减压术、钻孔冲洗引流术。

(二)非手术治疗

对于无明显意识障碍,生命体征平稳,头部 CT 所示血肿量少于 30mL,中线结构移位＜5mm,非颅中窝或颅后窝血肿,无局限性脑压迫致神经功能受损者可给予密切观察病情,采用非手术治疗。

四、预后

急性颅内血肿病情发展较快、伤情重、预后较差,死亡率高达 50％左右;慢性颅内血肿预后较好。

五、护理措施

(一)对症护理

1.病情观察　严密观察意识、瞳孔及生命体征的变化,发现异常,及时通知医生给予相应处理。

2.呼吸道护理　保持呼吸道通畅,及时清除口腔、鼻腔分泌物,必要时给予气管插管或气管切开。定时进行翻身、拍背,预防肺部感染。

3.饮食护理　急性期给予禁食水护理,遵医嘱给予肠胃营养护理;恢复期患者给予高蛋白、高维生素、高热量、无刺激性、易消化的鼻饲流质饮食;加强口腔护理。

4.皮肤护理　患者宜穿着柔软、宽松、棉质类衣裤,保持床单位清洁、干燥、平整、无渣屑,避免潮湿、摩擦及排泄物的刺激,避免局部长期受压。注意会阴部皮肤保护,避免压疮发生。勤剪指甲,预防抓破皮肤而继发感染。

5.并发症的观察与护理　当患者出现剧烈头痛、呕吐,躁动不安等典型颅内压增高及脑疝先兆的表现时,立即通知医生并快速静脉滴注 20%甘露醇注射液 250mL,同时做好急诊术前准备工作。

(二)术后引流护理

1.头部引流护理

(1)密切观察并记录引流液的颜色、性质、量,观察伤口敷料的清洁度和完整性,不可随意调节引流袋放置的高度。

(2)保持引流通畅,避免打折、脱落、受压,发现引流不畅时及时通知医生给予相应处理。

(3)搬动有留置引流管的患者时,夹闭引流管,防止引流液逆流入颅引起颅内感染。

(4)定时更换引流袋,注意严格无菌操作。

2.脑室引流护理

(1)护士洗手、戴口罩,评估患者瞳孔、意识、生命体征及头痛、呕吐等症状。

(2)保护引流管通畅,无打折、扭曲、受压。适当限制患者头部活动范围,活动及翻身时避免牵拉引流管。

(3)观察液面波动情况及引流液的颜色、量、性质,记录 24h 引流量。指导患者及家属引流管内不断有脑脊液流出、液面可随患者呼吸、脉搏而上下波动表明引流管通畅。如每日引流量超过 500mL,应及时通知医生。

(4)引流瓶入口应高于侧脑室平面 10~15cm,以维持正常的颅内压。如需抬高床头时,应调节引流瓶的悬挂高度。

(5)每日定时更换引流袋,注意严格无菌操作。

(6)脑室引流 3~5d 后应拔除引流管。拔管前遵医嘱给予夹闭引流管或抬高引流袋24~48h,若患者无颅内压增高的症状出现,即可拔管。如出现头痛、呕吐、血压升高等颅内压增高症状,应立即开放引流管或放低引流袋,并通知医生。

（三）康复护理

（1）恢复期患者应给予早期功能锻炼，指导患者进行肢体被动活动，给予按摩，每日 2～3 次。

（2）根据患者的失语程度，制订语言恢复训练计划，并指导患者家属进行有效实施，使其逐渐恢复语言功能。

（3）根据病情可配合使用针灸、理疗等。

（4）康复训练过程持久，帮助患者树立信心，进行循序渐进、持之以恒的训练，共同完成康复计划。

第六节　颅内肿瘤

一、神经胶质瘤

神经胶质瘤是颅内最常见的恶性肿瘤，发生于神经外胚层。神经外胚层发生肿瘤包括两类，分别为神经间质细胞形成的胶质瘤和神经元形成的神经细胞瘤。神经胶质瘤占全部脑肿瘤的 33.3%～58.6%，以男性较多见，特别在多形性胶质母细胞瘤、髓母细胞瘤中男性明显多于女性。各类型胶质瘤各有其好发年龄，如星形细胞瘤多见于壮年，多形性胶质母细胞瘤多见于中年，室管膜瘤多见于儿童及青年，髓母细胞瘤大多发生在儿童。

【专科护理】

（一）护理要点

在观察患者病情变化的同时，针对患者情绪状态的变化给予心理护理，对癫痫持续状态的患者给予安全护理，同时对长期卧床的患者应避免压疮的发生。

（二）主要护理问题

（1）有皮肤完整性受损的危险与患者意识障碍或肢体活动障碍长期卧床有关。

（2）慢性疼痛与肿瘤对身体的直接侵犯、压迫神经及心理因素有关。

（3）有受伤害的危险与术前或术后癫痫发作有关。

（4）有窒息的危险与癫痫发作有关。

（5）营养失调：低于机体需要量与患者频繁呕吐及术后患者无法自主进食有关。

（6）活动无耐力与偏瘫、偏身感觉障碍有关。

（7）无望感与身体状况衰退和肿瘤恶化有关。

（三）护理措施

1.一般护理　将患者安置到相应病床后，责任护士向患者进行自我介绍，并向患者介绍同病室的病友，以增强患者的安全感和对医护人员的信任感。进行入院护理评估，为患者制订个性化的护理方案。

2.对症护理

（1）有皮肤完整性受损的危险的护理：由于长期卧床，神经胶质瘤患者存在皮肤完整性受损的危险,易发生压疮。护士应使用压疮危险因素评估量表进行评估后,再采取相应的护理措施,从而避免压疮的产生。出现中枢性高热的患者应适时给予温水浴等物理降温干预;营养不良或水代谢紊乱的患者在病情允许的情况下给予高蛋白质和富含维生素的饮食;保持床铺清洁、平整、无褶皱。

(2)慢性疼痛的护理:对疼痛的时间、程度、部位、性质、持续性和间断性、疼痛治疗史等进行详细的评估,做好记录并报告医生。当疼痛位于远端或躯干的某些部位时,应遵医嘱给予止痛药物。注意观察药物的作用和副作用并慎用止疼剂和镇静剂,以免掩盖病情。神经外科患者应慎用哌替啶,因其可导致焦虑、癫痫等。引起慢性疼痛的原因不仅包含患者的躯体因素,还有其心理方面的因素,护士应运用技巧分散患者的注意力以减轻疼痛,如放松疗法、想象疗法、音乐疗法等。

(3)有受伤害的危险的护理:术前对有精神症状的患者,适当应用镇静剂及抗精神病药物如地西泮、苯巴比妥、水合氯醛等,病床两侧加护栏以防止患者坠床;对躁动的患者要避免不良环境的刺激,保持病室安静,适当陪护,同时加强巡视,防止患者自伤及伤人;对皮层运动区及附近部位的手术以及术前有癫痫发作的患者,术后要常规给予抗癫痫药物进行预防用药。

(4)有窒息危险的护理:胶质瘤患者在癫痫发作期间可对呼吸产生抑制,导致脑代谢需求增加,引起脑缺氧。若忽视对癫痫持续状态的处理,可产生窒息或永久性神经功能损害。在癫痫发作时,应迅速让患者仰卧,将压舌板垫在其上下牙齿间以防舌咬伤。将患者头偏向一侧,清理口腔分泌物,保持气道通畅。

(5)营养失调的护理:患者由于颅内压增高及频繁呕吐,可导致营养不良和水电解质失衡,从而降低患者对手术的耐受力,并影响组织的修复,增加手术的危险性。因此,术前应给予营养丰富、易消化的高蛋白、高热量饮食,或静脉补充营养液,以改善患者的全身营养状况。鼓励其多进食富含纤维素的食物,以保持大便通畅,对于术后进食困难或无法自主进食的患者应给予留置胃管,进行鼻饲饮食,合理搭配,制订饮食方案。

(6)活动无耐力的护理:胶质瘤术后患者可能产生偏瘫、偏身感觉障碍等症状,从而导致患者生活自理能力部分缺陷。护士应鼓励患者坚持自我照顾的行为,协助其入浴、如厕、起居、穿衣、饮食等生活护理,指导其进行肢体功能训练,提供良好的康复训练环境及必要的设施。

(7)无望感的护理:对于恶性胶质瘤的患者,随着病程的延长及放疗、化疗,病痛的折磨常让患者产生绝望。护士应对疾病为患者带来的痛苦表示同情和理解,并采用温和的态度和尊重患者的方式为其提供护理,帮助其正确应对。鼓励患者回想过去的成就,从而证明他的能力和价值,增强其战胜疾病的信心。

(四)护理评价

(1)患者未发生压疮。

(2)患者疼痛有所缓解,能够掌握缓解疼痛的方法。

(3)患者在住院期间安全得到保障。

(4)患者癫痫症状得到控制。

(5)患者营养的摄入能够满足机体的需要。

(6)患者肢体能够进行康复训练。

(7)患者情绪稳定,能够配合治疗与护理。

【健康指导】

(一)疾病知识指导

1.概念　神经胶质瘤又称胶质细胞瘤,简称胶质瘤,是来源于神经上皮的肿瘤。可分为髓母细胞瘤、多形性胶质母细胞瘤、星形细胞瘤、少突胶质瘤、室管膜瘤等。其中,多形性胶质母细胞瘤恶性程度最高,病情进展很快,对放、化疗均不敏感;髓母细胞瘤也为高度恶性,好发于2～10岁儿童,多位于后颅窝中线部位,常占据第四脑室、阻塞导水管而引发脑积水,对放射治疗较敏感;少突胶质细胞瘤占神经胶质瘤的7%,生长速度较慢,分界较清,可手术切除,但术后往往复发,需要进行放疗及化疗;室管膜瘤约占12%,术后需放疗及化疗;星形细胞瘤在胶质瘤当中最常见,占40%,恶性程度比较低,生长速度缓慢,呈实质性者与周围组织分界不清,常不能彻底切除,术后容易复发。

2.临床表现　可表现为颅内占位性病变引起的颅内压增高症状,如头痛、呕吐、视神经盘水肿等,或者因为肿瘤生长部位不同而出现局灶性症状,如偏瘫、失语、感觉障碍等。部分肿瘤患者有精神及癫痫症状,表现为性格改变、注意力不集中、记忆力减退、癫痫大发作或局限性发作等。

3.神经胶质瘤的辅助诊断　主要为颅脑 CT、MRI、EEG 等。

4.神经胶质瘤的处理原则　由于颅内肿瘤浸润性生长,与脑组织间无明显边界,难以做到手术全部切除,一般给予综合疗法,即手术后配合以放疗、化疗、分子靶向治疗及免疫治疗等,通常可延缓肿瘤复发,延长患者生存期。对于复发恶性胶质瘤,局部复发推荐再次手术或者放疗、化疗;如果曾经接受过放疗不适合再放疗者,推荐化疗;化疗失败者,可改变化疗方案;对于弥漫或多灶复发的患者,推荐化疗和(或)分子靶向治疗。

(1)手术治疗:胶质瘤患者以手术治疗为主,即在最大限度保存正常神经功能的前提下,最大范围安全切除肿瘤病灶。但对不能实施最大范围安全切除肿瘤的患者,酌情采用肿瘤部分切除术,活检术或立体定向穿刺活检术,以明确肿瘤的组织病理学诊断。胶质瘤手术治疗的目的在于:①明确诊断。②减少肿瘤负荷,改善辅助放疗和化疗的结果。③缓解症状,提高患者的生活质量。④延长患者的生存期。⑤为肿瘤的辅助治疗提供途径。⑥降低进一步发生耐药性突变的概率。

(2)放射治疗:放射线作用于细胞后会将细胞杀死。高级别胶质瘤属于早期反应组织,对放射敏感性相对较高,同时又由于肿瘤内存在部分乏氧细胞,较适合进行多次分割放疗使得乏氧细胞不断氧化并逐步被杀死。目前美国国立综合癌症网络发布的胶质瘤指南、欧洲恶性胶质瘤指南及国内共识均将恶性胶质瘤经手术切除后 4w 开始放射治疗作为恶性胶质瘤综合治疗的标准方法。

(3)化学治疗:利用化疗可以进一步杀死实体肿瘤的残留细胞,有助于提高患者的无进展生存时间及平均生存时间。

(4)分子靶向治疗:即在细胞分子水平上,针对已经明确的致癌位点(该位点可以是肿瘤细胞内部的一个蛋白分子,也可以是一个基因片段),来设计相应的治疗药物。药物进入体内会特异地选择致癌位点相结合发生作用,使肿瘤细胞特异性死亡,而不会波及肿瘤周围的正常组织细胞的一种治疗方法。

(5)免疫治疗:免疫疗法可以通过激发自身免疫系统来定位和杀灭胶质瘤细胞。目前在胶质瘤免疫治疗方面虽然取得了一些进展,但所有的免疫治疗方案在临床试验中均不能完全清除肿瘤。尽管这种治疗方法有各种不足,但由于免疫治疗可以调动人体自身的免疫系统,产生特异性抗肿瘤免疫反应,其理论上是较理想的胶质瘤治疗方法。

5.神经胶质瘤的预后　随着影像诊断技术的发展、手术理念和设备的进步、放疗技术的日益更新以及化疗药物的不断推出,胶质瘤患者的预后得到了很大的改善。但神经胶质瘤侵袭性很强,目前仍无确切有效的治愈手段,特别是恶性胶质瘤,绝大多数患者预后很差,即使采取外科手术、放疗及化疗等综合疗法,五年生存率约 25%。

(二)饮食指导

(1)合理进食,保持良好的饮食习惯。注意低盐饮食,防止由于钠离子在机体潴留而引起血压升高,进而导致颅内压升高。

(2)增加纤维素类食物的摄入,如蔬菜、水果等,减少便秘发生,必要时可口服缓泻剂,促进排便。

(3)对胶质瘤术后的患者,除一般饮食外,可多食营养脑神经的食品,如酸枣仁、桑葚、白木耳、黑芝麻等。避免食用含有致癌因子的食物,如腌制品、发霉的食物、烧烤、烟熏类食品等。

(三)预防指导

(1)通过向患者提供有关疾病的康复知识,以提高患者自我保健的意识。

(2)为预防胶质瘤患者癫痫发作,应遵医嘱合理使用抗癫痫药物。口服药应按时服用,不可擅自减量、停药。若患者以往没有接受过化疗,可给予替莫唑胺口服,防止肿瘤复发。剂量为 $200mg/(m^2 \cdot d)$,28d 为一个周期,连续服用 5d;若患者以往接受过其他方案化疗,建议患者起始量为 $150mg/(m^2 \cdot d)$,28d 为一个周期,连续服用 5d。

(四)日常生活指导

(1)指导患者建立良好的生活习惯,鼓励患者日常活动自理,树立恢复健康的信心。

(2)指导患者要保持心情舒畅,避免不良情绪刺激。家属要关心体贴患者,给予生活照顾和精神支持,避免因精神因素引起病情变化。

二、脑膜瘤

【定义】

脑膜瘤是起源于脑膜及脑膜间隙的衍生物。它们可能来自硬膜成纤维细胞和软脑膜细胞,但大部分来自蛛网膜细胞,也可以发生在任何含有蛛网膜成分的地方,如脑室内脑膜瘤来自于脑室内的脉络丛组织。好发部位依次为:①矢状窦旁,约占 50%。②鞍结节。③筛窦。④海绵窦。⑤桥小脑角。⑥小脑幕等。

【术前护理】

1.协助患者完善各项相关检查

(1)做好血、尿、便常规及肝、肾、心、肺等检查。

（2）做好 CT、MRI 影像学检查。

2.加强安全防护措施

（1）癫痫为患者的首发症状，避免癫痫发作时发生意外，并及时遵医嘱使用抗癫痫药物。

（2）对有视力下降、视野缺损及肢体运动障碍患者，外出应有专人陪伴。

3.严密观察患者病情变化，防止因颅内压增高而发生脑疝

4.遵医嘱做好术前准备

【术前健康指导】

（1）介绍疾病及手术的相关知识，鼓励患者树立战胜疾病的信心。

（2）解释术前准备的必要性，尤其是女性患者剃头，取得患者的配合。

（3）训练患者床上排便、深呼吸、翻身，目的是预防术后并发症。

（4）对有癫痫症状、视力下降、视野缺损及肢体运动障碍患者，应加强安全防护措施，外出应有专人陪伴。

【术后护理】

（1）麻醉未清醒前取去枕平卧位，头偏向健侧，以防止呕吐物吸入呼吸道；清醒后取头高位，以利静脉回流，减轻脑水肿；较大脑膜瘤切除术局部留有较大腔隙时，应禁止患侧卧位，以防脑组织移位及脑水肿发生。

（2）术后应保持呼吸道通畅，对全麻未清醒或带气管插管者应注意吸痰，待患者完全清醒有吞咽反射，充分吸痰后方可拔管。对于痰液黏稠不易咳出者，必要时给予雾化吸入，术后应定时协助翻身，拍背，以利于痰液排出。

（3）麻醉清醒后 6h，如无吞咽障碍即可进食少量流质饮食。术后早期胃肠功能未完全恢复时，应尽量少量进食牛奶、糖类食物，防止其消化时产气过多，引起肠胀气。以后可逐渐过渡到高热量、高蛋白、易消化饮食。

（4）严密观察病情变化，准确监测并记录神志、瞳孔、生命体征、肢体活动变化情况，发现异常及时报告医师。①患者出现意识加深、瞳孔散大、对侧肢体活动障碍提示有颅内出血征象，应及时处理。②术后 3～5d 为脑水肿高峰期，及时使用脱水药、激素、人血清蛋白等治疗，以降低颅内压，缓解脑水肿，严格控制输液量和速度，避免加重脑水肿，并且注意纠正电解质紊乱。③观察头部伤口渗血情况，及时更换敷料，防止引起伤口感染。

（5）观察引流管是否通畅，有无扭曲、脱落，引流液的颜色、性状和量。留有脑室引流管的患者，严格掌握引流管的高度，引流液出口距离脑室 15～20cm，不可过高或过低。

（6）观察有无癫痫发作，分辨发作类型，及时应用抗癫痫药物，防止发生意外。

（7）出现精神症状者，遵医嘱对症用药，并使用约束带，注意保护患者。

【术后健康指导】

（1）饮食合理，加强营养，少食多餐，防止低蛋白及营养不良而引起的并发症。

（2）对有肢体活动障碍者，加强肢体功能锻炼，户外活动需有专人陪护，防止意外发生。

（3）有癫痫病史的患者，遵医嘱按时、定量口服抗癫痫药物，不得自行减量或停药。

（4）对有语言障碍患者，采用有效的沟通方式与患者交流，并进行语言训练。

(5)需定期复查,可能存在肿瘤复发。

(6)适当休息与活动。

三、垂体瘤

【概述】

垂体腺瘤是一种颅内良性肿瘤,好发于青壮年。近年垂体腺瘤的发病率明显增加,已占颅内肿瘤的第 2 位,有报道占 15％～20％。其危害有垂体激素过量分泌引起一系列的代谢紊乱和脏器损害;肿瘤压迫使其他垂体激素低下,引起相应靶腺的功能低下;压迫蝶鞍区结构,如视交叉、视神经、下丘脑等,导致相应功能低下。手术切除肿瘤是基本的治疗。对于微腺瘤及中等大小的肿瘤多采用显微手术方法,经鼻蝶窦,通过鞍底切除腺瘤。放疗对垂体腺瘤有一定效果。对肿瘤不能全切除或术后内分泌学检查表明仍有激素过度分泌的患者,应常规予以术后放疗。

【术前护理】

(1)同是垂体瘤,其临床表现、用药、治疗效果不尽相同。护理重点也不同,应根据患者不同临床表现给予护理。

(2)早期约 2/3 的患者有头痛,主要位于眶后、前额和双额部,程度轻,间歇性发作,多系肿瘤直接刺激或鞍内压增高,观察头痛情况,遵医嘱正确有效使用脱水药。

(3)视力视野障碍患者做好生活护理和安全防护,避免患者单独外出,以防意外发生。

(4)观察有无其他神经和脑损害症状,如尿崩症和下丘脑功能障碍、颅内压增高、精神症状、癫痫、嗅觉障碍、昏迷、鼻出血、脑脊液漏并发颅内感染等。

【术前健康指导】

(1)术前检查患者视力视野状况并记录,以便术后对比。

(2)术前要配合检查各种激素含量,以便术后对比。

(3)做好术前准备,如剪鼻毛,按时用滴鼻液清洁鼻腔,按时使用激

(4)术前加强营养,予以呼吸功能训练等。

【术后护理】

(1)术后由于鼻腔已在术中被填塞,应注意保持呼吸道通畅,及时清除口腔内分泌物,保持平卧头高 15°,手术当日禁食水,术后 24h 进热流食,多饮用淡盐水或含钾丰富的果汁(如橙汁),做好口鼻护理。

(2)视丘下部的损害的观察。①视力视野观察:术后应注意观察患者的视力情况,与术前视力情况比较;如患者突然视力下降或瞳孔散大伴有意识障碍时,应及早报告,以查明原因。②水电解质糖代谢紊乱和尿崩症的观察:导致尿量增多乃至尿崩。准确记录出入量,同时观察患者的皮肤颜色、性质、潮湿度来评价患者是否有脱水状态。禁止摄入含糖液体,防止渗透性利尿,加重尿崩。③中枢性高热护理:出现中枢性高热多发生于术后 12～48h,体温达 40℃ 以上,常伴有意识障碍、瞳孔缩小、脉搏快速、呼吸急促等神经功能紊乱症状。需采取物理和药物

降温,如冰敷大动脉处等,降温过程中防止冻伤、低温寒战和血管痉挛。据医嘱给予复方氨基比林等降温药物,必要时行人工冬眠亚低温治疗以控制体温,协助患者做好口腔护理,防止口唇干裂,嘱患者卧床休息,多饮水。④观察血压和心率的变化。⑤急性下丘脑损害可伴有急性肺水肿、肺出血。

(3)鼻腔分泌物的观察:严密观察鼻腔渗血情况,包括鼻腔分泌物量、性状,有无活动性出血,对以血性分泌物为主的活动性出血,应及时向医师汇报,及时处理。同时避免剧烈咳嗽和用力擤鼻涕,以防脑脊液鼻漏。

(4)脑脊液鼻漏:按脑脊液漏指南护理。

(5)颅内出血:观察患者有无意识、瞳孔、生命体征、视力、视野变化。如发现患者视物不清,视野缺损加重,同时伴有意识障碍,应及时通知医师,并做好再次手术止血的准备。

(6)垂体功能低下:患者表现为嗜睡、表情淡漠、少言懒语、食欲缺乏等。可口服地塞米松或静脉滴注氢化可的松。

(7)安全护理:患者多有视力障碍,外出活动或检查要有专人陪伴,病区布局合理,物品摆放整齐,无障碍物。将物品放置在患者视力好的一侧,并详细告知患者,以方便其拿取,防止碰伤或烫伤。保持病房地面干燥、清洁、无水迹,防滑、防摔伤。

【术后健康指导】

(1)手术后3d、1个月、3个月、6个月、1年复查头颅CT 1次,观察手术区域的动态变化,评价手术疗效。

(2)一般垂体瘤,不需做放疗,一些侵袭性垂体瘤,术后有残留或复发,要放疗或伽马刀治疗。

(3)用药指导。垂体瘤手术容易影响皮质醇激素的分泌,因此,手术前后要补充激素(泼尼松)。一般手术后服泼尼松5mg,每日3次,2w后改成5mg,每日2次,激素用量要遵医嘱调整,不能擅自更改剂量或突然停药。服药过程中定期监测体内激素水平。

四、颅咽管瘤

【概述】

颅咽管瘤是最常见的先天性颅内良性肿瘤,占先天性颅内肿瘤60%,主要见于小儿,占小儿颅内肿瘤的5%。约在胚胎第2周即在原始口腔顶出现一向上突起,逐渐伸长的盲囊,即Rathke囊,Rathke囊与原始口腔相连部分逐渐变细形成一管道,即颅咽管,正常情况下,在胚胎7~8w时逐渐退化消失。颅咽管瘤是发生在与Rathke囊有关的垂体前叶、垂体柄、漏斗、乳头体、灰结节视交叉及第Ⅲ脑室前部的肿瘤。

【临床表现】

1.颅内压增高症状　约80%患者临床表现有头痛、呕吐、视盘水肿以及展神经一侧或双侧麻痹。晚期可出现意识嗜睡乃至昏迷。

2.视力视野障碍　肿瘤位于鞍上常因直接压迫视神经、视交叉及视束,有70%~80%的患者出现视力、视野障碍,如双颞侧偏盲,部分偏盲或左右不对称的视野缩小。

3.垂体功能低下 因肿瘤压迫,特别是鞍内型肿瘤,垂体前叶受压导致生长激素及促性腺激素分泌不足,而出现生长发育障碍,儿童表现为身材矮小;成年患者表现为倦怠,少动,食欲减退,皮肤苍白细腻,男性阳痿,女性月经失调或停经。

4.下丘脑损害症状 体温偏低,意识嗜睡,尿崩症。

5.辅助检查

(1)CT:平扫时为较均匀的低密度灶。

(2)MRI:实质性颅咽管瘤 T_1 像为等信号,T_2 像为高信号;囊性颅咽管瘤内含较高浓度蛋白、胆固醇、正铁血红蛋白或同时含有以上两种或两种以上成分,在 T_1 和 T_2 加权像均显示高信号。

【治疗原则】

根据肿瘤的具体位置,选择不同的手术入路切除肿瘤,术后根据切除情况适当行放射治疗。

【护理评估】

了解患者的起病方式或首发症状,是否出现视力、视野障碍,头痛,多饮,多尿,身体体重异常;评估患者有无神经功能受损、下丘脑损害及精神异常。

【护理要点及措施】

1.头痛、呕吐 密切观察并评估头痛的程度、性质、部位、发作特点及持续时间,观察呕吐是否为喷射性,观察意识、瞳孔和生命体征,抬高床头 15°～30°,对于疼痛剧烈者,遵医嘱给予镇痛药或脱水药,观察用药后症状是否缓解,必要时行 CT 检查,以排除颅内血肿形成。

2.体位 应抬高床头 15°～30°,以利颅内静脉回流,减轻术后脑水肿;防止头部突然移位或扭转;术后 3～4d 即鼓励患者下床活动,促进胃肠蠕动,改善进食障碍。活动方法为先坐在床沿,双腿下垂,适应后下床边活动,以后逐渐增大活动范围。

3.并发症的护理

(1)尿崩症:观察患者有无烦渴等表现及准确记录每小时尿量和 24h 出入量,若患者尿量超过 300mL/h 或 24h 尿量＞4 000mL(应用脱水药时除外),表明水分排出过多;同时注意尿色、尿比重,尿的颜色呈浅黄绿色或近乎无色,亦提示尿崩的发生,应及时检测尿比重及血清离子分析。一旦发生尿崩及时补充水分以防脱水,如果尿量＜5 000mL/d,神志清醒者嘱多饮水,神志恍惚或昏迷者,术后 2～3h 给予留置胃管,经胃管补充水分,如果尿量＞5 000mL/d,尿比重＜1.005,应及时报告医师,遵医嘱给予口服去氨加压素片剂或垂体后叶素皮下注射。

(2)水电解质紊乱:最常见的电解质紊乱是低钠血症和高钠血症,与术后抗利尿激素(ADH)分泌不足、甘露醇脱水、尿崩症等原因有关;术后 3～5d 每 12h 测电解质 1 次,动态了解水电解质平衡情况,根据电解质情况指导患者饮食,及时调整水、电解质平衡。对于高钠和高氯患者应严格限制钠和氯的摄入,不可饮用各种苏打饮料,只可进大量白开水;低钠低氯患者补充高浓度氯化钠液以防脑水肿,补钠速度不宜过快过浓,以防引起高钠血症。

(3)高热:要采用物理降温,一般的冰敷、酒精浴降温不下,则使用亚低温机的冰毯和冬眠药物联合降温。

【健康教育】

(1)委婉告知患者遗留的视力障碍、生长迟缓、性器官发育不全等不能完全恢复,但通过药物治疗可部分改善,多鼓励患者进行康复训练。

(2)指导患者多进食高蛋白、富含营养饮食以增强机体抵抗力,促进康复。

(3)视力障碍者,注意防止烫伤。垂体功能障碍患者应遵医嘱坚持激素替代治疗,切不可随意漏服、更改剂量及间隔时间,不可因症状好转而自行停药。

(4)患者如出现原有症状加重或头痛、呕吐、抽搐、肢体麻木、尿崩等异常,应及时就诊。

(5)教会患者记录出入量的方法,出现多饮、多尿时,及时就诊;定期检查患者的血清电解质情况。

(6)术后3～6个月到门诊复查。

五、听神经鞘瘤

【概述】

听神经鞘瘤起源于听神经,多数发生于听神经的前庭部,少数发生于该神经的耳蜗部。肿瘤形成后缓慢增大,压迫内耳道内的耳蜗神经、面神经及内听动脉,由此产生前庭、耳蜗的功能障碍;进一步发展可压迫邻近的三叉神经、脑干、小脑及后组脑神经(第Ⅸ～Ⅺ对脑神经),产生相应结构的功能障碍;肿瘤压迫第四脑室可引起脑脊液循环受阻,产生脑积水,颅内压增高。属颅内良性肿瘤,全切除可以治愈,预后良好。

【临床表现】

1.早期症状　多由听神经的前庭神经及耳蜗神经损害开始,表现为眩晕、进行性单侧听力减退伴以耳鸣。首发症状多为耳鸣及耳聋,耳鸣往往持续时间较短,而耳聋症状发展缓慢,可持续数年或十数年,大多数不被患者所注意。

2.肿瘤邻近脑神经损害表现　一般以三叉神经及面神经损害多见,表现为患侧周围性面瘫,或患侧面部麻木、咬肌无力或萎缩。

3.共济失调　出现走路不稳,动作不协调等小脑性共济失调症状或一侧锥体束征表现。

4.颅内压增高　出现头痛、恶心、呕吐、视盘水肿等症状以及吞咽困难、饮水呛咳。

5.辅助检查

(1)神经耳科检查:由于患者早期仅有耳鸣、耳聋,常在耳科就诊,常用的是听力检查及前庭神经功能检查。

(2)CT及MRI检查:目前听神经鞘瘤诊断的金标准是Gd-DTDA增强的MRI,特别是当肿瘤很小(<1cm)或在内听道内,CT扫描阴性又高度怀疑肿瘤存在时,应该进行GD-DTPA增强的MRI。CT与MRI两种检查有相辅相成的作用,如CT发现有病侧内听道扩大时,增强CT可发现肿瘤,对于估计颅中窝入路时颞骨的气化程度及高颈静脉球与后半规管及底的距离有帮助。肿瘤较大时,MRI可提供对脑干压迫的范围、第四脑室是否通畅、脑积水是否存在的情况。对可疑听神经鞘瘤或CT检查难以确定时,全序列的MRI可作出鉴别诊断。

(3)脑干听觉诱发电位或脑干电反应听力测定:该检查方法为一种无创伤性电生理检查,阳性所见为 V 波延迟或缺失,约 95％以上的听神经鞘瘤有此表现,现已广泛用于本瘤的早期诊断。

【治疗原则】

1.显微外科手术治疗 大中型肿瘤经枕下乳突后开颅手术肿瘤切除术,小型肿瘤经迷路手术,经枕下入路手术肿瘤切除术。

2.立体定向放射治疗(γ-刀、X-刀) 无颅内压增高,肿瘤直径＜3cm 者可考虑,肿瘤较大者亦可先部分切除和(或)脑室分流术缓解颅高压后再行 γ-刀、X-刀治疗。

【护理评估】

了解患者起病方式或主要症状,评估有无剧烈头痛、呕吐、复视及视盘水肿,评估有无邻近脑神经受损,评估有无动作不协调,走路不平衡。

【护理要点及措施】

1.术前护理

(1)按神经外科疾病术前护理常规。

(2)做好安全管理:注意保护患者,有神经麻痹者应注意饮食、饮水温度、洗脸水温度以免烫伤患者、有耳聋及动作不协调者应协助患者日常生活(包括如厕、洗漱、进食等)以免摔伤患者。

(3)密切观察病情:主要观察患者头痛情况,有无颅内压增高症状,如头痛加剧、呕吐、复视等报告医师及时处理。

2.术后护理

(1)按神经外科术后护理常规护理。

(2)病情观察:密切观察患者的意识、瞳孔、生命体征及四肢活动情况,并准确记录。如出现头痛、头晕、呕吐及视力障碍,共济失调、烦躁不安、癫痫发作等症状,伴有血压升高,脉搏呼吸变慢,应及时通知医生。准备脑室穿刺包,密切观察意识状态的改变,防止脑疝的发生。

(3)做好管道护理:正确设置引流袋高度,保持引流通畅,避免扭曲、受压、脱落,观察引流液量、性质。每班记录并交接班,如引流量短时间大量增多,引流液颜色加深,且有分层现象,提示有颅内出血,应立即通知医师处理。躁动患者要适当约束四肢。

(4)饮食护理:术后患者意识完全清醒后,检查无后组脑神经损伤时,方可经口进食。对吞咽困难、呛咳的患者应给予留置胃管,给予鼻饲饮食,并注意观察胃液,以便及时发现并处理应激性溃疡。

(5)心理护理:及时告知患者手术效果,传达有利信息,以增强康复的信心,帮助患者缓解疼痛不适,使其减轻恐惧、抑郁反应。主动向患者解释可能存在的并发症、后遗症及其发生的原因和预后情况,同时鼓励患者积极对待人生,坦然接受现实。

3.并发症护理

(1)角膜炎、角膜溃疡:眼睑闭合不全,角膜反射减弱或消失,瞬目动作减少及眼球干燥为面神经、三叉神经损伤所致,如护理不当可导致角膜溃疡,甚至失明。故护理上需注意:眼睑闭合不全可用眼罩保护患侧眼球,或用蝶形胶布将上下眼睑黏合在一起,必要时做眼睑缝合术。白天定时滴入重组牛碱性成纤维细胞生长因子滴眼液,晚间睡前予重组牛碱性成纤维细胞生长因子眼用凝胶涂于上下眼睑之间,并给予蝶形胶布固定。

(2)面瘫的护理:观察能否完成皱眉、上台前额、闭眼、露齿、鼓双颊等动作,并注意观察双侧颜面是否对称,正确评估者面瘫程度。对于患者因口角歪斜、进食不便流涎而表现的不良心理做好耐心解释和安慰工作。加强口腔护理，保持口腔清洁，可鼓励患者嚼口香糖，既锻炼面部肌肉又可防止发生口腔感染。指导患者进行自我按摩、表情动作训练，并配合物理治疗，以促进神经功能恢复。

(3)脑脊液漏：与硬脑膜不缝合或缝合不严密，乳突小房封闭不严有关。患者可出现脑脊液耳漏或伤口处皮下积液。给予枕下垫无菌治疗巾，保持清洁、干燥、头部敷料如有渗湿，应及时报告医师给予更换，防止感染。嘱患者卧床休息，抬高床头 15°～30°，头偏向患侧，维持到脑脊液漏停止后 3～5d，目的是借重力使脑组织贴近硬脑膜漏孔处，促使粘连封闭，必要时行腰大池引流，或行脑脊液漏修补术。

【健康教育】

(1)指导患者及家属给予高热量、高蛋白、富含纤维素、维生素饮食，避免食用过硬、不易咬碎或易致误咽的食物，以免误入气管引起呛咳、窒息。

(2)长期鼻饲患者出院前教会家属鼻饲操作方法和注意事项，合理调配饮食，并注意饮食卫生，防止腹泻和便秘。

(3)教会面瘫患者手法按摩，鼓励患者坚持进行康复训练，防止面肌萎缩。

(4)听力障碍者尽量不单独外出，以免发生意外，必要时可配备助听器，或随身携带纸笔。

(5)术后 3～6 个月门诊复查。

第三章　妇产科常见疾病护理

第一节　生殖系统炎症

一、非特异性外阴炎

各种病原体侵犯外阴均可引起外阴炎,以非特异性外阴炎多见。

【诊断标准】

1.临床表现

(1)病史:糖尿病、尿瘘、粪瘘,阴道灌洗史等。

(2)症状:外阴部瘙痒、疼痛及灼热感,阴道分泌物增多。

(3)妇科检查:急性炎症时小阴唇内外侧红肿,可呈片状湿疹,严重时可见脓疱形成或浅小溃疡。慢性炎症时外阴皮肤粗糙增厚,可出现皲裂以及腹股沟淋巴结肿大。

2.辅助检查　需除外特异性外阴炎。

(1)阴道分泌物生理盐水悬液检查滴虫、真菌,除外特异性阴道炎引起的外阴炎。

(2)阴道分泌物检查清洁度、pH(一般清洁度多为Ⅲ度,pH$>$4.5);宫颈分泌物检查衣原体、淋病奈瑟菌。必要时行阴道分泌物细菌培养及药物敏感试验。

(3)外阴部溃疡必要时做活体组织病理检查及梅毒血清学检查。

(4)检查尿糖及血糖。

【治疗原则】

1.一般治疗

(1)保持外阴干燥,避免搔抓。

(2)0.02％高锰酸钾溶液坐浴,每日 2～3 次;或 3％～5％硼酸水坐浴,每日 1～2 次。

2.药物治疗　应针对病原体选择抗生素治疗。

【护理评估】

1.病史评估　评估患者本次发病的诱因,有无合并症状,目前的治疗及用药;评估既往病史、家族史、过敏史、手术史、输血史,有无糖尿病或粪瘘、尿瘘;了解患者有无烟酒嗜好、性格特征等。

2.身体评估　评估患者意识状态、神志与精神状况、生命体征、营养及饮食情况、BMI、排泄形态、睡眠形态、强迫体位、外阴皮肤情况,有无皮疹、破溃等。

3.风险评估　患者入院 2h 内进行各项风险评估,包括患者压疮危险因素评估、患者跌倒/坠床危险因素评估、日常生活能力评定。

4.心理—社会评估　了解患者的文化程度、工作性质、患者家庭状况以及家属对患者的理解和支持情况。

5.其他评估　评估患者的个人卫生、生活习惯、对疾病认知以及自我保健知识掌握程度。

【护理措施】

1.一般护理

(1)皮肤护理:外阴皮肤出现皮疹破溃的患者,密切观察皮损大小、严重程度及消退情况,保持皮肤清洁,床单位平整。告知患者内裤应柔软洁净,需每日更换,污染的内裤单独清洗,避免交叉、重复感染。

(2)饮食:禁酒;优化膳食结构,避免进食油腻、辛辣刺激性食物。

(3)生活护理:如患者因局部皮肤破溃活动受到限制时,协助患者大小便,将呼叫器置于患者易触及处,并采取预防跌倒、坠床护理措施;保持会阴部清洁,遵医嘱给予会阴擦洗、冲洗、烤灯等;及时更换清洁病号服、床单位及中单等。

2.病情观察

(1)皮肤:关注患者主诉;密切观察外阴皮肤有无皮疹、破溃、局部充血、肿胀(包括皮损大小,严重程度及消退情况)。

(2)分泌物:观察患者外阴皮损及阴道分泌物的性质、气味、量,警惕异常情况预防感染。

3.应用高锰酸钾的护理

(1)药理作用:本品为强氧化剂,对各种细菌、真菌等病原体有杀灭作用。

(2)用法:取高锰酸钾加温水配成 1:5 000 约 40℃ 溶液,肉眼观为淡玫瑰红色进行坐浴,每次坐浴 15～30min,每天 2 次。

(3)适应证:用于急性皮炎或急性湿疹,特别是伴继发感染时的湿敷及清洗小面积溃疡。

(4)禁忌证:月经期禁用、禁口服。

(5)注意事项:①本品仅供外用,因其腐蚀口腔和消化道,出现口内烧灼感、上腹痛、恶心、呕吐、口咽肿胀等。②本品水溶液易变质,故应临用前用温水配制,并立即使用。③配制时不可用手直接接触本品,以免被腐蚀或染色,切勿将本品误入眼中。④应严格在医生指导下使用,长期使用高锰酸钾,会引起阴道菌群紊乱。如浓度过高会刺激皮肤及黏膜。⑤用药部位如有灼烧感、红肿等情况,应停药,并将局部药物洗净,必要时向医生咨询。⑥不可与碘化物、有机物接触或并用。尤其是晶体,否则易发生爆炸。

(6)不良反应:高浓度反复多次使用可引起腐蚀性灼伤。

4.心理护理　倾听患者主诉,耐心解答患者的疑问,消除患者顾虑,使其积极配合治疗。许多患有非特异性外阴炎的患者普遍觉得羞于启齿,患者在医生为其检查、治疗等过程中易产生复杂的心理反应,为了尽快使患者适应陌生的环境,护士应有针对性地实施有效的心理护理。对患者的尊重与关爱是建立良好医患关系的关键,护士应给予患者安全感和信任感,在态度上应该和蔼可亲。通过身心护理使患者得到人性化的服务,提高医疗和护理服务的质量。

5.健康教育

(1)饮食:①禁烟酒。②优化膳食结构,避免进食辛辣刺激性食物(辣椒、姜、葱、蒜等)。应多食新鲜蔬菜和水果,以保持大便通畅。③多饮水,防止合并泌尿系感染。

(2)休息与活动:急性期应卧床休息。养成劳逸结合的生活习惯。避免骑自行车等骑跨类运动,减少摩擦。

(3)高锰酸钾坐浴指导:注意配制的浓度不宜过高,以免灼伤皮肤,每次坐浴 15～30min,每天 2 次。坐浴时要使会阴部浸没于溶液中,月经期禁止坐浴。

(4)出院指导:指导患者注意个人卫生,勤换内裤,保持外阴清洁干燥。局部严禁搔抓,勿用刺激性药物或肥皂擦洗。做好经期、孕期、分娩期及产褥期卫生,不穿化纤类及过紧内裤。

(5)感染防控:外阴破溃者要预防继发感染,使用柔软无菌会阴垫,减少摩擦和混合感染的机会。外阴溃疡或烧灼感时,建议硼酸粉坐浴、VE 霜外用。

二、滴虫性阴道炎

【病因】

滴虫性阴道炎是由阴道毛滴虫引起的常见阴道炎症。阴道毛滴虫适宜在温度 25～40℃、pH 5.2～6.6 的潮湿环境中生长,在 pH 5 以下或 7.5 以上的环境中则不生长。滴虫的生活史简单,只有滋养体而无包囊期,滋养体生存力较强,能在 3～5℃生存 21 日,在 46℃生存 20～60min,在半干燥环境中约生存 10h,在普通肥皂水中也能生存 45～120min。滴虫有嗜血及耐碱的特性,故于月经前、后阴道 pH 发生变化(经后接近中性)时,隐藏在腺体及阴道皱襞中的滴虫子月经前、后常得以繁殖,引起炎症发作。滴虫能消耗、吞噬阴道上皮内的糖原,并可吞噬乳杆菌,阻碍乳酸生产,使阴道 pH 升高。滴虫阴道炎患者的阴道 pH 5～6.5。滴虫不仅寄生于阴道,还常侵入尿道或尿道旁腺,甚至膀胱、肾盂以及男方的包皮皱褶、尿道或前列腺中。滴虫性阴道炎往往与其他阴道炎并存,美国报道约 60% 同时合并细菌性阴道病。

【传播途径】

1.性交直接传播　与女性患者有一次非保护性交后,近 70% 男子发生感染,通过性交男性传染给女性的概率可能更高。由于男性感染滴虫后常无症状,易成为感染源。

2.间接传播　经公共浴池、浴盆、浴巾、游泳池、坐式便器、衣物、污染的器械及敷料等间接传播。

【发病机制】

早在 1938 年研究人员即发现了阴道毛滴虫,但直到 1947 年才认识到阴道毛滴虫可引起阴道炎。由于缺乏理想的动物模型,对滴虫阴道炎的发病机制了解较少。滴虫主要通过其表面的凝集素(AP65、AP51、AP33、AP23)及半胱氨酸蛋白酶黏附于阴道上皮细胞,进而经阿米巴样运动的机械损伤以及分泌的蛋白水解酶、蛋白溶解酶的细胞毒作用,共同摧毁上皮细胞,并诱导炎症介质的产生,最后导致上皮细胞溶解、脱落、局部炎症发生。

【临床表现】

潜伏期为 4～28d。感染初期 25%～50% 的患者无症状,其中 1/3 将在 6 个月内出现症状,症状轻重取决于局部免疫因素、滴虫数量多少及毒力强弱。主要症状为阴道分泌物增多及外阴瘙痒,间或有灼热、疼痛、性交痛等。分泌物特点为稀薄脓性、黄绿色、泡沫状、有臭味。分泌物呈脓性是因为分泌物中含有白细胞;呈泡沫状、有臭味是因为滴虫无氧酵解碳水化合物,产生腐臭气体。瘙痒部位主要为阴道口及外阴。若尿道口有感染,可有尿频、尿痛,有时可见血尿。阴道毛滴虫能吞噬精子,并能影响精子存活,可致不孕。检查见阴道黏膜充血,严重者有散在出血斑点,甚至宫颈有出血点,形成"草莓样"宫颈,后穹窿有多量白带,呈灰黄色、黄白色稀薄液体或黄绿色脓性分泌物,常呈泡沫状。带虫者阴道黏膜无异常改变。

【诊断】

典型病例容易诊断,若在阴道分泌物中找到滴虫即可确诊。最简单的方法是生理盐水悬滴法:显微镜下见到呈波状运动的滴虫及增多的白细胞,有症状者阳性率达 60%～70%。对可疑患者,若多次悬滴法未能发现滴虫时,可送培养,准确性达 98% 左右。取分泌物前 24～48h 避免性交、阴道灌洗或局部用药,取分泌物时窥器不涂润滑剂,分泌物取出后应及时送检并注意保暖,否则滴虫活动力减弱,造成辨认困难。目前聚合酶链反应(PCR)也可用于滴虫的诊断,敏感性 90%,特异性 99.8%。

【治疗】

因滴虫性阴道炎可同时有尿道、尿道旁腺、前庭大腺滴虫感染,欲治愈此病,需全身用药,主要治疗药物为甲硝唑及替硝唑。

1.全身用药 初次治疗推荐甲硝唑 2g,单次口服;或替硝唑 2g,单次口服。也可选用甲硝唑 400mg,2 次/d,连服 7d;或替硝唑 500mg,2 次/d,连服 7d。女性患者口服药物的治愈率为 82%～89%,若性伴侣同时治疗,治愈率达 95%。服药后偶见胃肠道反应,如食欲减退、恶心、呕吐。此外,若出现头痛、皮疹、白细胞减少等时应停药。治疗期间及停药 24h 内禁饮酒,因其与乙醇结合可出现皮肤潮红、呕吐、腹痛、腹泻等戒酒样反应。甲硝唑能通过乳汁排泄,若在哺乳期用药,用药期间及用药后 24h 内不宜哺乳。服用替硝唑者,服药后 3d 内避免哺乳。

2.性伴侣的治疗 滴虫性阴道炎主要由性行为传播,性伴侣应同时进行治疗,治疗期间禁止性交。

3.随访 治疗后无症状者无须随诊,有症状者需进行随诊。部分滴虫性阴道炎治疗后可发生再次感染或于月经后复发,治疗后需随访至症状消失,对症状持续存在者,治疗后 7 日复诊。对初次治疗失败患者增加药物剂量及疗程仍有效。初次治疗失败者可重复应用甲硝唑 400mg,2～3 次/d,连服 7d。若治疗仍失败,给予甲硝唑 2g,1 次/d,连服 3～5d。

4.妊娠期滴虫阴道炎治疗 妊娠期滴虫性阴道炎可导致胎膜早破、早产及低出生体重儿、但甲硝唑治疗能否改善以上并发症尚无定论。妊娠期治疗可以减轻症状,减少传播,防止新生儿呼吸道和生殖道感染。美国疾病控制中心建议甲硝唑 2g,单次口服,中华医学会妇产科感染协作组建议甲硝唑 400mg 口服,2 次/d,共 7d,但用药前最好取得患者知情同意。

5.顽固病例的治疗 有复发症状的病例多数为重复感染。为避免重复感染,内裤及洗涤用的毛巾,应煮沸 5～10min 以消灭病原体,并应对其性伴侣进行治疗。对极少数顽固复发病例,应进行培养及甲硝唑药物敏感试验,可加大甲硝唑剂量及应用时间,2～4g/d,分次全身及局部联合用药(如 1g 口服,2 次/d,阴道内放置 500mg,2 次/d),连用 7～14d。也可应用替硝唑或奥硝唑治疗。

6.治愈标准　滴虫性阴道炎常于月经后复发,故治疗后检查滴虫阴性时,仍应每次月经后复查白带,若经 3 次检查均阴性,方可称为治愈。

【评估和观察要点】

1.评估要点　①健康史:了解个人卫生习惯,评估是否有诱发滴虫阴道炎的相关因素;既往有无阴道炎相关病史;月经周期与发病的关系。②身体评估:评估患者有无外阴瘙痒、分泌物增多等症状。

2.观察要点　①观察患者外阴情况,有无阴道黏膜充血、出血点等。②观察阴道分泌物的量、性状、气味。

【护理措施】

1.指导患者进行自我护理　①保持外阴清洁干燥,勤换内裤,避免搔抓外阴部,以免皮肤破损继发感染。②患者及其性伴侣治愈前避免无保护性行为。③患者内裤、坐浴等用物应煮沸 5～10min 消灭病原体,以避免交叉及重复感染的概率。

2.告知患者正确用药　甲硝唑:用药期间及停药 24h 内,禁止饮酒;哺乳妇女用药期间及停用药 24h 内应停止哺乳;如服药期间发生胃肠道反应及皮疹,应即时告知医师。替硝唑:用药期间及停药 72h 内,禁止饮酒;哺乳妇女服药后 72h 内应停止哺乳。

3.指导患者配合检查　取分泌物前 24～48h 避免性生活、阴道清洗或局部用药。

4.指导患者预防感染　滴虫阴道炎主要由性行为传播,应建议患者性伴侣同时治疗,避免相互传染,影响治疗效果。

5.治愈标准　为连续 3 次月经干净后,复查阴道分泌物中滴虫均为阴性。

【健康教育】

(1)告知患者取分泌物前 24～48h 避免性生活、阴道清洗或局部用药,以免影响检查结果。

(2)给予患者个人卫生指导,保持外阴清洁、干燥。内裤、毛巾等个人专用物品清洗后宜煮沸 5～10min,消灭病原体。

(3)告知患者阴道内用药方法,注意浓度、剂量。经期暂停阴道冲洗、坐浴和阴道内用药。

(4)告知患者治疗后需定期复查,了解治疗效果。

三、细菌性阴道炎

细菌性阴道病(BV)为阴道内正常菌群失调所致的一种混合感染。但临床及病理无炎症改变。正常阴道内以产生过氧化氢的乳杆菌占优势。细菌性阴道病时,阴道内能产生过氧化氢的乳杆菌减少,导致其他细菌大量繁殖,主要有加德纳菌、厌氧菌(动弯杆菌、普雷沃菌等)及人型支原体,其中以厌氧菌居多,厌氧菌数量可增加 100～1 000 倍。促使阴道菌群发生变化的原因仍不清楚,推测可能与频繁性交、多个性伴侣或阴道灌洗使阴道碱化有关。

【临床表现】

10%～40%患者无临床症状,有症状者主要表现为阴道分泌物增多,有鱼腥臭味,尤其性交后加重,可伴有轻度外阴瘙痒或烧灼感。分泌物呈鱼腥臭味是由于厌氧菌繁殖的同时可产生胺类物质所致。检查见阴道黏膜无充血的炎症表现,分泌物特点为灰白色,均匀一致,稀薄,常黏附于阴道壁,但黏度很低,容易将分泌物从阴道壁拭去。

细菌性阴道病除导致阴道炎症外,还可引起其他不良结局,如妊娠期细菌性阴道病可导致绒毛膜羊膜炎、胎膜早破、早产;非孕妇可引起子宫内膜炎、盆腔炎、子宫切除术后阴道顶端感染。

【诊断】

目前使用最广泛的是 Amsel 诊断标准。

(1)均质、稀薄、白色阴道分泌物,常黏附于阴道壁。

(2)线索细胞阳性:取少许阴道分泌物放在玻片上,加一滴 0.9% 氯化钠溶液混合,高倍显微镜下寻找线索细胞,与滴虫阴道炎不同的是白细胞极少。线索细胞即阴道脱落的表层细胞与细胞边缘贴附颗粒状物,即各种厌氧菌,尤其是加德纳菌,细胞边缘不清。

(3)阴道分泌物 pH>4.5。

(4)胺臭味试验阳性:取阴道分泌物少许放在玻片上,加入 10% 氢氧化钾溶液 1~2 滴,产生烂鱼肉样腥臭气味,系因胺遇碱释放氨所致。

具备上述标准的 3 条就可诊断 BV,其中第 2 条是必备的。其中阴道的 pH 是最敏感的指标,胺臭味试验是最具有高度特异性的指标,但该方法在实际工作中却常受到多种因素的干扰而影响临床诊断的准确性。除临床诊断标准外,还可应用革兰染色,根据各种细菌的相对浓度进行诊断。细菌性阴道病为正常菌群失调,细菌定性培养在诊断中意义不大。本病应与其他阴道炎相鉴别(表 3-1-1)。

表 3-1-1　细菌性阴道病与其他阴道炎鉴别

	细菌性阴道病	外阴阴道假丝酵母菌病	滴虫阴道炎
症状	分泌物增多,无或轻度瘙痒	重度瘙痒,烧灼感	分泌物增多,轻度瘙痒
分泌物特点	白色,均质,腥臭味	白色,豆腐渣样	稀薄、脓性、泡沫状
阴道黏膜	正常	水肿、斑块	散在出血点
阴道 pH	>4.5	<4.5	>5
胺试验	阳性	阴性	阴性
显微镜检查	线索细胞,极少白细胞	芽生孢子及假菌丝,少量白细胞	阴道毛滴虫,多量白细胞

【治疗】

治疗原则为选用抗厌氧菌药物,主要有甲硝唑、克林霉素。甲硝唑抑制厌氧菌生长,不影响乳杆菌生长,是较理想的治疗药物,但对支原体效果差。

1.口服药物　首选甲硝唑 400mg,2 次/d,口服,共 7d,或克林霉素 300mg,2 次/d,连服 7d。甲硝唑 2g 顿服的治疗效果差,目前不再推荐应用。

2.局部药物治疗　含甲硝唑的栓剂,1 次/d,连用 7d;或 2% 克林霉素软膏阴道涂布,每次 5g,1 次/d,连用 7d。口服药物与局部用药效果相似,治愈率 80% 左右。

3.微生物及免疫治疗　国内外大量研究证实,传统抗生素的应用或多或少地影响了阴道菌群的恢复,而应用乳酸杆菌制剂治疗细菌性阴道病及预防其复发效果显著。因此,从微生态学的角度出发,通过生态制剂调整疗法,扶正和保护阴道内的正常菌群的组成和比例,恢复其自然的免疫外来菌侵扰的能力,促进其本身的自净作用是治疗此类疾病的趋势。目前临床上常用的阴道用乳杆菌活菌胶囊(定君生)即为此类制剂,用法:1 粒/d,用 10d,阴道置入。

4.性伴侣的治疗 本病虽与多个性伴侣有关,但对性伴侣给予治疗并未改善治疗效果及降低其复发率,因此,性伴侣不需要常规治疗。

5.妊娠期细菌性阴道病的治疗 由于本病与不良妊娠结局如绒毛膜羊膜炎、胎膜早破、早产有关,任何有症状的细菌性阴道病孕妇及无症状的高危孕妇(有胎膜早破、早产史)均需治疗。由于本病在妊娠期有合并上生殖道感染的可能,多选择口服用药,甲硝唑 200mg,3 次/d,连服 7d;或克林霉素 300mg,2 次/d,连服 7d。

6.随访 治疗后无症状者不需常规随访。细菌性阴道病复发较常见,对症状持续或症状重复出现者,应告知患者复诊,接受治疗。可选择与初次治疗不同的药物。

【评估和观察要点】

1.评估要点 ①健康史:询问患者有无诱发细菌性阴道病的相关因素。②身体评估:评估患者有无外阴瘙痒、烧灼感等症状及其程度。

2.观察要点 观察患者外阴情况,皮肤有无搔抓痕迹或破溃;阴道分泌物的量、性状、气味等。

【护理措施】

(1)指导患者遵医嘱按照治疗方案周期正确用药。

(2)注意个人卫生,使用流动水清洁外阴,勤洗换内裤,避免搔抓会阴部造成皮肤损伤。

(3)治疗期间禁止游泳、盆浴,防止逆行感染。

(4)指导患者治疗期间性行为应采取保护性措施,防止交叉感染。

(5)指导选择清淡易消化、高维生素饮食,忌辛辣刺激性食物。

(6)给予患者心理护理及疾病知识的宣教,提高患者治疗的依从性,减少疾病的复发。

【健康教育】

(1)给予患者个人卫生指导,保持外阴清洁,禁用肥皂清洗外阴,不宜经常使用药液清洗阴道;勤洗换内裤,不穿化纤内裤和紧身衣;避免不洁性行为。

(2)告知患者规范治疗的重要性,进行用药治疗指导。

四、前庭大腺炎

前庭大腺位于两侧大阴唇的后 1/3 处深部,腺管开口于小阴唇内侧,邻近处女膜处。育龄妇女多见,幼女及绝经后妇女少见。主要病原体为内源性病原体,如葡萄球菌、大肠埃希菌、链球菌、肠球菌;性传播疾病的病原体主要为淋病奈瑟菌及沙眼衣原体等。前庭大腺可分泌黏液,滑润生殖器。在外阴受污染时易被细菌感染而发炎,称为前庭大腺炎。如腺管肿胀或渗出物凝聚而阻塞,脓液不能外流而形成脓肿,称为前庭大腺脓肿。

【病因】

(1)前庭大腺因解剖部位的特点,在性交、分娩或其他情况污染外阴部时,病原体易侵入而引起感染。其病原体多为葡萄球菌、链球菌、大肠埃希菌或淋球菌等混合感染。

(2)前庭大腺导管因炎症堵塞,引起腺体扩张而形成前庭大腺囊肿。前庭大腺脓肿未经治疗,急性炎症消退后,脓液吸收也可形成前庭大腺囊肿,可反复急性发作或破溃排脓。

【诊断】

(一)临床表现

1.症状 感染多为单侧,急性期局部疼痛、肿胀,甚至不能走路,形成脓肿时疼痛剧烈,常有发热,有时大小便困难。

2.体征

(1)检查发现大阴唇后1/3处有红肿硬块,触痛明显。若形成脓肿,肿块可增至鸡蛋大小,皮肤发红、变薄,可触及波动感,周围组织水肿,相应区域的淋巴结增大。

(2)如囊肿未合并感染,则在前庭大腺部位有向外突出的无痛性肿物,多为单侧发生。肿物外形呈椭圆形或圆形,大小不定,有囊性感,无压痛,其内容物为清亮透明的黏液。

(二)实验室检查

外周血中白细胞计数增高,尤其是中性粒细胞增高。取前庭大腺开口处或尿道口、尿道旁腺处的分泌物,做刮片染色或细菌培养,可获得致病菌。

(三)鉴别诊断

1.与大阴唇腹股沟斜疝相鉴别 斜疝与腹股沟相连,挤压后可复位,包块消失。用力屏气肿块胀大,质地较软,界限也不十分清楚。

2.与中肾管囊肿相鉴别 中肾管囊肿一般体积较小,表浅,不易发生感染,切除后经病理学检查可确诊。

【治疗】

(1)急性炎症时应卧床休息,保持外阴部清洁、干燥。经常更换内裤,避免局部摩擦。

(2)脓肿形成应立即引流并做造口术,局部热敷或坐浴,并给予抗生素消炎治疗。

(3)前庭大腺囊肿现多行造口术,CO_2激光囊肿造口术效果较好,术中出血少,不需缝合,局部无瘢痕形成并保留腺体功能。对于囊肿反复感染者可行前庭大腺囊肿切除术。

【护理评估】

1.病史评估 评估患者本次发病的诱因,有无合并症状,目前的治疗及用药;评估既往病史、家族史、过敏史、手术史、输血史,有无糖尿病或粪瘘、尿瘘;了解患者有无烟酒嗜好、性格特征等。

2.身体评估 评估患者意识状态、神志与精神状况、生命体征、营养及饮食情况、BMI、排泄形态、睡眠形态、强迫体位、外阴皮肤情况,有无皮疹、破溃等。

3.风险评估 患者入院2h内进行各项风险评估,包括患者压疮危险因素评估、患者跌倒/坠床危险因素评估、日常生活能力评定。

4.心理—社会评估 了解患者的文化程度、工作性质、患者家庭状况以及家属对患者的理解和支持情况。

5.其他评估 评估患者的个人卫生、生活习惯、对疾病认知以及自我保健知识掌握程度。

【护理措施】

1.一般护理

(1)皮肤护理:保持皮肤清洁、床单位平整、内裤柔软洁净、每日更换,污染内裤单独清洗。

(2)饮食:禁酒,忌辛辣食物。

(3)休息与活动:急性期嘱患者卧床休息,活动时减少局部摩擦。

(4)生活护理:如患者因局部肿胀、疼痛、烧灼感而导致行动不便时,协助患者大小便,并将呼叫器置于患者易触及处;脓肿切开引流及造口术后,遵医嘱擦洗或协助患者坐浴;实施预防跌倒、坠床护理措施;及时更换清洁病号服、床单位及中单等。

2.病情观察

(1)皮肤:关注患者主诉,密切观察外阴部局部充血、肿胀或破溃情况(包括脓肿严重程度及消退情况)。

(2)行脓肿切开引流及造口术后,观察引流液的性质、气味及引流量,警惕感染加重。

(3)注意观察有无发热等全身症状。

3.用药护理

(1)遵医嘱给予抗生素及镇痛剂。

(2)脓肿切开引流及造口术后,外阴用0.5%碘附棉球擦洗,2次/d。伤口愈合后改用1:5 000高锰酸钾坐浴,每次坐浴15~30min,2次/d。

4.坐浴指导 实施坐浴时先将坐浴盆刷洗干净,并做到专人专用。盆内放入清洁的热水约八分满,温度41~43℃,注意不要过烫,以免烫伤。坐浴前清洁外阴及肛周,坐浴时将伤口完全浸入药液中,每次坐浴15~30min,中间可以加入热水以维持水温,每日坐浴1~2次。

5.心理护理 许多患有前庭大腺炎的患者普遍觉得羞于启齿,患者在医生为其检查、治疗等过程中易发生复杂的心理反应。倾听患者主诉,耐心解答患者的疑问,消除患者顾虑,使其积极配合治疗。尽快使患者适应陌生的环境,护士应有针对性地实施有效的心理护理。

6.健康教育

(1)饮食:禁烟、酒,避免进食辛辣刺激性食物。应多食新鲜蔬菜和水果,以保持大便通畅;多饮水,防止合并泌尿系感染。

(2)休息与活动:急性期卧床休息;非急性期也要劳逸结合,避免骑自行车等骑跨类运动,以减少局部摩擦。

(3)用药指导:严格遵照医嘱用药,坚持每天坐浴直至痊愈,避免病情反复或产生耐药。

(4)卫生指导:指导患者注意个人卫生,勤换内裤,不穿化纤类及过紧内裤,保持外阴清洁干燥。局部严禁搔抓,勿用刺激性药物或肥皂擦洗。

(5)感染防控:局部严禁搔抓,勿用刺激性药物或肥皂擦洗,指导患者注意经期、孕期、分娩期及产褥期卫生,勤换内裤,保持外阴清洁干燥,预防继发感染。

五、子宫颈炎症

宫颈炎症是常见的女性下生殖道炎症。宫颈炎症包括宫颈阴道部及宫颈管黏膜炎症。因宫颈阴道部鳞状上皮与阴道鳞状上皮相延续,阴道炎症可引起宫颈阴道部炎症。临床多见的宫颈炎是宫颈管黏膜炎。若宫颈管黏膜炎症得不到及时彻底治疗,可引起上生殖道炎症。

【病因及病原体】

病因包括:①机械性刺激或损伤长期慢性刺激是宫颈炎的主要诱因,如已婚妇女多发,与性生活有一定的关系。分娩、人工流产、诊断性刮宫等可引起宫颈裂伤或损伤而导致细菌感染引起炎症。加之宫颈内膜皱襞多,易藏细菌,感染后不易清除,且宫颈分泌物多而有利于细菌生长。②与化学药物刺激、腐蚀或对药物及男性精液的过敏反应有关。

宫颈炎的病原体有:①性传播疾病病原体,淋病奈瑟菌及沙眼衣原体,主要见于性传播疾病的高危人群。②内源性病原体,部分宫颈炎的病原体与细菌性阴道病、生殖支原体感染有关。

【临床表现】

大部分患者无症状。有症状者主要表现为阴道分泌物增多,可为白色、淡黄或脓性或血性,有时有接触性出血,可伴有外阴瘙痒、下腹坠痛、腰骶部酸胀,经期劳累后加重。黏稠脓性白带不利于精子存活及穿过,可引起不孕症。此外,可出现经间期出血,性交后出血等症状。若合并尿路感染,可出现尿急、尿频、尿痛。妇科检查见宫颈充血、水肿、黏膜外翻,有黏液脓性分泌物附着,甚至从宫颈管流出,宫颈管黏膜质脆,容易诱发出血

【诊断】

1.两个特征性体征

(1)宫颈管或宫颈管棉拭子标本上,肉眼见到脓性或黏液脓性分泌物。

(2)棉拭子擦拭宫颈管时,容易诱发宫颈管内出血。

2.检测宫颈管分泌物或阴道分泌物中的白细胞

(1)宫颈管脓性分泌物涂片作革兰染色,中性粒细胞>30/高倍视野。

(2)阴道分泌物湿片检查,白细胞>10/高倍视野。

出现两个特征性体征,显微镜检查阴道分泌物白细胞增多,即可做出宫颈炎症的初步诊断。宫颈炎症诊断后,需进一步做衣原体及淋病奈瑟菌的检测,以及有无细菌性阴道病及滴虫阴道炎。

【治疗】

主要为针对病原体的抗生素药物治疗。

(1)单纯急性淋病奈瑟菌性宫颈炎,主张大剂量、单次给药,常用药物有第三代头孢菌素,如头孢曲松 250mg,单次肌内注射,或头孢克肟 400mg,单次口服;氨基苷类的大观霉素 4g,单次肌内注射。

(2)沙眼衣原体感染所致宫颈炎:治疗药物主要有四环素炎,如多西环素 100mg,2 次/d,连服 7d;红霉素类,主要有阿奇霉素 1g 单次顿服,也可红霉素 500mg,4 次/d,连服 7d;喹诺酮类,主要有氧氟沙星 300mg,2 次/d,连服 7d;左氧氟沙星 500mg,1 次/d,连服7d。

(3)对于合并细菌性阴道病者:同时治疗细菌性阴道病,否则将导致宫颈炎持续存在。

(4)由于淋病奈瑟菌感染常伴有衣原体感染,建议如为淋菌性宫颈炎,可不进行衣原体的检查而直接同时应用治疗淋病及衣原体感染的药物。

【护理评估】

(一)健康史

询问患者平时月经量及颜色,有无痛经,是否不孕,有无分娩、流产或手术损伤宫颈后的感

染史,有无性传播疾病发生。

（二）身体状况

患者的主要症状是白带增多,依据病原体的种类、炎症的程度不同,白带的性状可呈乳白色黏液状,也可呈淡黄色脓性或血性。当炎症沿宫骶韧带扩散到盆腔时,患者可有腰骶部疼痛,盆腔部下坠痛等表现。宫颈黏稠脓性分泌物不利于精子通过,可造成不孕。妇科检查可见宫颈呈不同程度糜烂、肥大、息肉、裂伤、外翻及宫颈腺囊肿等。

（三）心理—社会状况

由于病程较长,治疗效果往往不明显或不理想,患者常对治疗缺乏信心。部分患者常因担心癌变而焦虑、抑郁、失眠等。

【护理诊断】

1.组织完整性受损 与炎症及分泌物刺激有关。

2.焦虑 与局部不适、病程较长及担心恶变有关。

【护理目标】

(1)经过治疗,病变组织修复,症状消失。

(2)患者焦虑减轻或消失,主动配合治疗。

【护理措施】

（一）心理护理

耐心了解患者的心理感受,向患者及家属解释疾病的危害及防治的必要性,讲解疾病过程及防治措施,帮患者树立治疗信心,使其积极配合治疗。

（二）治疗配合

向患者解释治疗的方法和必要性,协助做宫颈刮片细胞学检查,以排除宫颈癌。根据医嘱配合医生进行治疗。

1.药物治疗 局部药物治疗适用于糜烂面小、炎症浸润较浅的病例。可选用中药宫颈粉涂擦于宫颈上或用栓剂塞于阴道后穹窿。用药应于月经干净后进行,每月连用 5～7d,3 个月为一个疗程。宫颈黏膜炎可全身应用抗生素。

2.物理治疗 物理疗法是宫颈糜烂最常用的治疗方法,其原理是将糜烂面单层柱状上皮破坏,使其坏死脱落,由新生的鳞状上皮覆盖。创面愈合需 3～4w,病变较深者需 6～8w。物理治疗应于月经干净后 3～7d 内进行。急性生殖器炎症者,禁忌物理治疗。

配合治疗时,应告知患者物理治疗的注意事项:①术后每天清洗外阴 2 次,保持外阴清洁,2 个月内禁止性交和盆浴。②在宫颈创面痂皮脱落前,阴道可有大量黄水流出。③术后 1～2w 脱痂时可见少量血水或少许流血,此为正常,不需就诊,但出血量多者需及时就诊。④一般于术后两次月经干净后 3～7d 复查,未痊愈者可择期再做第二次治疗。

（三）健康指导

指导患者定期做妇科检查,早期发现宫颈炎,并予以积极治疗,阻断癌前病变;同时,做好月经期、妊娠期、分娩期、产褥期及人流后的卫生保健,保持良好的卫生习惯。

【护理评价】

(1)经过治疗,病变组织是否修复,症状是否消失。

(2)患者焦虑是否减轻或消失,有无主动配合治疗。

六、盆腔炎性疾病

盆腔炎性疾病(PID)包括子宫内膜炎、子宫肌炎、输卵管炎、输卵管卵巢炎、输卵管-卵巢脓肿、盆腔结缔组织炎及盆腔腹膜炎。几乎所有的盆腔炎都由上行感染所致,最重要的病原体为沙眼衣原体和(或)淋病奈瑟菌。引起盆腔炎的其他病原体还有需氧及兼性厌氧菌等。

以往所说的慢性盆腔炎现多被视为盆腔炎性疾病的后遗症。

【诊断标准】

PID 的临床表现各异,因此其诊断通常依据临床症状、体征和实验室检查。在性活跃女性及其他患性传播感染危险患者,如满足最低诊断标准又无其他病因,应开始 PID 经验治疗。

1.最低诊断标准 子宫压痛或附件压痛或宫颈举痛。

2.支持 PID 诊断的附加条件

(1)口腔温度≥38.3℃。

(2)宫颈或阴道黏液脓性分泌物。

(3)阴道分泌物显微镜检查有大量白细胞。

(4)红细胞沉降率加快。

(5)C 反应蛋白水平升高。

(6)实验室检查证实有宫颈淋病奈瑟菌或沙眼衣原体感染。

如有条件应积极寻找致病微生物。

3. PID 的最特异诊断标准

(1)子宫内膜活检显示有子宫内膜炎的病理组织学证据。

(2)经阴道超声检查或磁共振显像技术显示输卵管管壁增厚、管腔积液,可伴有盆腔游离液体或输卵管卵巢包块。

(3)腹腔镜检查结果符合 PID 表现。

【治疗原则】

1.原则 以抗生素抗感染治疗为主,必要时行手术治疗。根据经验选择广谱抗生素覆盖可能的病原体,包括淋病奈瑟菌、沙眼衣原体、支原体、厌氧菌和需氧菌等。

2.具体方案

(1)静脉给药:

①静脉给药 A 方案:头孢替坦 2g,静脉滴注,1 次/12h;或头孢西丁 2g,静脉滴注,1 次/6h。加用:多西环素 100mg,口服,1 次/12h(或米诺环素 100mg,口服,1 次/12h);或阿奇霉素 0.5g,静脉滴注或口服,1 次/d。

注意:

a.其他二代或三代头孢菌素(如头孢唑肟、头孢噻肟和头孢曲松)也可能对 PID 有效并有可能代替头孢替坦和头孢西丁,而后两者的抗厌氧菌效果更强。

b.对输卵管卵巢脓肿的患者,通常在多西环素(或米诺环素或阿奇霉素)的基础上加用克林霉素或甲硝唑,从而更有效地对抗厌氧菌。

c.临床症状改善后继续静脉给药至少 24h,然后转为口服药物治疗,共持续 14d。

②静脉给药 B 方案:克林霉素 900mg,静脉滴注,1 次/8h。加用:庆大霉素负荷剂量(2mg/kg),静脉滴注或肌内注射,维持剂量(1.5mg/kg),1 次/8h;也可采用 1 次/d 给药。

注意:

a.临床症状改善后继续静脉给药至少 24h,继续口服克林霉素 450mg,每天 1 次,共 14d。

b.对输卵管卵巢脓肿的患者,应用多西环素(或米诺环素或阿奇霉素)加甲硝唑或多西环素(或米诺环素或阿奇霉素)加克林霉素比单纯应用多西环素(或米诺环素或阿奇霉素)对治疗厌氧菌感染更优越。

c.注意两药的不良反应。

③静脉给药替代方案

a.氧氟沙星 400mg,静脉滴注,1 次/12h,加用甲硝唑 500mg,静脉滴注,1 次/8h;或左氧氟沙星 500mg,静脉滴注,1 次/d,加用甲硝唑 500mg,静脉滴注,1 次/8h;或莫西沙星 400mg,静脉滴注,1 次/d。

b.氨苄西林/舒巴坦 3g,静脉滴注,1 次/6h,加用:多西环素 100mg,口服,1 次/12h,或米诺环素 100mg,口服,1 次/12h;或阿奇霉素 0.5g,静脉滴注或口服,1 次/d。

(2)非静脉药物治疗:①非静脉药物治疗 A 方案:氧氟沙星 400mg,口服,2 次/d,加用甲硝唑 500mg,口服,2 次/d,共 14d;或左氧氟沙星 500mg,口服,1 次/d,加用甲硝唑 500mg,口服,2 次/d,共 14d;或莫西沙星 400mg,口服,1 次/d,共 14d。②非静脉给药治疗 B 方案:头孢曲松 250mg,肌内注射,单次给药;或头孢西丁 2g,肌内注射,加丙磺舒 1g,口服,均单次给药;或其他三代头孢类药物,例如头孢唑肟、头孢噻肟等非静脉给药。加用:多西环素 100mg,口服,1 次/12h;或米诺环素 100mg,口服,1 次/12h;或阿奇霉素 0.5g,口服,1 次/d,共 14d。可加用:甲硝唑 500mg,口服,2 次/d,共 14d。③非静脉药物治疗替代方案:阿莫西林/克拉维酸加用多西环素可以获得短期的临床效果,但胃肠道不良反应可能会影响该方案的依从性。

(3)手术治疗:指征①药物治疗无效:输卵管卵巢脓肿或盆腔脓肿经药物治疗 48～72h,体温持续不降,患者中毒症状加重或包块增大者。②脓肿持续存在:经药物治疗病情有好转,继续控制炎症数日(2～3w),包块仍未消失但已局限化。③脓肿破裂:突然腹痛加剧,寒战、高热、恶心、呕吐、腹胀。检查腹部拒按或有中毒性休克表现,应怀疑脓肿破裂。

手术可根据情况选择经腹手术或腹腔镜手术。手术范围应根据病变范围、患者年龄、一般状态等全面考虑。原则以切除病灶为主。年轻妇女应尽量保留卵巢功能,以采用保守性手术为主;年龄大、双侧附件受累或附件脓肿屡次发作者,行全子宫及双附件切除术;对极度衰弱危重患者的手术范围需按具体情况决定。若盆腔脓肿位置低、突向阴道后穹隆时,可经阴道切开排脓,同时注入抗生素。

3.随访　建议对于沙眼衣原体和淋病奈瑟菌感染的 PID 患者,还应在治疗结束后 4～6w 时重新筛查上述病原体。

4.性伴的治疗　对 PID 患者出现症状前 60 日内接触过的性伴进行检查和治疗。在女性 PID 患者治疗期间应避免无保护屏障(避孕套)的性交。

5.预防　沙眼衣原体感染筛查和高危妇女的治疗能有效降低 PID 的发病率。对高危妇女的宫颈分泌物筛查可以预防大部分 PID 的发生。

【护理评估】

1.病史评估　评估患者本次发病的诱因,有无急性感染病史,有无发热,有无尿频、尿痛、腹泻等;评估病程长短,月经情况,有无不孕等情况;了解目前的治疗及用药;评估既往病史、家族史、过敏史、手术史、输血史等。

2.身体评估　评估意识状态、神志、精神状况、生命体征、营养及饮食情况、BMI、排泄形态、睡眠形态,有无大小便困难,是否采取强迫体位。

3.风险评估　患者入院 2h 内进行各项风险评估,包括患者压疮危险因素评估、患者跌倒/坠床危险因素评估、日常生活能力评定。

4.心理社会评估　了解患者的文化程度、工作性质、患者家庭状况以及家属对患者的理解和支持情况。评估个人卫生、生活习惯,有无烟酒嗜好,对疾病认知以及自我保健知识掌握程度。

【护理措施】

1.一般护理

(1)皮肤、黏膜护理:高热患者,皮肤长期处于潮湿状态,全身免疫力也下降,易发生压疮、感染,应及时更换潮湿的衣裤、床单,保持床单位平整,定时翻身;高热患者的唾液分泌减少,口腔黏膜干燥,口腔内食物残渣易发酵,细菌易生长繁殖,应嘱患者多饮水,多漱口,必要时给予口腔护理;行冰袋降温时,选择合理部位(如腋下、额头,腹股沟等),禁忌用于枕后、耳郭、心前区、腹部、足底等处,并定时更换冷敷部位,避免冻伤,酒精擦浴浓度不宜过高,以 25%～35% 为宜,注意酒精过敏者禁用,避免对皮肤造成损伤。盆腔炎症患者有时会伴阴道大量脓性分泌物,长期刺激外阴皮肤会出现皮疹、破溃,应密切观察会阴部皮肤情况,告知患者保持清洁,每日更换内裤,污染的内裤单独清洗,避免交叉、重复感染。

(2)饮食:高热期间应选择高营养易消化的流食,如豆浆、藕粉、果泥、菜汤等;体温下降或病情好转时,可进食半流食或普食,如面条、粥,配以高蛋白、高热量、高维生素易消化的菜肴,如精瘦肉、豆制品、蛋黄及各种新鲜蔬菜等。

(3)生活护理:保持室内清洁舒适、通风良好,合理降低室温,有利于降低患者体温;高热、大汗时注意保暖;必要时遵医嘱给予口腔护理,预防口腔疾病;长期高热者,机体处于高代谢状态,食欲不佳,活动耐力下降,更应加强生活护理,如协助患者起床如厕等;将呼叫器置于患者手边,实施预防跌倒、坠床护理措施;保持会阴部清洁,遵医嘱给予会阴擦(冲)洗,及时更换清洁、干燥的病号服、床单位及中单等。

2.病情观察

(1)生命体征:密切观察体温的变化,有预见性地给予护理干预,体温过高时给予物理降温;监测患者的出入量,预防脱水。

(2)疼痛:观察患者疼痛的性质、程度,及早发现病情变化给予积极处理。

(3)皮肤、黏膜:观察口腔黏膜情况,预防口腔炎症;观察高危部位皮肤情况,预防压疮。

(4)并发症:警惕因长期高热导致严重脱水、高热惊厥甚至循环衰竭、酸中毒等情况的发生;预防感染控制不佳造成的全身感染,如菌血症、败血症等。

3.用药护理

(1)头孢霉素类或头孢菌素类药物:头孢霉素类,如头孢西丁钠2g,静脉滴注,1次/每6h;或头孢替坦二钠2g,静脉滴注,1次/12h。常加用多西环素100mg,1次/12h,静脉或口服。头孢菌素类,如头孢呋辛钠、头孢唑肟钠、头孢曲松钠,头孢噻肟钠也可选用。临床症状改善至少24h后转为口服药物治疗,多西环素100mg,1次/12h,连用14d。对不能耐受多西环素者,可用阿奇霉素替代,每次500mg,1次/d,连用3d。对输卵管卵巢脓肿的患者,可加用克林霉素或甲硝唑,从而更有效地对抗厌氧菌。

(2)克林霉素与氨基糖苷类药物联合方案:克林霉素900mg,1次/8h,静脉滴注;庆大霉素先给予负荷量(2mg/kg),然后给予维持量(1.5mg/kg),1次/8h,静脉滴注。临床症状、体征改善后继续静脉应用24～48h,克林霉素改为口服,每次450mg,4次/d,连用14d;或多西环素100mg,口服,1次/12h,连服14d。

4.专科指导　预防炎症扩散,禁止阴道冲洗,尽量避免阴道检查。严格执行无菌操作,防止医源性感染。

5.心理护理　盆腔炎患者一般病程较长,患者心理较为复杂,多有焦虑,应做好心理疏导,减轻患者心理压力。注意倾听患者主诉,耐心解答患者疑问,消除患者顾虑,有针对性地实施有效的心理护理,使其积极配合治疗。患者多会担心发生盆腔炎性疾病后遗症,影响家庭生活和夫妻感情,护士应获取患者的信任,告知患者疾病及预防知识,使患者树立治疗疾病的信心,保持乐观情绪。

6.健康教育

(1)饮食:健康合理的饮食调理有利于患者免疫力以及体质的增强。患者应加强营养,多饮水,避免进食生冷、辛辣等刺激性食物,定时定量进食。发热时选择高营养易消化的流食,如豆浆、藕粉、果泥、菜汤等,体温下降或病情好转时,可进半流食或普食,如面条、粥,配以高蛋白、高热量、高维生素易消化的菜肴,如精瘦肉、豆制品、蛋黄及各种新鲜蔬菜等。

(2)休息活动:急性期采取半卧位卧床休息使感染局限。得到控制后应加强锻炼,增加机体免疫力,预防慢性盆腔炎急性发作。

(3)用药指导:指导患者连续彻底用药,及时治疗盆腔炎性疾病,防止后遗症发生。

(4)宣讲疾病相关知识:①讲解盆腔炎发病原因及预防复发的相关知识。②急性期应避免性生活及阴道操作;指导患者保持外阴清洁、养成良好的经期及性生活卫生习惯。③对沙眼衣原体感染高危妇女进行筛查和治疗可减少盆腔炎性疾病的发病率。虽然细菌性阴道炎与盆腔炎性疾病相关,但检测和治疗细菌性阴道炎能否降低盆腔炎性疾病发病率,至今尚不清楚。④及时治疗下生殖道感染。

七、性传播疾病

【淋病】

淋病是指由淋病奈瑟菌(简称淋菌)引起的以泌尿生殖系统化脓性感染为主要表现的性传

播疾病。

(一)临床表现

(1)妊娠早期淋菌性宫颈管炎,可导致感染性流产及人工流产后感染。

(2)妊娠晚期易发生胎膜早破,时间长可导致绒毛膜羊膜炎。

(3)分娩后易发生淋菌播散,引起子宫内膜炎、输卵管炎,严重者可致播散性淋病。

(4)早产和胎儿宫内感染,胎儿生长受限、胎儿窘迫,甚至死胎、死产。

(5)新生儿淋菌性结膜炎、肺炎,甚至淋菌败血症。

(二)护理要点

1.妊娠期护理

(1)淋病孕妇应及时治疗。

(2)指导孕妇保持外阴清洁,勤更换内衣裤。

(3)妊娠晚期易发生胎膜早破,指导孕妇避免增加腹压的动作。

(4)若胎膜破裂应观察羊水性状、颜色和气味等。

(5)注意监测胎心,指导孕妇计数胎动,发现异常及时处理。

2.新生儿护理

(1)注意新生儿眼部护理,新生儿娩出后应遵医嘱使用1%硝酸银液滴眼,预防淋菌性眼炎及播散性淋病。

(2)注意观察新生儿反应,注意新生儿淋菌性关节炎、淋菌性脑膜炎、淋菌性败血症等的发生。

(3)遵医嘱预防性使用头孢曲松25～50mg/kg肌内注射或静脉注射,单次给药。

3.健康教育

(1)在药物治疗的同时进行卫生宣教,说明淋病的传播途径及对胎儿、新生儿、孕产妇及家属的危害,强调在急性期彻底治疗与隔离的必要性。

(2)治疗期间严禁性生活,指导治愈后随访,一般治疗后7日取宫颈管分泌物做涂片及细菌培养,连续3次均为阴性为治愈。

【梅毒】

梅毒是指由苍白螺旋体引起的生殖器、所属淋巴结及全身病变的性传播疾病。

(一)临床表现

(1)患梅毒孕妇早期表现为皮肤黏膜损害,晚期侵犯心血管系统、神经系统等重要系统,造成劳动力丧失甚至死亡。

(2)患梅毒孕妇能通过胎盘将螺旋体传给胎儿引起晚期流产、早产、死产或分娩先天梅毒儿。

(3)先天梅毒儿(也称为胎传梅毒儿):①早期表现为皮肤大疱、皮疹、鼻炎及鼻塞、肝脾大、淋巴结增大。②晚期先天梅毒多出现在2岁以后,表现为楔状齿、鞍鼻、间质性角膜炎、骨膜炎、神经性耳聋等。

(二)护理要点

1.指导患梅毒孕妇规范治疗

(1)早期和晚期梅毒孕妇,首选青霉素治疗,若对青霉素过敏,改用红霉素或多西环素,禁用四环素类药物,注意观察药物疗效及药物反应,有异常及时报告医师。

(2)做好随访指导工作。

2.新生儿监护与隔离

(1)常规行梅毒血清检查,遵医嘱用药。

(2)注意观察新生儿体温、体重、尿量、睡眠时间及精神状况,注射部位有无硬块,如有异常做相应处理。

(3)新生儿沐浴与治疗安排在最后进行,仔细观察全身皮肤情况。

(4)母亲乳头如有破损,不宜母乳喂养。

3.健康教育

(1)治疗期间严禁性生活,性伴侣同时进行检查和治疗,治疗后进行随访。

(2)教会梅毒孕产妇患者可行的消毒隔离方法。

(3)告知患梅毒孕产妇,抗梅毒治疗 2 年内,梅毒血清学试验由阳性转为阴性,脑脊液检查阴性,为血清学治愈。

(4)第 1 年每 3 个月随访 1 次,以后每半年随访 1 次,应随访2～3 年。

(5)对 3 个月内接触过传染性梅毒的性伴侣应追踪检查和治疗。

【尖锐湿疣】

尖锐湿疣是由人乳头状瘤病毒引起,多数由性传播途径传播,又称性病疣,现已成为常见的性传播疾病。潜伏期为 1～3 个月。早年性交、多个性伴侣、免疫力低下、吸烟及高性激素水平等是其发病的高危因素。温暖、潮湿的外阴皮肤黏膜交界处有利于人乳头状瘤病毒的生长繁殖。

(一)护理评估

1.健康史　询问有无不洁性生活史,了解发病经过和诊治过程,同时了解患者性伴侣的发病情况。

2.身体评估

(1)症状:常不明显,患者可有瘙痒、烧灼痛或性交后疼痛。

(2)体征:外阴、大小阴唇、阴蒂、尿道口、阴道子宫颈及肛门周围有微小散在、柔软的乳头状疣,或为小而尖的丘疹,质地稍硬,孤立、散在或呈簇状,呈粉色或白色。病灶逐渐增大、增多,可互相融合成鸡冠状或菜花状,顶端可有角化或感染、溃烂。

(3)心理、社会状况:患者会出现紧张、恐惧等心理反应,表现为不愿就医或就医时隐瞒有关病史。

(二)护理诊断/合作性问题

1.自尊紊乱　它与社会不认同性传播疾病患者有关。

2.舒适度改变　它与瘙痒、烧灼痛有关。

3.有感染他人的危险　它与他人接触污染物有关。

(三)护理措施

1.提供心理护理和支持　尊重患者,耐心、热情、诚恳地对待患者,鼓励其及早就医并接受正规治疗,解释彻底治疗的重要性。

2.治疗配合　治疗方法以局部治疗为主,去除外生疣体。常用手术切除治疗、冷冻或激光治疗、药物治疗。

3.消除传染源　被污染的衣物、用具等应及时消毒清洗。性伴侣应同时进行检查和治疗;治疗期间避免性生活。

4.患病孕妇护理　如病灶较大、影响阴道分娩时,可行剖宫产术,应提供相应的护理。

5.健康教育　保持外阴部清洁卫生,避免不洁性生活。

【获得性免疫缺陷综合征】

获得性免疫缺陷综合征(简称艾滋病,AIDS)是由人免疫缺陷病毒(HIV)引起的高度传染性疾病。感染后机体丧失了抵御病原微生物侵袭的能力,易遭受各种条件致病微生物感染和患恶性肿瘤。该病主要有性传播、血液传播和母婴传播三种传播途径。本病预后不良,主要死因为条件致病微生物感染。目前尚无治愈方法。

(一)护理评估

1.健康史　询问有无艾滋病患者接触史,尤其注意性接触史;有无输血或血制品治疗史及静脉药瘾史等。

2.身体状况

(1)临床表现:本病潜伏期长,一般认为,2～10年可发展为艾滋病。早期无明显症状,发病后出现全身性病变,一般在感染后2～4周出现发热、全身不适、头痛、厌食、恶心、肌痛、关节痛和淋巴结增大等表现。晚期因免疫功能严重缺陷,易发生机会性感染及恶性肿瘤,可累及全身各个器官及系统,以卡氏肺孢子虫肺炎最为常见,消化系统易出现口腔炎和食管炎。

(2)心理、社会状况:晚期患者因无特效治疗及预后不良,加之该病易遭受他人的歧视而产生焦虑、恐惧及悲观等心理。

3.辅助检查　血常规检查可见不同程度的贫血、白细胞和血小板减少。HIV抗体检测是目前确定有无HIV感染最简单有效的方法。

(二)护理诊断/合作性问题

1.社交孤立感　它与对患者实施强制性管理及易被他人歧视有关。

2.活动无耐力　它与HIV感染、并发机会性感染和肿瘤等有关。

3.恐惧　它与疾病折磨、缺乏特效治疗及预后不良有关。

4.潜在并发症　各种机会性感染。

(三)护理措施

1.一般护理

(1)注意血液、体液的隔离,并实施保护性措施。加强口腔及皮肤护理,防止继发感染。

(2)急性感染期和艾滋病期患者应绝对卧床休息,给予高热量、高蛋白、高维生素、易消化饮食。

2.病情观察及对症护理

(1)密切观察发热程度,注意有无严重的机会性感染和恶性肿瘤等并发症的发生。

(2)对发热、咳嗽、呼吸困难等症状进行对症护理。

3.治疗配合　目前无特效药物,主要采取一般治疗、抗病毒药物治疗及对症治疗。目前认为,早期采取抗病毒药物治疗是治疗的关键,同时积极进行支持治疗及并发症治疗,观察用药后反应。

4.心理护理

(1)正确对待患者,多与患者进行有效沟通,了解患者的心理特点。

(2)为艾滋病患者创造非歧视的社会及病房环境,争取家人、朋友及社会支持系统的理解、支持及关心。

5.健康教育

(1)积极、科学地宣传艾滋病的防治知识,帮助人们建立健康的生活方式,大力提倡禁毒,防止医源性感染,提倡性生活时使用避孕套,杜绝艾滋病的传播。

(2)针对高危人群开展宣传教育及行为干预工作,进行 HIV 抗体检测,同时应检测配偶及性伴侣,有效监测及管理。

第二节　生殖内分泌疾病的护理

一、功能失调性子宫出血

功能失调性子宫出血,简称功血,是一种常见的妇科疾病,是由于调节生殖的神经内分泌机制失常引起的异常子宫出血,全身及生殖器官无明显器质性病变。常表现为月经周期不规律、经量过多、经期延长或不规则出血。

功能失调性子宫出血可分为无排卵性功血及排卵性功血两大类,前者最为多见,占80%～90%。无排卵性功血主要发生于青春期和绝经过渡期,也可发生在生育年龄。排卵性功血多发生在生育年龄的妇女,有时也出现在围绝经期。

(一)病因

1.无排卵性功血的病因　无排卵性功血的原因是下丘脑-垂体-性腺轴调控异常,促性腺激素或卵巢激素的释放或相互调节失常或者卵巢局部调节异常导致卵巢不排卵和子宫异常出血。性功能发育不成熟、全身性疾病和外界许多因素诸如精神过度紧张、恐惧、忧伤、环境和气候骤变等,均可导致上述异常。另外,营养不良、贫血及代谢紊乱也可影响激素的合成、转运和对靶器官的效应,从而导致月经失调。

2.排卵性功血的病因　排卵性功血常因黄体功能异常引起。分为黄体功能不全和黄体萎缩不全两种。

(1)黄体功能不全:月经周期中有卵泡发育及排卵,但黄体期孕激素分泌不足或黄体过早衰竭,导致子宫内膜分泌反应不良,引起功血。

(2)黄体萎缩不全:在月经周期中,患者有排卵,黄体发育良好,但未能及时全面萎缩而黄体功能持续过久,导致子宫内膜持续受孕激素影响,不能如期完整脱落,表现为子宫内膜不规则脱落。

（二）发病机制

1.无排卵型功血的发病机制　正常月经的周期、持续时间和出血量表现出明显的规律性和自限性,而无排卵性月经周期中因卵巢无排卵、无黄体生成,卵巢分泌雌激素而无孕激素分泌,子宫内膜在单一雌激素持久作用下增生过长,但间质、血管和腺体发育不同步,组织脆弱,易破溃脱落出血,且失去局部出血自限机制,导致出血不止。各年龄期的发病机制有所不同。

(1)青春期功血:由于下丘脑-垂体-卵巢轴的调节功能尚不稳定及成熟,下丘脑-垂体对雌激素的正负反馈反应缺陷,卵泡制激素(FSH)呈低水平,黄体生成素(LH)无高峰形成,虽有成批卵泡发育,但达不到成熟和排卵。虽然有一定水平的雌激素,但是无规律性变化,从而导致无排卵性功血。

(2)围绝经期功血:与青春期不同,由于绝经前卵巢功能减退,卵巢储备明显减少,卵泡对促性腺激素的敏感性降低,垂体 FSH 水平升高,表现为卵泡发育成熟异常、不排卵或黄体不健。雌、孕激素比例失常或缺少孕激素,均可引起此病。

(3)育龄期功血:生育年龄也可发生无排卵功血,可因体内外多种因素的影响或其他内分泌异常而引起,如肥胖、多囊卵巢、高泌乳素血症,精神刺激或流产等引起持续或暂时性无排卵功血。

2.排卵型功血的发病机制　神经内分泌调节功能紊乱、LH 峰值不高、LH 不足、LH/FSH 比率异常造成性腺轴功能紊乱等,均可使卵泡发育不良,排卵后黄体发育不全,以致子宫内膜分泌反应不足,引起排卵性功血。此外,如初潮、分娩后及绝经前,也可能出现下丘脑-垂体-卵巢轴功能紊乱,导致黄体功能不足的发生。

（三）护理评估

1.健康史

(1)询问患者年龄、月经史、婚育史、避孕措施、既往史、有无慢性疾病(如肝病、血液病、高血压、代谢性疾病等)。

(2)了解患者发病前有无精神紧张、情绪打击、过度劳累及环境改变等引起月经紊乱的诱发因素。

(3)回顾发病经过如发病时间,目前流血情况,流血前有无停经史及诊治经历、所用激素名称、剂量、效果和诊断性刮宫的病理结果等。

(4)区分异常子宫出血的几种类型:①月经过多:患者的月经周期规则,但经量过多(>80mL)或经期延长(>7d)。②月经频发:患者的月经周期规则,但短于21d。③不规则出血:患者的月经周期不规则,在两次月经周期之间任何时候发生子宫出血。④月经频多:患者的月经周期不规则,血量过多。

2.身体状况

(1)月经紊乱:①无排卵型功血:子宫不规则性出血是无排卵性功血的主要临床症状。可能为停经一段时间后发生出血,出血为无规律性,周期紊乱,经期长短不一,出血量或多或少,有的呈现大量出血,持续 2～3w 或更长时间,不易自止;也有的表现为类似正常月经的周期性出血,有的仅表现经量增多、经期延长。大量出血时,可造成严重贫血。子宫可稍大,质较软,宫颈口松。②排卵型功血:黄体功能不足者,主要表现为月经周期缩短,经期和经量尚正常。患者不易受孕或受孕后早期流产。黄体萎缩不全者,表现为月经周期时间正常,但经期延长,出血量增多,淋漓不净可长达十余日。

(2)贫血:因出血多或出血时间长,患者出现头晕、乏力、面色苍白等贫血征象。

(3)体格检查:包括全身检查和妇科检查,排除全身性疾病及生殖器官器质性病变。

3.心理—社会状况　患者尤其是年轻患者常因害羞或其他顾虑而不及时就诊,随着病程延长并发感染或止血效果不佳,大量出血更容易使患者产生恐惧和焦虑,影响其身心健康和工作学习。围绝经期者常常担心疾病严重程度,疑有肿瘤而焦虑不安、恐惧。

4.辅助检查

(1)诊断性刮宫:诊断性刮宫简称诊刮,目的是止血及明确子宫内膜病理诊断。于月经前1~2d或月经来潮6h内诊刮,子宫内膜呈增生性改变提示无排卵性功血,子宫内膜分泌不良提示黄体功能不足;在月经期第5~6d进行诊刮,增生期与分泌期内膜共存提示子宫内膜不规则脱落;不规则流血者可随时进行刮宫。诊刮时应注意宫腔大小、形态、宫壁是否光滑,刮出物的性质和量。

(2)子宫镜检查:直接观察子宫内膜情况,表面是否光滑,有无组织突起及充血。在子宫镜直视下选择病变区进行活检,可诊断宫腔内病变,如子宫内膜息肉、子宫黏膜下肌瘤、子宫内膜癌等。

(3)基础体温测定:基础体温测定是测定排卵的简易可行方法。无排卵性功血者表现为基础体温呈单相曲线。排卵性功血者则表现为基础体温呈双相,但排卵后体温上升缓慢者或上升幅度偏低,升高时间仅维持9~10d即下降者,提示黄体发育不良。若黄体萎缩不全致子宫内膜脱落不全者,则表现为基础体温呈双相,但下降缓慢。

(4)宫颈黏液结晶检查:经前出现羊齿植物叶状结晶提示无排卵。

(5)阴道脱落细胞涂片检查:无排卵性功血表现为中、高度雌激素影响,无周期性变化。

(6)激素测定:为确定有无排卵,可测定血清黄体酮或尿孕二酮,若为卵泡期水平提示无排卵,为排除其他内分泌疾病,可测定血催乳激素水平及甲状腺功能。

5.处理要点

(1)无排卵型功血:治疗原则是首先止血,然后根据病因进行相应治疗,具体方案根据患者年龄和发病情况的不同区别对待。

①一般治疗:由于失血,患者体质多较差伴贫血,应加强营养,注意改善全身状况。补充铁剂,纠正贫血,失血严重时应予以输血。流血时间长者应用抗生素预防感染,适量应用凝血药物减少出血。

②止血

a.刮宫:已婚妇女可采用刮宫止血,将子宫内膜全部刮除,达到立即止血的目的,还可以了解宫腔情况,将刮除物送病理检查,可进一步排除其他疾病。刮宫是已婚者止血的首选方法,未婚者一般不用。

b.性激素止血:使用性激素止血极为有效。一般在24~48h内止血,若超过96h,出血不止时要考虑其他器质性疾病。通过性激素作用,使内膜生长修复或使其全部脱落后修复而止血。常见性激素止血有以下几种。

孕激素止血:适用于体内已有一定水平雌激素的患者。补充孕激素使增生期子宫内膜转化为分泌期,停药后内膜脱落,出现撤药性出血。由于此种内膜脱落较彻底,故又称"药物性刮宫"。可用药物炔诺酮5～7.5mg或甲羟孕酮8～10mg,1次/6h,用药4～6次后,流血明显减少,血止后逐渐减量,每3d约减原用量的1/3,直至维持量每天炔诺酮2.5mg或甲羟孕酮4～6mg,维持到血止后15～20d停药,停药后3～7d发生撤药性出血。

雌激素治疗:适用于内源性雌激素不足者,主要用于青春期功血,补充后促使内膜修复,达到止血目的。剂量按出血量的多少来决定,一般用己烯雌酚1～2mg或妊马雌酮1.25mg,1次/6h,血止或明显减少后,每3d减量不超过原用量的1/3,减至维持量每天己烯雌酚1mg或妊马雌酮1.25mg,持续用药至出血停止后20d。服药至第11d加用孕激素(甲羟孕酮每日8～10mg),停药后3～7d发生撤药性出血。

雄激素治疗:有拮抗雌激素的作用,能减轻盆腔充血,减少出血量,但单独用药效果不佳,多与孕激素和雌激素联合应用。常用丙酸睾酮25～50mg,每日一次肌内注射,连用3～5d。

联合用药:可克服单一用药的不足,止血效果优于单一药物。青春期功血在孕激素止血基础上可加用小剂量雌激素,围绝经期功血在孕激素止血基础上配伍雌激素和雄激素。

c.其他止血药:酚磺乙胺(止血敏)、氨基己酸、氨甲苯酸(对羧基苄氨)等可用作辅助治疗。

③调整月经周期:使用性激素人为地控制出血并形成周期是治疗中的一项过渡措施,其目的是暂时抑制患者本身的下丘脑-垂体-卵巢轴不正常调节,恢复正常的分泌调节,另一方面直接作用于生殖器官,使子宫内膜发生周期性变化。一般连续用药3个周期。在此过程中务必积极纠正贫血,加强营养,以改善体质。常用方案有以下几种:

a.雌、孕激素序贯法:即人工周期,通过模拟自然月经周期中卵巢的内分泌变化,将雌、孕激素序贯应用,使子宫内膜发生相应变化,引起周期性脱落。适应于青春期功血或育龄期功血内源性雌激素水平较低者。于出血第5d起使用妊马雌酮1.25mg或己烯雌酚1mg,每晚1次,连服20d,服药至第11d,每日加用甲羟孕酮10mg口服。停药后3～7d出血。于出血第5d重复用药,连续使用3个周期。停药后,多数患者能恢复自发排卵。

b.雌、孕激素合并应用法:适用于育龄期功血内源性雌激素水平较高者。雌激素使子宫内膜再生修复,孕激素用以限制雌激素引起的内膜增生程度。可用口服避孕药Ⅰ号全量或半量,于出血第5d起,每日1片,连服21d,停药后出现出血,血量较少,连用3个周期。

c.后半周期疗法:适用于围绝经期功血。于月经周期后半期服用甲羟孕酮8～10mg/d,连服10d,3个周期为1个疗程或同时每日加甲睾酮10mg含化或最后3～5d每日肌内注射丙酸睾酮50mg,以减少月经量。

④促进排卵:适用于青春期功血和育龄期功血,尤其适合不孕患者。

⑤手术治疗:仅适用于药物治疗无效、无生育要求、子宫内膜不典型增生或疑有恶变者,可行全子宫切除术,子宫内膜切除术适用于对全子宫切除术有禁忌的妇女。

(2)排卵型功血

①黄体功能不足

a.促进卵泡发育:由于卵泡发育不良可引起黄体功能不足,所以可用促排卵的方法进行治疗,以利于正常黄体的形成。于月经周期第5d开始,每日口服氯米芬50mg,共5d。

b.黄体功能刺激疗法:HCG有促进及支持黄体的功能。于基础体温上升后开始,隔日肌内注射 HCG 1 000～2 000IU,共 5 次,可使血浆黄体酮明显上升,随之恢复正常月经周期。

c.黄体功能替代疗法:一般选用天然黄体酮制剂。自排卵后开始肌内注射黄体酮 10mg/d,共 10d,用以补充黄体分泌黄体酮的不足。

②黄体萎缩不全

a.孕激素:自下次月经前 10～14d 开始,口服甲羟孕酮 8mg/d;有生育要求者肌内注射黄体酮 20mg 或口服天然微粒化黄体酮,其作用是调节下丘脑-垂体-卵巢轴的负反馈功能,使黄体及时萎缩,促使内膜及时完整脱落。

b.HCG:用法同黄体功能不足,HCG 有促进黄体功能的作用。

(四)常见的护理诊断

1.疲乏　与子宫异常出血导致的继发性贫血有关。

2.有感染的危险　与子宫不规则出血、出血量多导致严重贫血,机体抵抗力下降有关。

(五)护理目标

(1)患者能够完成日常活动。

(2)患者住院期间无感染发生。

(六)护理措施

1.补充营养　患者体质往往较差,应加强营养,改善全身情况,可补充铁剂、维生素 C 和蛋白质。成人体内大约每 100mL 血液中含 50mg 铁,行经期妇女,每天约从食物中吸收铁 0.7～2.0mg,经量多者应额外补充铁。向患者推荐食用含铁较多的食物如猪肝、豆角、蛋黄、胡萝卜、葡萄干等。

按照患者的饮食习惯,为患者制订适合于个人的饮食计划,保证患者获得足够的营养。

2.维持正常血容量　观察并记录患者的生命体征、出入量,叮嘱患者保留出血期间使用的会阴垫及内裤,以便更准确地估计出血量。出血量较多者,督促其卧床休息,避免过度疲劳和剧烈活动。贫血严重者,遵医嘱做好配血、输血、止血措施,执行治疗方案,维持患者正常血容量。

3.预防感染　严密观察与感染有关的征象,如体温、脉搏、子宫体压痛等,监测白细胞计数和分类,同时做好会阴护理,保持局部清洁。如有感染征象,及时与医师联系并遵医嘱给予抗生素治疗。

4.遵医嘱使用性激素

(1)按时按量服用性激素,不得随意停服和漏服,以免性激素使用不当引起子宫出血。

(2)激素药物要在止血停止后才能减量,每 3d 减量一次,每次减量不得超过原剂量的 1/3,直至维持量。

(3)维持药量的服用时间,通常应结合停药后发生撤退性出血时间与患者上一次行经时间考虑。

(4)指导患者在治疗期间严格遵医嘱正确用药,如出现不规则阴道流血,应及时就诊。

5.加强心理护理

(1)鼓励患者表达内心感受,耐心倾听患者的诉说,了解患者的疑虑。

(2)向患者解释病情并提供相关信息,帮助患者澄清问题,解除思想顾虑,摆脱焦虑。也可交替使用放松方法,如看电视、听广播、看书等分散患者的注意力。

(七)护理评价

(1)患者贫血是否纠正,能否完成日常活动。

(2)患者是否按规定正确服用性激素,服药期间出现的药物不良反应程度是否较轻。

(3)患者有无发生感染,体温、血白细胞和血红蛋白是否都正常。

二、闭经

闭经是妇科常见的一种症状。按其发生原因分为生理性闭经和病理性闭经。妊娠期、哺乳期、绝经后的闭经均属于生理性闭经。病理性闭经分为原发性和继发性两类,前者指年满16周岁,尚无月经来潮者;后者指既往曾有过正常月经,现因某种病理性原因停经6个月或按自身月经周期计算停经3个周期以上者。

(一)病因和分类

1.子宫性闭经　闭经的原因在子宫,以下情况可引起子宫性闭经:先天性无阴道及(或)子宫缺如或发育不良;睾丸女性化(男性假两性畸形);过度的刮宫或严重感染如结核等造成子宫内膜损伤或粘连;哺乳时间过长使子宫内膜萎缩;子宫切除术后或子宫腔内放射治疗后等。

2.卵巢性闭经　闭经的原因在卵巢。先天性卵巢缺如或性腺发育不良(Tumer 氏综合征),约占原发闭经者的 12%～20%。继发闭经可因卵巢功能早衰、卵巢功能肿瘤、多囊卵巢综合征、卵巢切除或组织破坏等引起。

3.垂体性闭经　主要病变在垂体。发生在青春期前的垂体肿瘤可导致原发闭经。继发闭经主要因垂体受损引起功能不全,较常见于产后大出血伴休克、严重的产后感染或弥散性血管内凝血(DIC)时,致垂体前叶缺血坏死,随之出现功能减退、闭经,亦称席汉氏综合征。

垂体肿瘤可发生于蝶鞍内或蝶鞍外,可因机械性压迫或因肿瘤本身的异常功能导致闭经、性机能减退及其他有关症状,如视野障碍、头痛、泌乳和肢端肥大症等。

4.下丘脑性闭经　下丘脑性闭经是最常见的一类闭经,主要由以下原因引起:

(1)下丘脑受中枢神经系统控制,过度精神紧张、忧虑、恐惧、生活环境改变,均可引起中枢神经系统与丘脑下部功能失调,出现闭经。特别是年轻妇女,卵巢功能尚不健全,更易出现月经紊乱。

(2)剧烈运动、体重下降和神经性厌食均可诱发闭经。因初潮发生和月经维持有赖于一定比例(17%～20%)的机体脂肪,中枢神经对体重下降极为敏感。

(3)长期服用某些药物如利舍平、氯丙嗪、甲丙氨酯及避孕药等,也可引起闭经。

5.其他内分泌腺异常　肾上腺、甲状腺及胰腺等功能紊乱时也可影响月经。例如,肾上腺皮质功能亢进或减退、甲状腺功能亢进或减退以及糖尿病等,都能通过丘脑下部影响垂体功能而引起闭经。

(二)护理评估

1.健康史　回顾患者婴幼儿期生长发育过程,有无先天性缺陷或其他疾病。询问家族中有无相同疾病者。详细询问月经史,包括初潮年龄、第二性征发育情况、月经周期、经期、经量、有无痛经,了解闭经前的月经情况。已婚妇女询问其生育史及产后并发症。此外特别注意询问闭经期限及伴随症状,发病前有无引起闭经的诱因如精神因素、环境改变、体重增减、剧烈运动、各种疾病及用药影响等。

2.身体状况　注意观察患者精神状态、营养、全身发育状况,测量身高、体重、智力情况、躯干和四肢的比例,五官生长特征,检查有无多毛,患者第二性征发育情况,如音调、乳房发育、阴毛及腋毛情况、骨盆是否具有女性体态,并挤双乳观察有无乳汁分泌。妇科检查注意内外生殖器的发育,有无缺陷、畸形和肿瘤,腹股沟区有无肿块。

3.心理—社会状况　患者担心闭经对自己的健康、性生活和生育能力有影响。病程过长及反复治疗效果不佳时会加重患者和家属的心理压力。患者情绪低落,对治疗和护理丧失信心,反过来又会加重闭经。

4.辅助检查

(1)子宫功能检查:主要了解子宫、子宫内膜状态及功能。①诊断性刮宫:适用于已婚妇女。用以了解宫腔深度和宽度,宫颈管或宫腔有无粘连。刮取子宫内膜做病理学检查,可了解子宫内膜对卵巢激素的反应,刮出物同时做结核菌培养,还可以确定有无子宫内膜结核。②子宫输卵管碘油造影:了解宫腔形态、大小及输卵管情况,用以诊断有无生殖系统发育不良、畸形、结核及宫腔粘连等病变。③子宫镜检查:在宫腔镜直视下观察子宫腔及内膜有无宫腔粘连或可疑结核病变,并常规取材送病理学检查。④药物撤退试验:常用孕激素试验和雌、孕激素序贯试验。a.孕激素试验用以评估内源性雌激素水平。服用或肌内注射孕激素(黄体酮或甲羟孕酮)5d,停药3~7d后出现撤药性出血(阳性反应),提示子宫内膜已受一定水平的雌激素影响;如无撤药性出血(阴性反应),说明患者体内雌激素水平低下,对孕激素无反应,应进一步做雌、孕激素序贯试验。b.雌、孕激素序贯试验。每晚睡前使用妊马雌酮1.25mg或己烯雌酚1mg,每晚1次,连服20d,服药至第11d,每日加用甲羟孕酮10mg口服。停药后3~7d发生撤药性出血为阳性,提示子宫内膜功能正常,可排除子宫性闭经,闭经是由于患者体内雌激素水平低落所致,应进一步寻找原因。若无撤药性出血为阴性,可再重复试验一次。若两次试验均为阴性,提示子宫内膜有缺陷或被破坏,可诊断为子宫性闭经。

(2)卵巢功能检查:①基础体温测定:基础体温在正常月经周期中显示双相型,即月经周期后半期的基础体温较前半期上升0.3~0.6℃,提示卵巢功能正常,有排卵或黄体形成。②阴道脱落细胞检查:涂片见有正常周期性变化,提示闭经原因在子宫。涂片中见中、底层细胞,表层细胞极少或无,无周期性变化,伴FSH升高,提示病变在卵巢。涂片表现不同程度雌激素低落,且持续轻度影响,伴FSH、LH均低,提示为垂体或以上中枢功能低下引起的闭经。③宫颈黏液结晶检查:羊齿状结晶越明显、越粗,提示雌激素作用越显著。若涂片上见成排的椭圆体,提示在雌激素作用的基础上已受孕激素影响。④血甾体激素测定:做雌二醇、黄体酮及睾酮的放射免疫测定。若雌、孕激素浓度低,提示卵巢功能不正常或衰竭;若睾酮值高,提示有多囊卵巢综合征、卵巢男性化肿瘤或睾丸女性化等疾病的可能。⑤B型超声监测:从周期第10日开始用B型超声动态监测卵泡发育及排卵情况。卵泡直径达18~20mm时为成熟卵泡,估计约在72h内排卵。⑥卵巢兴奋试验:又称尿促性素(HMG)刺激试验。用HMG连续肌内注射4d,了解卵巢是否产生雌激素。若卵巢对垂体激素无反应,提示病变在卵巢;若卵巢有反应,则病变在垂体或垂体以上。

(3)垂体功能检查:雌激素试验阳性提示患者体内雌激素水平低落,为确定原发病因在卵巢、垂体或下丘脑,需做以下检查:①血 PRL、FSH、LH 放射免疫测定:PRL>25μg/L 时,称高催乳激素血症;PRL 升高时,应进一步做头颅 X 线摄片或 CT 检查,以排除垂体肿瘤;FSH>40IU/L,提示卵巢功能衰竭;LH>25IU/L,怀疑多囊卵巢;FSH、LH 均<5IU/L,提示垂体功能减退,病变可能在垂体或下丘脑。②垂体兴奋试验:又称 GnRH 刺激试验,用以了解垂体功能减退起因于垂体或下丘脑。静脉注射 LHRH 15～60min 后,LH 较注射前高 2～4 倍,说明垂体功能正常,病变在下丘脑;若经多次重复试验,LH 值仍无升高或增高不显著,提示引起闭经的病变在垂体。③影像学检查:疑有垂体肿瘤时,应作蝶鞍 X 线摄片,阴性时需再做 CT 或 MRI 检查。疑有子宫畸形、多囊卵巢、肾上腺皮质增生或肿瘤时,可做 B 型超声检查。

(4)其他检查:疑有先天性畸形者,应做染色体核型分析及分带检查。考虑闭经与甲状腺功能异常有关者,应测定血 T_3、T_4、TSH;闭经与肾上腺功能有关时,可做尿 17-酮、17-羟类固醇或血皮质醇测定。

5.处理要点

(1)对症治疗:加强身体锻炼,合理安排生活、工作。避免精神紧张,消除不良刺激;增加营养,去除慢性病灶,消除患者顾虑,增强信心。哺乳期过长使子宫萎缩者,应立即停止哺乳。对引起闭经的器质性病变,应予治疗。

(2)病因治疗:宫腔粘连、先天畸形、卵巢及垂体肿瘤等采用相应手术治疗。

(3)调整月经周期:对先天性卵巢发育不全、卵巢功能早衰者可用性激素作替代治疗。常用雌、孕激素序贯疗法、雌、孕激素合并疗法,起到模仿自然月经周期和恢复排卵的作用。

(4)诱发排卵:在调整月经周期后,进行诱发排卵。方法很多,常用氯米芬、HCG 和溴隐停,大多数促排卵药物的效果与体内雌激素水平有关。

(三)常见的护理诊断

1.功能障碍性悲哀　与长期闭经及治疗效果不明显有关。

2.焦虑　与担心疾病对健康、性生活、生育的影响有关。

(四)护理目标

(1)患者能够接受闭经的事实,客观地评价自己。

(2)患者能够主动诉说病情及担心。

(3)患者能够主动、积极地配合诊治。

(五)护理措施

(1)加强心理护理,建立良好的护患关系,鼓励患者表达自己的感情。向患者提供诊疗信息,帮助其澄清一些错误观念,解除患者的心理压力。鼓励患者与同伴、亲人交往,参与力所能及的社会活动,保持心情舒畅,正确对待疾病。

(2)指导合理用药,说明性激素的作用、不良反应、剂量、具体用药方法、时间等问题。

(3)鼓励患者加强锻炼,供给足够的营养,保持标准体重,增强体质。

(六)护理评价

(1)患者能否主动配合治疗。

(2)治疗期间,患者能否与病友交流病情和治疗感受。

三、痛经

凡在月经前或月经期出现下腹疼痛、坠胀、腰酸或其他不适,程度较重,影响生活和工作者,称为痛经。痛经分为原发性痛经和继发性痛经。原发性痛经是指生殖器官无器质性病变的痛经;继发性痛经是指由于生殖器官器质性病变引起的痛经。

(一)概述

1.病因 原发性痛经以青少年常见,确切病因不清,可能与经期子宫内膜释放前列腺素含量过高引起子宫平滑肌收缩产生痉挛性疼痛有关。另外,精神紧张、创伤等精神、神经因素使痛阈降低,也可致痛经发生。

2.治疗要点 对症治疗,以止痛、解痉、镇静为主,并加强心理治疗。

(二)护理评估

1.健康史 询问患者的年龄、月经史、婚孕史及既往史,疼痛的发生时间、特点、部位及程度,诱发的相关因素、伴随症状等。

2.身体评估

(1)临床表现:月经前或月经期开始后的周期性下腹疼痛为主要症状。在月经前数小时或月经来潮时,出现下腹部痉挛性疼痛、胀痛,疼痛可延至腰骶、背部或大腿内侧,行经第1d最剧烈,持续2~3d逐渐有所缓解,常伴有四肢冰冷、头痛、恶心、呕吐、腹泻等症状,严重者还可发生晕厥。

(2)心理、社会评估:反复发生的痛经常常使患者惧怕月经来潮,甚至会出现烦躁、易怒、忧郁、情绪不稳定等。

3.辅助检查

(1)妇科检查:无异常发现。

(2)B超检查、腹腔镜检查、子宫腔镜检查及子宫碘油造影:用于排除子宫内膜异位症、子宫肌瘤、盆腔炎等器质性病变引发的继发性闭经。

(三)护理诊断/合作性问题

1.疼痛 与月经期子宫收缩,子宫缺血、缺氧有关。

2.恐惧 与长期痛经造成的精神紧张有关。

(四)护理措施

1.一般护理 讲解月经期的保健知识,嘱患者适当休息,注意保暖,月经前期及月经期少吃生冷和辛辣等刺激性强的食物,注意经期卫生。

2.治疗配合 疼痛发作时,热敷下腹部或多食热汤、热饮有助于减轻症状。严重者可服用前列腺素合成酶抑制剂,如吲哚美辛、阿司匹林等对症处理。痛经一般发生在有排卵的月经周期,口服避孕药物抑制排卵也可以缓解痛经症状。

3.心理护理 消除患者对月经的紧张、恐惧心理,解除思想顾虑,放松心情。

4.健康教育 平时多参加体育锻炼,尤其是体质虚弱者,应改善营养状态,注意保暖及充足睡眠。

四、围绝经期综合征

围绝经期是指妇女绝经前后的一段时间,包括从接近绝经出现与绝经有关的内分泌、生物学和临床特征起至最后一次月经后的 1 年。绝经是指月经完全停止 1 年以上,只能回顾性地确定。绝经综合征是指妇女绝经前后出现性激素波动或减少所致的一系列躯体及精神心理症状。我国城市女性的平均绝经年龄为 49.5 岁,农村女性为 47.5 岁。

(一)概述

1.病因　卵巢功能衰退,丧失排卵及内分泌功能,血中雌激素、孕激素降低,导致月经紊乱及绝经;雌激素水平降低,解除了对下丘脑、垂体的负反馈,使下丘脑、垂体功能亢进,导致内分泌功能失调,出现代谢障碍及自主神经功能失调的一系列症状;雌激素水平低下,还干扰中枢神经介质的合成与代谢,出现行为、情绪及心理异常等表现。绝经综合征的发病、症状严重程度与遗传、种族、个体人格特征及职业、文化水平等因素有关。

2.治疗要点　绝经综合征的治疗主要是心理治疗,必要时给予镇静、性激素替代治疗。

(二)护理评估

1.病史评估　对大于 40 岁的妇女,若月经增多或不规则阴道流血,必须详细询问并记录病史,包括月经史、生育史,肝病、高血压及内分泌腺疾病史等。

2.身体评估

(1)评估有无卵巢功能减退及雌激素不足引起的症状。

(2)评估因家庭和社会环境因素变化而诱发的一系列症状。

(3)评估个性特点与精神因素引起的症状:妇女在绝经期以前曾有过精神状态不稳定,绝经后则往往较易发生失眠、多虑、抑郁、易激动等。

(4)评估检查结果。

3.心理—社会状况评估　评估患者及家属对疾病的认知程度,对围绝经期相关知识的掌握情况,对检查及治疗的配合情况;评估社会及家庭支持系统是否建立完善等。

(三)护理措施

1.一般护理

(1)起居护理:合理安排好日常生活及工作,做到生活有规律,劳逸结合。经常进行适当的体育锻炼,尤其是活动少、工作时间多坐者,更要进行适当的户外活动,防止发胖。要有充分的休息和睡眠,居住环境做到整洁、安静、舒适、保持空气流通。

(2)生活护理:注意个人卫生,经常沐浴,注意清洁外阴,尤其在大便后,肛门周围要用温水清洗,避免尿路感染和阴道炎的发生。

2.病情观察

(1)观察患者阵发性潮热、出汗、头痛、头晕、心悸、胸闷、恶心等症状的程度。可根据天气变化增减衣物,避免衣物潮湿。

(2)观察患者情绪变化的程度,如是否易激动、多虑、抑郁,有无失眠等精神神经症状,做好心理调节和疏导,必要时可就诊于心理门诊。

(3)观察患者有无尿频、尿失禁等症状,关注患者阴道发干、性交痛的自觉症状。可进行盆底肌训练,锻炼盆底功能,必要时遵医嘱使用激素类药物缓解症状。

(4)关注患者血压变化,是否出现血压波动、假性心绞痛等症状。必要时遵医嘱口服控制血压的药物。

(5)观察患者是否出现骨质疏松症、腰酸背痛、腿抽筋、肌肉关节疼痛等。注意活动适度和钙剂的补充。

3.用药护理

(1)性激素治疗:帮助患者了解用药目的及药物用法、适应证、禁忌证、用药时可能出现的反应等,长期使用性激素的患者需定期随访。①雌激素补充治疗:效果最好,补充雌激素的剂量和时间依据个体情况而定,要取得患者的良好配合。主要应用尼尔雌醇,每次 1～2mg,每 2 周 1 次,口服;也可应用雌激素贴剂。雌激素的疗效与剂量相关,大剂量使用雌激素时,可引起阴道流血、乳房胀痛及阴道分泌物增多等不良反应。长期使用雌激素时,应与孕激素合用,可降低子宫内膜癌的发生率。②孕激素治疗:适用于围绝经期妇女,以及不能或不愿应用雌激素的围绝经期妇女。主要应用甲羟孕酮,2～6mg/d,口服。其不良反应有子宫不规律性出血、乳胀、绝经样症状及性欲降低,因此用量应尽可能地减少。③雄激素治疗:补充雄激素可改善患者长期失眠、抑郁致使身体虚弱的状况,常与雌激素联合应用。大量应用雄激素时可出现体重增加、多毛及痤疮,口服用药时可能影响肝功能。

(2)非激素类药物治疗:①镇静剂:适用于失眠较重的患者,可改善精神及体力状态。可选用地西泮片 2.5～10mg,艾司唑仑片 1～2mg,苯巴比妥片 30～60mg 等。但不宜长期服用,以免产生药物依赖性。②α-肾上腺受体激动剂:可有效缓解患者潮热、出汗症状。常用的有 a.盐酸可乐定:0.1～0.2mg,2 次/d,口服。其不良反应有头晕、口干。b.甲基多巴:每次 250mg,2 次/d,口服。主要有恶心、呕吐等胃肠道不良反应。

4.专科指导 对于围绝经期妇女可到更年期门诊进行咨询,接受指导和护理。

(1)帮助患者了解围绝经期是正常生理过程。

(2)消除患者无谓的恐惧和焦虑,帮助其解决各种心理矛盾、情绪障碍、心理冲突、思维方法等问题,使其以乐观积极的态度对待老年的到来。

(3)耐心解答患者提出的问题,使护患合作、相互信任,共同发挥防治作用。

(4)主要针对女性生殖道、乳腺肿瘤进行防癌检查。

(5)对围绝经期妇女的性要求和性生活等方面给予关心和指导。

(6)积极防治围绝经期妇女常见病、多发病,如糖尿病、高血压、冠心病、肿瘤和骨质疏松症。

(7)防治围绝经期妇女常见、多发的妇科病,如阴道炎症、绝经后出血、子宫脱垂、尿失禁等。

(8)宣传雌激素补充疗法的有关知识。

5.心理护理 告知患者围绝经期是一种生理现象,可出现如精神心理、神经内分泌、生物节律、生理代谢、性功能、认知、思维、感觉、运动、应激和智能等方面的某些变化;同时也要让患者知道,围绝经期也会出现以雌激素缺乏和衰老为特征的某些病理性变化,如心理障碍、糖尿病、肥胖、高血压、心血管疾病、肿瘤、骨质疏松症、阿尔茨海默病等。嘱患者保持心情舒畅,注意控制情绪;生活要有规律,遇事不要着急、紧张,不要胡思乱想;对人生要抱着积极态度,不沮丧、不消极。家人也要了解围绝经期妇女可能出现的症状,给予同情、安慰和鼓励,全社会均应关心和爱护围绝经妇女,帮助她们顺利度过围绝经期。

6.健康教育

(1)饮食:一般不做严格限制,根据食欲情况和消化功能而定,但要保证充分的营养,尤其是蛋白质,如鱼、瘦肉、豆制品、禽类等;避免油腻、高脂肪、高糖食物,如肥肉、猪油、甜点心、糖果等;高胆固醇食物宜控制,如蛋黄、动物内脏、鳗鱼、肉皮、猪蹄等;宜多食新鲜蔬菜及含糖较少的水果,多食香菇、蘑菇、黑木耳、海带等;忌服烈性酒及刺激性调味品。

(2)活动:鼓励患者参加活动锻炼,以持之以恒、循序渐进、动静结合为运动原则。规律的运动,如散步、骑自行车等可以促进血液循环,维持肌肉良好的张力,延缓老化的速度。饭后应休息1~2h后活动;运动前应做好充分的准备活动,防止突然剧烈活动造成的心慌、气促、晕倒等现象;运动后,应进行整理活动,使身体逐渐恢复到正常状态,有利于全身脏器的调整,也可预防对身体不利的因素发生。

(3)用药指导:适当摄取钙和维生素D,可减轻因雌激素降低所致的骨质疏松;积极防治围绝经期妇女常见病,如糖尿病、高血压、冠心病、肿瘤和骨质疏松症等;指导患者遵医嘱服药,不得自行停药或变更剂量;长期使用性激素类药物的患者应定期复查,以观察用药效果和症状缓解程度。

(4)疾病相关知识宣教:围绝经期妇女应定期做健康检查,以防治雌激素缺乏和衰老性疾病,如绝经期综合征、心血管疾病、骨质疏松症、肿瘤、阿尔茨海默病。在全面体检的基础上,遵照个体化原则制订适当的激素替代治疗方案以保证治疗的全面性。除一般性体检外,还应进行妇科相关疾病筛查包括外阴、阴道及子宫颈炎症和肿瘤、子宫和卵巢肿瘤、盆腔炎症、乳腺良性疾病和肿瘤等。

第三节 子宫内膜异位症

子宫内膜异位症是指具有生长功能的子宫内膜组织(腺体和间质)出现在子宫腔被覆内膜及宫体肌层以外的其他部位。该病临床表现多种多样,组织学上虽然是良性,但却有增生、浸润、转移及复发等恶性行为,是育龄妇女最常见的疾病之一。异位子宫内膜可以侵犯全身任何部位,但大多数位于盆腔内(图3-3-1)。多见于25~45岁的育龄妇女,发病率为10%~15%。近年来,其发病率有明显上升趋势。子宫内膜异位症患者不孕率高达50%,其受孕者约40%发生自然流产。

【病因及发病机制】

异位子宫内膜来源至今尚未完全阐明。目前比较一致的意见是用多因子的发病理论来解释其发病机制。

1.种植学说　经血逆流、医源性种植、淋巴及静脉播散。

2.体腔上皮生化学说

3.诱导学说　子宫内膜发生异位后,能否形成内异症可能还与遗传因素、免疫因素、炎症和在位内膜的特性有关。

【临床表现】

子宫内膜异位症的临床表现因人和病变部位的不同而多种多样,症状特质与月经周期密切相关。约 25% 的患者无任何症状。

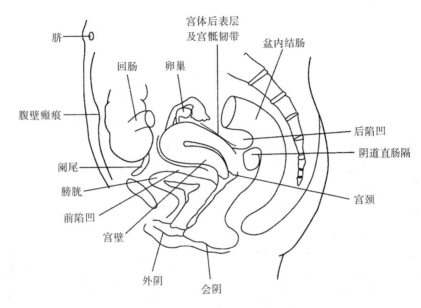

图 3-3-1　子宫内膜异位症的发生部位

1.症状

(1)痛经和慢性盆腔痛:疼痛是本病的主要症状,继发性痛经、进行性加重是子宫内膜异位症的典型症状。也有腹痛时间与月经不同步,少数患者长期下腹痛,形成慢性盆腔痛,于经期加剧。

(2)性交痛:约 30% 患者可出现性交痛。多见于直肠子宫陷凹有异位病灶或因局部粘连使子宫后倾固定者。性交时碰撞或子宫收缩上提而引起疼痛,一般表现为深部性交痛,月经来潮前性交痛最明显。

(3)月经异常:15%～30% 患者有经量增多、经期延长或月经淋漓不尽。

(4)不孕:子宫内膜异位症患者常伴有不孕,不孕率高达 50%,其中 20% 患者有中度以上病变。

(5)急腹痛:卵巢子宫内膜异位囊肿出现小的破裂会造成一过性的下腹部或盆腔深部疼痛。如出现大破裂时,可引起突发性剧烈腹痛,伴恶心、呕吐和肛门坠胀。

(6)其他特殊症状:盆腔外任何部位有异位内膜种植生长时均可在局部出现周期性疼痛、出血和肿块。①肠道子宫内膜异位症:腹痛、腹泻、便秘或周期性少量便血,严重者可因肿块压迫肠腔而出现肠梗阻症状。②膀胱子宫内膜异位症:常在经期出现尿痛、尿频和血尿,但多被痛经症状所掩盖而被忽视。③输尿管子宫内膜异位症:引起输尿管狭窄、阻塞,出现腰痛和血尿,甚至形成肾盂积水和继发性肾萎缩。④呼吸道子宫内膜异位症:出现经期咯血及气胸。⑤瘢痕子宫内膜异位症:瘢痕处出现疼痛性结节,于经期增大,疼痛加重。

2.体征 随着病变部位、范围及病变程度而有所不同。

3.临床分期 子宫内膜异位症的分期方法甚多,现多采用 1985 年美国生育学会(AFS)提出的"修正子宫内膜异位症分期法"。此分期法用于评估疾病严重程度及选择治疗方案,在比较和评价不同疗法的疗效等方面有一定作用。

【辅助检查】

1.妇科检查 除双合诊检查外,进行三合诊检查。评估子宫位置、活动度及是否有压痛、肿物等。

2.腹腔镜检查 是目前诊断内异症的最佳方法。

3.实验室检查

(1)血清 CA125(卵巢癌相关抗原)值测定:中、重度子宫内膜异位症患者血清 CA125 值可能会升高,但多低于 100IU/L。对于血清 CA125 值升高者,监测血清 CA125 水平主要用于反映异位内膜病变的活动情况,即用于疗效和是否复发的监测,治疗有效时 CA125 降低,复发时又增高。

(2)抗子宫内膜抗体:是子宫内膜异位症的标志抗体,但测定方法较烦琐,敏感性不高。子宫内膜异位症患者 60% 以上抗子宫内膜抗体呈阳性。

4.影像学检查

(1)B 型超声检查:阴道或腹部 B 型超声检查是鉴别卵巢子宫内膜异位囊肿和直肠阴道隔内异位症的重要方法,其诊断敏感性和特异性均在 96% 以上。

(2)盆腔 CT、磁共振成像(MRI):对盆腔子宫内膜异位症的诊断价值与 B 型超声相同,但费用较昂贵。

【治疗】

可采用药物和(或)手术治疗(保守性或根治性手术)。除根治性手术外,尚无一种理想的根治方法。无论是药物治疗,还是保守性手术治疗,均有相当高的复发率。

1.期待治疗 包括定期随访及对症处理,如病变引起轻微经期腹痛,给予非甾体类抗炎药(吲哚美辛、奈普生、布洛芬等)。

2.药物治疗

(1)假孕治疗:应用口服避孕药、孕激素类药。

(2)假绝经治疗:应用促性腺激素释放激素激动剂(GnRH-a)、孕三烯酮、达那唑。

(3)其他疗法:应用孕激素受体水平拮抗剂。

3.手术治疗 腹腔镜是本病的首选治疗方法。

(1)保留生育功能的手术:适用于年轻患者和有生育要求的患者。术后复发率约 40%。术后尽早妊娠或加用药物治疗有助于降低复发率。

(2)保留卵巢功能的手术:指去除盆腔内病灶,切除子宫,保留至少一侧或部分卵巢的手术,又称为半根治手术。适用于Ⅲ、Ⅳ期,症状明显且无生育要求的 45 岁以下患者。手术后复发率约 5%。

(3)根治性手术:包括去势手术及全子宫、双附件切除术。①去势手术:适用于近绝经期、症状明显而子宫和宫颈正常的患者。②全子宫、双附件及子宫内膜异位病灶切除术:适用于重症患者,特别是盆腔粘连严重和 45 岁以上的患者。

(4)缓解疼痛的手术。

4.联合治疗即手术＋药物治疗

手术前给予 3～6 个月的药物治疗,使异位病灶缩小、软化,有利于缩小手术范围和简化手术操作。对手术不彻底或术后疼痛不缓解者,术后给予 6 个月的药物治疗,推迟复发。

【护理评估】

1.病史评估　评估月经史、孕育史、家族史及手术史,特别是疼痛或痛经的发展与月经、剖宫产、人工流产术等的关系。

2.全身症状评估　评估周期性出血、疼痛、肿块及任何部位内异症出现的症状。

3.风险评估　患者入院 2h 内进行各项风险评估,包括患者压力性损伤危险因素评估、患者跌倒/坠床危险因素评估、日常生活能力评定、入院护理评估。

4.心理状态评估　评估患者焦虑、抑郁程度,疾病的认知程度,有无生育要求,对手术治疗的接受程度等。

【护理措施】

(一)术前护理

1.一般护理

(1)按妇科手术护理常规进行护理。

(2)开腹手术的患者,术前为患者准备沙袋、腹带。

2.病情观察　观察患者疼痛的部位及程度,必要时遵医嘱给予镇痛药缓解症状。

3.用药护理　部分患者手术涉及肠道时,遵医嘱指导患者服用肠道抗生素。

4.心理护理　耐心倾听并解答患者的疑问,向患者讲解手术目的、注意事项等,使患者消除紧张、焦虑情绪,能积极配合治疗,以良好的心态接受手术,提高患者术后适应心理。

5.健康教育

(1)饮食:手术前可进食高蛋白、高维生素、富含铁的食物。如手术需涉及肠道时,应于术前 3 日给予少渣饮食。

(2)活动:指导患者注意休息,适当活动,保持情绪稳定,以减轻不适。

(二)术后护理

1.一般护理　按妇科手术护理常规进行护理。

2.病情观察

(1)严密心电监护监测,观察血压、脉搏、呼吸及伤口渗血情况。

(2)观察阴道流血的颜色、性质、量,发现异常及时通知医生。

3.用药护理

(1)假孕治疗:①口服避孕药:常用孕激素和炔雌醇复合制剂,每日 1 片,连续应用至少 6 个月。可使异位内膜萎缩,不良反应相对较轻,常见的有恶心、乳房胀痛、体重增加、情绪改变和点滴样出血等。②孕激素类:常用醋酸甲羟孕酮,30mg/d,连续 6 个月。最初引起子宫内膜组织的蜕膜化,继而导致内膜萎缩和闭经。不良反应有阴道不规则出血、恶心、乳房胀痛、液体潴留、体重增加等。停药后月经可恢复。

(2)假绝经治疗:①促性腺激素释放激素激动剂(GnRH-a):a.亮丙瑞林(抑那通),3.75mg,于月经第 1 日行皮下注射,以后每隔 28 日注射 1 次,共 3～6 次;b.戈舍瑞林(诺雷德),3.6mg,用法同前;c.曲普瑞林(达菲林),3.75mg,肌内注射,用法同前。这类药物的不良反应主要是有绝经症状和骨质疏松。停药后大部分症状可以在短期内消失,并恢复排卵,但骨质丢失需要 1 年甚至更长时间才能恢复。②孕三烯酮:每周口服 2 次,每次 2.5mg,于月经第 1 日开始服药,6 个月为 1 疗程。对肝功能影响较小且可逆。孕妇忌服。③达那唑:适用于轻度及中度子宫内膜异位症痛经明显的患者。于月经第 1 日开始口服 200mg,每日 2～3 次,持续服药 6 个月。不良反应有多毛、痤疮、声音变粗(不可逆)、头痛、潮热、体重增加、性欲减退、皮脂增加、肝功能损害等。

(3)其他疗法:应用孕激素受体水平拮抗剂——米非司酮,每日口服 25～100mg,造成闭经使病灶萎缩。不良反应轻,无雌激素样影响,亦无骨质丢失危险。

4.健康教育

(1)饮食:术后在排气前须禁食,根据排气情况逐渐进食流食、半流食、普食。注意在卧床期间不能饮牛奶、豆浆、萝卜汤及含糖的饮料,不能进食产气食物,以防止胀气的发生。

(2)活动:腰麻术后 6h 可以取侧卧位休息,双下肢做主动的屈伸活动。全麻术后患者,返回病房 2h 后若无不适可翻身垫枕。术后鼓励患者早期活动,有利于增加肺活量、减少肺部并发症、改善血液循环、促进伤口愈合、预防深静脉血栓、预防肠粘连、减少尿潴留发生。

(3)用药指导:手术治疗后,部分患者仍需使用药物治疗,以达到良好的治疗效果。告知患者在用药期间需严格按照医嘱的剂量、时间进行用药,不得自行减量或停药。部分治疗子宫内膜异位症药物对肝功能有损害,因此,用药前及用药期间应定期检查肝功能。必要时遵医嘱酌情减量或停药。

(4)疾病相关知识宣教:由于该病的病因尚不完全清楚,预防困难,但应注意以下几点可以起到一定的预防作用:①防止经血逆流:及时发现并治疗引起经血逆流的疾病,如先天性生殖道畸形、狭窄、闭锁和继发性宫颈粘连、阴道狭窄等。②药物避孕:口服药物避孕者其子宫内膜异位症发病风险降低,因此对有高发家族史者、容易带器妊娠者可口服药物避孕。③月经期避免性交及妇科检查;尽量避免多次宫腔手术操作;宫颈部手术应在月经干净后的 3～7d 内进行。④由于妊娠可以延缓此病的发生和发展,应鼓励育龄妇女及时婚育。

(5)出院指导:①注意调整自己的情绪,保持乐观开朗的心态,使机体免疫系统的功能正常。②注意保暖,避免感冒着凉。③做好计划生育,尽量少做、不做人工流产术和刮宫术。④月经期避免性生活,禁止激烈的体育运动及重体力劳动。⑤行全子宫切除术者,术后 3 个月内禁止性生活、盆浴,术后 6 周复查;行单纯卵巢或附件切除术者,术后 1 个月内禁止性生活、盆浴,术后 4 周复查。复查时应避开月经期。

5.延续护理

(1)做好电话及门诊的随访,以便全面评估患者的治疗效果。

（2）采用药物治疗的患者,需在门诊定期随访。监测内容包括患者症状的变化、月经的改变、有无身体改变等情况,如有异常及时处理。

第四节　正常分娩

一、影响分娩的因素

妊娠满 28 周以后,胎儿及其附属物由母体排出的过程称为分娩。妊娠满 28 周至不满 37 周间的分娩称为早产。妊娠满 37 周至不满 42 周间的分娩称为足月产;妊娠满 42 周以后的分娩称过期产。影响分娩的因素包括产力、产道、胎儿及产妇的精神心理因素,这 4 项因素均正常且相互适应,胎儿才能顺利经阴道自然娩出,即正常分娩。

（一）产力

产力是指将胎儿及其附属物从子宫内逼出的力量,包括子宫收缩力(主力)及腹肌、膈肌、肛提肌的收缩力(辅力)。

1.子宫收缩力　子宫收缩力简称宫缩,是临产后的主要力量,贯穿于整个产程。正常宫缩具有以下特点。

（1）节律性:子宫有节律性、阵发性、不随意收缩的特点。每次收缩由弱到强(进行期),达高峰维持一定时间(极期)后又逐渐减弱(退行期),最后消失进入间歇期,子宫肌肉完全松弛,间歇期后又开始出现下一次宫缩,如此反复交替,直至分娩结束,故临床上也称为阵缩。

在产程初期时,宫缩持续时间约 30s,间歇时间 5～6min。随着产程进展,子宫收缩力逐渐增强,宫缩持续时间逐渐延长,间歇时间逐渐缩短,在宫口开全后,宫缩达最全,收缩时间可达 1min 或更长,间歇时间可缩短至 1～2min。

（2）对称性和极性:正常宫缩从两侧子宫角部同时发起,先向宫底部集中,再向子宫下段扩散,称为子宫收缩的对称性。极性是指宫缩由子宫上部向下传递,以子宫底部最强,子宫下段最弱。

（3）缩复作用:宫缩时子宫肌纤维缩短变宽,间歇时肌纤维松弛,但不能完全恢复到原来的长度,经反复收缩,肌纤维越来越短,称为缩复作用。缩复作用可使宫腔上部容积越来越小,迫使胎先露不断下降、宫颈管逐渐缩短直至消失。

2.腹肌、膈肌、肛提肌的收缩力　腹肌、膈肌、肛提肌的收缩力运用于第二、三产程,是胎儿娩出的重要辅力。宫口开全后,宫缩推动胎先露下降至阴道,压迫盆底软组织及直肠,引起反射性排便感,产妇主动屏气用力,使腹肌和膈肌有力地收缩,腹压增高,协助胎儿、胎盘娩出。肛提肌的收缩有助于胎先露内旋转和仰伸的完成。

（二）产道

产道是胎儿娩出的通道,分为骨产道与软产道。

1.骨产道　骨产道即真骨盆,是胎儿娩出的通道。

2.软产道　软产道是由子宫下段、子宫颈、阴道、盆底软组织所构成的一弯曲通道。

(1)子宫下段的形成:子宫下段是由子宫峡部形成。妊娠12周后子宫峡部逐渐扩张成为宫腔的一部分,妊娠末期逐渐拉长形成子宫下段。尤其在临产后规律宫缩使子宫下段进一步拉长达7～10cm。由于子宫肌纤维的缩复作用,使子宫上段越来越厚,下段被动扩张越来越薄,在上下段交界处形成一明显环状隆起,称生理性缩复环。此环在产妇的腹壁上并不显见。

(2)子宫颈的变化:临产前宫颈管长约2cm,临产后由子宫收缩牵拉宫颈内口的肌纤维、宫内压的升高、前羊膜囊的楔状支撑、胎先露下降,使宫颈管逐渐变短最后消失而展平。随着分娩的进展,宫颈外口逐渐扩张,直至宫口开全(10cm),方能通过足月胎儿头。初产妇子宫颈管消失后宫颈口扩张;经产妇子宫颈管消失与宫颈口扩张同时进行。

(3)阴道、盆底与会阴的变化:子宫颈口开全后胎先露已下降至阴道,阴道黏膜皱襞展平被迫扩张,胎先露继续下降压迫盆底软组织,软产道被胎先露扩张形成一个向前弯曲的长筒,前壁短,后壁长。盆底肌在胎先露压迫下向下及两侧扩展。会阴体变薄变长,以利于胎儿通过,但极易破裂,分娩时应注意保护。当肛提肌高度扩张并向两侧伸展时,肛门亦随之明显扩张。

(三)胎儿

胎儿能否顺利娩出,除了产力、产道因素外,还取决于胎儿的大小、胎位及有无畸形。胎儿发育过大或胎头径线较大或颅骨较硬,胎头不易变形,即使骨盆正常,也可引起相对头盆不称,而导致难产。

1.胎头　胎头是胎体最大的部分,也是胎儿通过产道最困难的部分。胎头由顶骨、额骨、颞骨各2块及枕骨1块组成。骨与骨间有缝隙称为颅缝,两顶骨间为矢状缝,顶骨与额骨间为冠状缝,枕骨与顶骨间为人字缝,颞骨与顶骨间为颞缝,两额骨间为额缝。胎头前方颅缝汇合处菱形空隙称前囟(大囟门),胎头后方三角形空隙称后囟(小囟门)。在分娩过程中,颅缝轻度重叠使头颅变形,体积缩小,有利于胎头娩出。

2.胎头径线　胎头径线主要有4条:

(1)双顶径:为两顶骨隆突间的距离,足月胎儿平均值为9.3cm,是胎头最大横径,B超测量此径可判断胎儿大小。

(2)枕下前囟径:为前囟中央至枕骨隆突下的距离,足月胎儿平均值为9.5cm,胎头俯屈后以此径通过产道。

(3)枕额径:为鼻根眉间至枕骨隆突的距离,足月胎儿平均值为11.3cm,胎头常以此径衔接。

(4)枕颏径:为颏骨下方中央至后囟顶部的距离,足月胎儿平均值为13.3cm。

(四)精神心理因素

分娩是一个正常的生理过程,但对产妇却是一种持久而强烈的应激源。有相当数量的初产妇对分娩有不同程度的害怕或恐惧,怕疼痛、怕出血、怕发生难产、怕胎儿性别不理想、怕有生命危险等,致使临产后情绪紧张,产生焦虑不安等心理状态。这种紧张、焦虑情绪会引起机体发生异常变化而影响分娩。

总之,在分娩过程中,产力、产道、胎儿、精神心理4个因素是相互联系、相互影响的。一般来说,骨盆和胎儿大小是相对不变的,产力、胎儿位置、精神心理因素是可变的。因此,助产和护理人员应加强观察、保护产力,及时发现并矫正异常胎位,恰当疏导产妇心理障碍,促进分娩顺利进行,保障母儿安全。

二、枕先露的分娩机制

分娩机制是指胎先露通过产道时,为适应骨盆各平面的形态和大小,被动地进行一系列适应性转动,以其最小径线通过产道的全过程。因临床上枕先露占95.55%～97.55%,又以枕左前位为最常见,故以枕左前位为例说明分娩机制。

(一)衔接

胎头双顶径进入骨盆入口平面,胎头颅骨最低点接近或达到坐骨棘水平,称为衔接。胎头取半俯屈状态以枕额径进入骨盆入口,胎头矢状缝落在骨盆入口右斜径上,胎头枕骨在骨盆左前方。经产妇多在分娩开始后胎头衔接,初产妇多数在预产期前2～3周内胎头衔接。若初产妇分娩已经开始而胎头仍未衔接,应警惕有无头盆不称。

(二)下降

胎头沿骨盆轴前进的动作,称为下降。下降动作呈间歇性,宫缩时胎头下降,宫缩间歇时胎头稍有回缩。下降贯穿于分娩的全过程,临床上常以胎先露下降程度,作为产程进展的判断标准之一。

(三)俯屈

在下降过程中,胎头遇盆底阻力而发生俯屈,变衔接时的枕额径为枕下前囟径,使胎头以最小径线继续下降通过产道。

(四)内旋转

胎头俯屈下降时,枕部位置最低,达到骨盆底时,肛提肌收缩将胎头枕部推向母体骨盆前方,向前旋转45°,囟门转到耻骨弓下方,此动作称为内旋转,于第一产程末完成。

(五)仰伸

胎头下降达阴道外口时,胎头枕骨下部以耻骨弓为支点,在产力作用下发生仰伸,使胎头的顶、额、鼻、口、颏相继娩出。

(六)复位及外旋转

胎头娩出后,胎头枕部向左旋转45°,胎头与胎肩恢复正常关系,称为复位;胎肩继续下降,前(右)肩继续向左旋转45°,称为外旋转。

(七)胎肩及胎儿娩出

外旋转完成后,前(右)肩先从耻骨弓下娩出;胎体稍侧屈,后(左)肩从会阴前缘娩出;此后胎体和四肢相继娩出,胎儿娩出过程全部完成。

三、先兆临产、临产与产程

(一)先兆临产

1.假临产　临产前1～2周常有不规则的子宫收缩,称为"假临产"。其特点是宫缩持续时间短且不恒定,间歇时间长而不规则,强度不增强,不伴随宫颈管消失和宫口扩张,常在夜间出现,白天消失,给予镇静剂可以抑制宫缩。

2.胎儿下降感 由于胎先露下降入盆,使子宫底下降,初孕妇有胎儿下降感,感觉上腹部较前舒适,进食增多,呼吸轻快。

3.见红 分娩发动前24～48h内,因子宫颈内口附近的胎膜与该处的子宫壁分离,毛细血管破裂有少量出血,与子宫颈黏液相混经阴道排出,称为见红,见红是分娩即将开始比较可靠的征象。

(二)临产诊断

临产开始的标志是有规律且逐渐增强的子宫收缩,持续30s或以上,间歇5～6min,同时伴进行性宫颈管消失、宫口扩张和胎先露下降。

(三)产程分期

分娩全过程是从规律性子宫收缩开始至胎儿、胎盘娩出为止,简称总产程。临床上通常分为三个产程。

1.第一产程(子宫颈扩张期) 从规律的子宫收缩开始至宫口开全(10cm),初产妇需11～12h,经产妇需6～8h。

2.第二产程(胎儿娩出期) 从宫口开全至胎儿娩出。初产妇需1～2h,经产妇需数分钟至1h。

3.第三产程(胎盘娩出期) 从胎儿娩出至胎盘娩出,需5～15min,不超过30min。

四、分娩期的护理

(一)第一产程产妇的护理

1.第一产程临床经过

(1)规律性宫缩:分娩刚开始时,子宫收缩力较弱,持续时间约30s,间歇时间5～6min。随着产程进展,子宫收缩力逐渐增强,宫缩持续时间逐渐延长,间歇时间逐渐缩短,在宫口接近开全或开全后,宫缩持续时间可达1min或以上,间歇时间缩短至1～2min,且强度不断增强。

(2)子宫颈口扩张:不断增强的宫缩迫使子宫颈口扩张与胎先露下降。宫颈口扩张有一定规律,以初产妇最明显,宫口扩张的规律是先慢后快,可分为潜伏期和活跃期。

①潜伏期:从规律性宫缩开始至宫口扩张3cm,初产妇约需8h,最大时限不超过16h。此期特点为宫口扩张慢,胎先露下降不明显。

②活跃期:从宫口扩张3cm至宫口开全,初产妇约需4h,最大时限不超过8h。此期特点为宫口扩张迅速,胎先露下降明显。

(3)胎先露下降:伴随宫缩和宫颈口扩张,胎先露逐渐下降。临床上常以坐骨棘为胎先露下降的判断标志。胎头颅骨最低点平坐骨棘时,用"0"表示;在坐骨棘上1cm时,用"-1"表示;在坐骨棘下1cm时,用"+1"表示,依次类推。

(4)破膜:随着产程进展,宫颈口逐渐扩张,胎先露不断下降,胎头与母体骨盆衔接后将羊水分隔为前后两部分,位于胎头前方的羊水被称为"前羊水",位于胎先露上方的羊水被称为

"后羊水"。前羊水量不多,约 100mL,有助于扩张宫口。当前羊水囊内压力增加到一定程度时胎膜自然破裂,破膜多发生在宫口近开全时。

为细致观察产程进展,及时记录检查结果,及早处理异常情况,目前临床上多绘制产程图。产程图的横坐标为临产经历的时间(h),纵坐标左侧为宫口扩张程度(cm),右侧为胎先露下降程度(cm),通过绘制的产程图,可以直观了解产程进展情况。

(5)疼痛:分娩期的宫缩会给每个产妇带来不同程度的疼痛,主要为宫缩时对子宫下段及宫口扩张、牵扯所致。尤其在进入活跃期后,宫缩增强,分娩痛会更加明显,疼痛部位主要集中在下腹部及腰骶部,疼痛性质可分为胀痛、钝痛、锐痛、刺痛等。因产妇个体敏感性和耐受性的差异,可以有不同的表现,如呻吟、哭泣、尖叫等。

2.第一产程临床护理

(1)护理评估

①健康史:根据产前检查了解产妇一般情况,包括年龄、身高、体重、预产期、营养状况、婚育史等,对既往有不良孕产史者要着重了解原因。重点了解本次妊娠情况,有无阴道流血或流水、妊娠高血压疾病等。记录规律宫缩开始的时间,了解宫缩的强度与频率、骨盆大小、胎先露、胎方位及胎心音等。

②身体状况:观察生命体征,了解产妇心肺有无异常、皮肤有无水肿;了解宫缩持续时间、间歇时间及强度与频率;了解宫口扩张及胎先露下降情况;了解是否破膜,并描述羊水颜色及性状;了解胎心率变化。正确评估孕妇对疼痛的耐受性,有利于无痛分娩技术的实施。

③心理—社会状况:入院使产妇生活环境暂时改变,产妇会感到陌生、不适应;医护人员的服务态度和质量、分娩能否顺利、新生儿的性别及健康状况、家庭经济状况等,都易使孕妇产生焦虑、紧张情绪;加之不能按时进食和充分休息,以及精力和体力过度消耗,这些都会影响宫缩和产程进展。注意评估产妇面临问题时的态度及应对方式,家庭和社会的支持程度,产妇紧张和焦虑的程度,能否听从医护人员解释、指导、安排及配合分娩护理。

④辅助检查:用胎儿监护仪了解胎心率的变化与宫缩和胎动的关系,可判断胎儿在宫内安危状态。

(2)护理诊断:①急性疼痛:与子宫收缩、宫口扩张有关。②焦虑:与缺乏分娩相关的知识有关。③潜在并发症:产力异常、胎儿窘迫。

(3)护理目标:①产妇疼痛程度减轻。②产妇能描述正常分娩过程,并能主动配合分娩。③产力异常、胎儿窘迫未发生或被及时发现并有效处理。

(4)护理措施

①减轻疼痛,促进舒适:协助产妇办理入院手续,提供良好的环境,待产室内保持安静、无噪音,减少不良刺激。向产妇及家属耐心讲解分娩的生理经过,增强产妇对自然分娩的信心;加强与产妇沟通,建立良好的护患关系,及时向产妇告知分娩过程中的相关信息,促使产妇在分娩过程中密切配合,顺利完成分娩。护理人员及产妇家属要守护在产妇身边,指导产妇在宫缩时深呼吸,并将双手掌置于腹部由上向下推按,可缓解疼痛。若产妇腰骶部疼痛时,可用拳头按压腰骶部以减轻疼痛。在宫缩间歇期指导产妇放松休息,若无异常情况可在待产室内活动,聆听音乐或谈话,转移注意力,减轻产妇疼痛的感觉。

②分娩知识宣教与生活护理

a.清洁卫生:协助产妇沐浴、更衣,保持外阴清洁、干燥。

b.补充能量:鼓励产妇在宫缩间歇期少食多餐,进高热量、易消化、清淡饮食,注意补充足够水分,保持水、电解质平衡。

c.活动与休息:临产后胎膜未破、宫缩不强者,鼓励产妇在室内适当活动,以促进宫缩,利于宫口扩张和胎先露下降。提供良好的休息环境,劝导产妇在宫缩间歇期睡眠或休息,取左侧卧位有利于胎心率恢复和保存体力。

d.排尿与排便:鼓励产妇2~4h排尿1次,并及时排出粪便,以免影响宫缩及胎头下降。

③观察产程进展,预防并发症

a.观察宫缩:护理人员将一手掌置于产妇腹壁宫底处,感觉宫缩时宫体隆起变硬,间歇时宫体松弛变软的状况及时间,定时连续观察并记录宫缩持续时间、强度、间歇时间。也可用胎儿监护仪描记宫缩曲线。

b.听胎心:用胎心听筒于宫缩间歇期在产妇腹壁听取胎心音。潜伏期每隔1~2h听胎心1次,活跃期每隔15~30min听胎心1次,每次听1min并记录。正常情况下子宫收缩时胎心率变慢,宫缩后胎心率迅速恢复。若宫缩后胎心率不能恢复或胎心率<120次/min或>160次/min,均提示胎儿宫内窘迫,应给予及时处理。有条件可用胎儿监护仪监测胎心。

c.观察宫口扩张与胎先露下降:临产后必须在严格消毒下行阴道检查,次数不宜过多。

d.记录破膜时间:一旦破膜,应立即听胎心音,观察羊水的性状、颜色和量,并记录破膜时间。若为头先露,羊水呈黄绿色混有胎粪,提示胎儿窘迫,应给予及时处理。破膜超过12h未结束分娩者,应遵医嘱给予抗生素预防感染。

e.体温、血压、脉搏、呼吸:每隔4~6h测量1次并记录。异常者遵医嘱增加测量次数。体温37.5℃以上、脉搏超过100次/min、血压升高等应及时报告医生给予相应处理。

④健康指导:指导产妇保持轻松愉快的心情,积极配合医护人员的处理与护理,做好新生儿出生的准备。

⑤护理评价:a.产妇分娩疼痛是否减轻。b.产妇能否描述正常分娩过程,能否主动参与和配合分娩与护理。c.产力异常和胎儿窘迫是发生,是否被及时出现。

(二)第二产程产妇的护理

1.第二产程临床经过

(1)宫缩增强:宫口开全后,宫缩频率及强度进一步增强,持续时间约1min或以上,间歇时间1~2min,此时胎膜多已自然破裂。若仍未破膜,常影响胎先露下降,应行人工破膜。

(2)胎儿下降与娩出:随着宫口开全与宫缩加强,胎头已降至骨盆出口压迫盆底组织,产妇有排便感,不自主地向下屏气。会阴逐渐膨隆变薄,肛门括约肌松弛且张开。

①拨露:胎头于宫缩时显露于阴道口,宫缩间歇时又缩回于阴道内,称胎头拨露。

②着冠:经过几次拨露,胎头外露部分不断增大,直至胎头双顶径越过骨盆出口横径,在宫缩间歇时也不再缩回,称胎头着冠。此时会阴极度扩张,胎头枕骨抵达耻骨弓下,并以此为支点,出现胎头仰伸、复位及外旋转等动作完成胎头娩出,随后前肩、后肩相继娩出,胎身很快娩出,后羊水随之涌出,宫底降至平脐。

经产妇由于产程进展较快,上述表现不易分清。有时仅需几次宫缩,几分钟即可完成胎儿娩出,故在分娩的经过中拨露与着冠的过程不易分清。

（3）疼痛与排便感:宫口开全后,胎先露已下降至阴道,由于对盆底组织的压迫及会阴的扩张,产妇常会感到会阴痛,并向大腿内侧放射。

2.第二产程临床护理

（1）护理评估:①健康史:了解产妇的生命体征有无异常、产程进展情况、胎儿宫内情况,同时了解第一产程的经过及处理与护理。②身体状况:了解宫口开全的时间、宫缩持续时间、间歇时间、胎心率及羊水的性状与颜色,询问产妇有无排便感,观察胎头拨露进展情况,评估会阴条件,根据胎儿大小,判断是否需行会阴切开术。③心理—社会状况:产妇常因体力消耗过大而感到恐惧和无助,因腹痛和急于结束分娩而焦虑不安,家属也常产生紧张不安的情绪。④辅助检查:用胎儿监护仪评估胎心率的变化,及时发现异常情况并及时处理。

（2）护理诊断:①焦虑:与缺乏顺利分娩的信心及担忧胎儿健康有关。②知识缺乏:缺乏正确使用腹压的知识。③有受伤的危险:与软产道损伤、胎儿窘迫、新生儿窒息或产伤等有关。

（3）护理目标:①产妇情绪稳定,有信心配合医护人员完成分娩。②产妇能正确运用腹压,积极配合分娩过程。③胎儿窘迫、新生儿窒息是否发生或是否及时发现并及时有效处理。产妇软产道切口是否延长裂深,新生儿是否有产伤。

（4）护理措施

①陪伴分娩,消除焦虑:初产妇宫口开全后,经产妇宫口开大 4cm 后转入分娩室。将产妇安置在产床上,护理人员守护在产妇身边（产妇的丈夫也可陪伴）,及时提供产程进展信息。给予产妇安慰和鼓励,同时给予喂水、擦汗等护理,以缓解紧张和恐惧的心理。

②指导产妇正确运用腹压:指导产妇取膀胱截石位,双脚蹬踏在产床上,双手握持把手,在宫缩来临时深吸气屏住,然后向下用长力屏气（如排大便样）以增加腹压。宫缩间歇时,产妇全身肌肉放松休息,均匀呼吸。等下次宫缩出现时,再重复屏气运用腹压,以加速产程进展。

③协助分娩,预防并发症

a.观察产程进展:护理人员一手置于产妇腹壁感觉宫缩,了解宫缩的强度与频率,观察拨露时胎头下降情况,还应勤听胎心,一般宫缩间歇期每 5～10min 听 1 次胎心,每次听 1min,直至胎儿娩出。有条件者可用胎儿监护仪监测胎心率。若出现胎心异常、第二产程延长等异常情况,应立即行阴道检查,采取相应措施,尽快结束分娩。

b.做好接产准备

产妇准备:对产妇外阴采用外阴冲洗法消毒 3 遍。消毒范围:前起阴阜后至肛门及周围,两侧至大腿内侧上 1/3。操作方法:首先给产妇臀下放置便盆,用第一把无菌卵圆钳夹消毒纱布 1 块蘸取软皂液擦洗外阴部,顺序:小阴唇、大阴唇、阴阜、大腿内上 1/3、会阴、肛周、肛门。右手持第二把无菌卵圆钳夹消毒纱布 1 块或较大棉球 1 个,左手拿无菌冲洗罐内装温开水 800mL,冲洗外阴部的皂液,顺序:由上至下,由外向内。注意用纱布或棉球阻挡阴道口,防止液体进入阴道。右手持第三把无菌卵圆钳夹消毒纱布 1 块或较大棉球 1 个,左手拿另一个无菌冲洗罐,内装 1∶1 000 的苯扎溴铵溶液 500mL,冲洗消毒外阴部。最后移去便盆,臀下垫消毒巾。如需行会阴切开术者,则用 0.5% 活力碘或 0.5% 聚维酮碘行会阴擦洗,再消毒一遍。

接生人员准备:按外科刷手法刷手,准备接生。

c.接产:接产方法有仰卧位接生法、坐位或半坐位接生法、水下接生法。通常采用仰卧位接生法。

评估会阴条件:胎头拨露时,如发现产妇会阴部过紧或阴道已有裂伤出血,估计分娩时会阴撕裂不可避免或母儿有病理情况急需结束分娩,应行会阴侧切术。

接产步骤:接产者站在产妇右侧,当胎头拨露会阴体较紧张时,开始保护会阴,其目的是避免肛门外括约肌的损伤,控制胎儿娩出速度,协助胎儿完成分娩机制的动作,促使胎儿安全娩出。会阴切开后也需保护。

当胎头着冠时,右手继续保护会阴,嘱产妇张口哈气消除腹压,左手协助胎头仰伸,使胎头缓慢娩出。当胎头娩出后,右手继续保护会阴,左手拇指从胎儿鼻根向下挤压,挤出口鼻腔内的黏液和羊水,不要急于娩出胎肩。当再次出现宫缩,左手协助胎头复位及外旋转,使胎儿双肩径与骨盆出口前后径一致。接产者左手向下轻压胎儿颈,使前肩从耻骨弓下先娩出,再轻托胎儿颈向上,使后肩从保护会阴的右手上方娩出。胎儿双肩娩出后,保护会阴的右手可以离开会阴。然后用双手扶住胎肩两侧,协助胎体及下肢以侧位娩出,后羊水涌出。胎儿娩出后,将一弯盘置于阴道口下方,接取阴道流血,记录胎儿娩出时间和出血量。

脐带绕颈的处理:当胎头娩出后,若发现脐带绕颈1周是较松,可用左手将脐带从胎头滑下或随前肩娩出而上推脐带;若脐带绕颈较紧或绕2周或以上,可用2把血管钳夹住颈部一段脐带,在2钳之中剪断脐带,注意勿伤及胎颈。松解脐带后,再协助胎儿娩出。

④健康指导:指导产妇积极与医护人员配合,注意及时补充营养,防止体力衰竭,促进母儿安全。

(5)护理评价:①产妇情绪是否稳定、分娩过程是否积极配合。②产妇是否能正确使用腹压。③胎儿窘迫、新生儿窒息是否发生,若发生是否及时有效处理。④新生儿是否有产伤,产妇会阴是否有裂伤或会阴切开伤口是否延长裂深。

(三)第三产程产妇的护理

1.第三产程临床经过

(1)子宫收缩:胎儿娩出后,产妇感到轻松,宫底降至脐平,宫缩暂停几分钟后重新出现。

(2)胎盘剥离与娩出:胎儿娩出后,由于子宫的缩复作用,宫腔容积明显缩小,胎盘不能相应缩小与子宫壁发生错位而剥离,剥离面出血形成胎盘后血肿。随血肿增大,胎盘剥离面亦不断扩大,直至胎盘完全与子宫壁分离而娩出。

①胎盘剥离征象:子宫变硬由球形变为狭长形,宫底升高达脐上;阴道少量出血;阴道口外露的脐带自行下降延长;接产者用左手掌尺侧缘轻压产妇耻骨联合上方,将宫体向上推,而外露的脐带不再回缩。

②胎盘剥离及娩出方式,胎盘剥离及娩出方式有两种:

a.胎儿面娩出式:胎盘首先中央剥离形成胎盘后血肿,而后向周边剥离。其特点是先见胎儿面娩出,后见少量阴道流血,临床多见,约占3/4。

b.母体面娩出式:胎盘从边缘开始剥离,血液沿剥离面流出,而后向中心剥离。其特点是先见较多量阴道流血,后见胎盘母体面娩出,临床少见,约占1/4。

2.第三产程临床护理

(1)护理评估

①健康史:同第一、二产程,并了解产妇第一、二产程的临床经过。

②身体状况:

a.母亲身体状况:胎儿娩出后,评估宫缩、有无胎盘剥离征象、阴道流血量、颜色;胎盘娩出后,评估胎盘胎膜是否完整、有无胎盘小叶缺损或胎膜残留、胎盘边缘有无断裂血管,判断是否有副胎盘。评估会阴伤口情况,有无切口延长裂深。分娩结束后,产妇留在产床上观察2h,重点评估子宫收缩情况、阴道流血量与性状、血压等。

b.新生儿身体状况

Apgar评分:以心率、呼吸、肌张力、喉反射、皮肤颜色5项体征为依据评分,可判断新生儿有无窒息及窒息的程度,如表3-4-1所示。

表3-4-1　新生儿Apgar评分

体征	应得分数		
	0分	1分	2分
每分钟心率	0	<100次	≥100次
呼吸	0	浅慢且不规则	佳
肌张力	松弛	四肢稍屈曲	四肢活动好
喉反射	无反射	有些动作	咳嗽、恶心
皮肤颜色	苍白	青紫	红润

一般情况:评估身长、体重,体表有无畸形。

③心理—社会状况:评估产妇及家属对新生儿性别、健康、外貌是否满意,能否接受新生儿,有无进入父母角色。

④辅助检查:根据产妇及新生儿情况选择必要的检查。

(2)诊断及合作性问题

①潜在并发症:新生儿窒息,与呼吸道阻塞有关;产后出血,与子宫收缩乏力有关。

②有父母角色冲突的危险:与新生儿性别不理想、产后疲劳、会阴伤口疼痛有关。

(3)目标:①新生儿无窒息、产妇子宫收缩良好,没有发生产后出血、休克。②产妇及家属接受新生儿,有亲子间互动。

(4)护理措施:正确处理第三产程,预防并发症

①正确处理新生儿,预防新生儿窒息

清理呼吸道:清理呼吸道是处理新生儿的首要任务。在新生儿第一声啼哭之前,立即用吸痰管或洗耳球轻轻吸出新生儿口鼻腔黏液及羊水,保持呼吸道通畅。

Apgar评分:新生儿出生后1min内,进行评分并注意保暖。满分10分,8~10分为正常;4~7分为轻度窒息,经清理呼吸道即可恢复;0~3分为重度窒息,需紧急抢救,抢救过程中5min时再次评分,可了解新生儿的预后。

处理脐带:临床采用二次断脐法。结扎脐带的物品有气门芯、粗棉线、脐带夹、血管钳等。

双重棉线结扎法：新生儿娩出后，用两把血管钳在距脐轮 $10\sim15cm$ 处夹住脐带，于两钳之间剪断脐带。先用 75% 乙醇棉签消毒脐带根部及脐轮周围，再用无菌粗棉线在距脐轮 $0.5cm$ 处结扎第 1 道，再在结扎线上 $0.5cm$ 处结扎第 2 道。注意要扎紧，防止脐出血，又要避免用力过度勒断脐带。在第二道结扎线上 $0.5cm$ 处再次剪断脐带，用无菌纱布包裹脐带断端挤出残余血。再用 2.5% 碘酒或 20% 高锰酸钾过饱和溶液消毒脐带断面，用无菌纱布覆盖好，再用脐绷带包扎。

气门芯法：消毒脐带根部后用一血管钳套上气门芯，距脐轮 $0.5cm$ 处钳夹脐带，在血管钳上方 $0.5cm$ 处剪去脐带，牵拉气门芯上短线，套于止血钳下的脐带断端上，松开止血钳消毒包扎。

一般护理：擦干新生儿身上的羊水和血迹，检查新生儿体表有无畸形，在新生儿左手腕系上标有母亲姓名、新生儿性别、体重、出生时间的手腕带。在新生儿记录单上摁上新生儿足印和母亲拇指印，并将新生儿穿好衣服包裹于襁褓保暖，其外系上标有母亲姓名、床号、住院号、新生儿性别、体重、出生时间的小标牌。用抗生素眼药水滴眼以防结膜炎，并注意新生儿保暖。

②正确助娩胎盘，预防产后出血

助娩胎盘：接产者熟练掌握胎盘剥离征象，切忌在胎盘未完全剥离前牵拉脐带或按揉子宫；当确认胎盘已完全剥离时，应立即协助胎盘娩出。方法：右手牵拉脐带，左手在产妇腹壁握持宫底并轻轻按揉，嘱产妇屏气用力加腹压，当胎盘娩出至阴道口时，接产者双手捧住胎盘，朝一个方向旋转并缓慢向外牵拉，协助胎盘胎膜完整娩出。若在胎膜娩出过程中发现胎膜有部分撕裂，可用血管钳夹住断裂上端的胎膜，继续牵拉，直至胎膜完全娩出。胎盘胎膜娩出后，左手继续按揉宫底以刺激子宫收缩、减少出血，右手用弯盘接住阴道流血以统计出血量。

检查胎盘胎膜：先将胎盘铺平，检查胎膜是否完整，然后将胎膜撕开检查胎盘母体面有无小叶缺损，并测量其大小与厚度；再检查胎盘边缘有无断裂血管，以便及时发现副胎盘。最后将脐带提起，测量其长度。

检查软产道：胎盘娩出后，应仔细检查会阴、小阴唇内侧、尿道口周围、阴道及宫颈有无裂伤、会阴切口有无延长裂深并立即缝合。

预防产后出血：当胎儿双肩娩出后立即给予产妇肌内注射缩宫素 10U，可加强宫缩促进胎盘剥离，减少子宫出血。

产后 2h 观察及护理：第三产程结束以后，产妇继续留在产床上观察护理 2h，重点观测血压、子宫收缩情况、宫底高度、阴道流血量及膀胱充盈程度。

提供舒适，促进亲子互动：移去产妇臀下污染敷料，重新消毒外阴并换上消毒会阴垫。为产妇擦汗更衣，注意保暖，并及时喂给产妇温热红糖水或清淡、易消化流质饮食，嘱咐产妇闭目休息。如新生儿无异常，产后 30min 可将新生儿抱给产妇进行第 1 次哺乳。帮助产妇擦洗乳头，协助新生儿皮肤接触和乳头早吸吮，帮助产妇进入母亲角色，促进亲子互动。

健康指导：指导留在产房内观察 2h 的产妇闭目养神，配合医护人员完成护理内容，并做好新生儿第 1 次哺乳的心理准备。

(5)护理评价：①有无新生儿发生窒息，产后出血量是否超过 $500mL$，外周组织灌注是否正常。②产妇及家属是否接受新生儿，母子间是否有目光交流、皮肤接触以及早吸吮。

第五节 异常分娩

一、产力异常

产力异常主要是指子宫收缩力异常,包括子宫收缩的节律性、对称性、极性或频率强度发生改变,可分为子宫收缩乏力和子宫收缩过强两类,每类又分为协调性和不协调性两种,以协调性子宫收缩乏力最为常见。

(一)子宫收缩乏力

1.概述

(1)病因

①产道与胎儿因素:头盆不称或胎方位异常使胎先露下降受阻,不能紧贴子宫下段及子宫颈内口反射性地引起有效子宫收缩,是导致继发性子宫收缩乏力的最常见原因。

②精神因素:多见于初产妇,尤其是高龄初产妇,恐惧分娩,精神过度紧张,干扰了中枢神经系统的正常功能。

③子宫因素:子宫发育不良、畸形、子宫肌瘤等可使子宫收缩失去正常特征;子宫壁过度膨胀,如双胎、巨大儿、羊水过多等,可使子宫肌纤维过度伸展;经产妇或子宫的急、慢性炎症可使子宫肌纤维变性,这些均能影响子宫收缩力。

④药物影响:临产后不恰当地使用大剂量镇静剂、镇痛剂及麻醉剂(如吗啡、哌替啶等)。

⑤内分泌失调:体内激素分泌紊乱、电解质失衡等影响子宫正常收缩。

⑥其他因素:营养不良、贫血等慢性疾病导致体质虚弱;临产后过度的体力消耗,进食与睡眠不足;膀胱直肠充盈;前置胎盘影响胎先露下降;过早使用腹压等均可导致宫缩乏力。

(2)治疗要点

①有明显头盆不称者应行剖宫产术。

②对协调性子宫收缩乏力者,应改善产妇全身状况,加强宫缩,若产程仍无进展或出现胎儿窘迫,应行剖宫产术或阴道助产术。

③不协调性子宫收缩乏力者,调整子宫收缩,恢复宫缩的节律性和极性。

2.护理评估

(1)健康史:认真阅读产前检查记录,如产妇身高、骨盆测量值、胎儿大小,了解有无妊娠并发症,有无使用镇静药或止痛药的情况。重点评估临产时间、宫缩频率、宫缩强度及胎心率、胎动情况。

(2)身体状况

①协调性子宫收缩乏力(低张性子宫收缩乏力):子宫收缩具有正常的节律性、对称性和极性,但收缩力弱,持续时间短而间歇期长。即使宫缩最强时,子宫体隆起也不明显,用手压子宫底部肌壁仍有凹陷。依据其在产程中出现时期不同分为:a.原发性子宫收缩乏力:自分娩开始宫缩就微弱无力,致子宫口扩张及胎先露下降缓慢,产程延长。b.继发性子宫收缩乏力:临产

早期子宫收缩正常,但至活跃期或第二产程时宫缩减弱,多见于中骨盆及出口平面狭窄致持续性枕横位或枕后位等头盆不称时。

②不协调性子宫收缩乏力(高张性子宫收缩乏力):子宫收缩失去正常的节律性、对称性和极性。宫缩的兴奋点来自子宫下段的一处或多处,宫缩时子宫底部不强,而是子宫下段强,宫缩间歇期子宫肌不能完全松弛,这种宫缩属于无效宫缩。产妇自觉下腹部持续性疼痛、拒按、紧张、烦躁。产科检查时下腹部有明显压痛,宫缩间歇期不明显,胎方位触不清,胎心率不规则,产程进展异常。

③产程曲线异常:产程曲线是产程监护和识别难产的重要手段,产程进展的标志是子宫口扩张和胎先露下降。宫缩乏力导致产程曲线异常有以下八种类别:a.潜伏期延长:从临产规律宫缩开始至子宫口扩张 3cm 称为潜伏期,初产妇潜伏期正常约需 8h,最大时限 16h,超过 16h 称为潜伏期延长。b.活跃期延长:从子宫口扩张 3cm 开始至子宫口开全称为活跃期,初产妇活跃期正常约需 4h,最大时限 8h,若超过 8h 称为活跃期延长。c.活跃期停滞:进入活跃期后,子宫口不再扩张达 2h 以上,称为活跃期停滞。d.第二产程延长:第二产程初产妇超过 2h、经产妇超过 1h 尚未分娩,称为第二产程延长。e.第二产程停滞:第二产程达 1h 胎先露下降无进展,称为第二产程停滞。f.胎先露下降延缓:活跃期晚期及第二产程,胎先露下降速度初产妇小于 1.0cm/h,经产妇小于 2.0cm/h,称为胎先露下降延缓。g.胎先露下降停滞:活跃期晚期胎先露停留在原处不下降 1h 以上,称为胎先露下降停滞。h.滞产:总产程超过 24h。以上八种产程进展异常,可单独存在,也可以合并存在。

(3)对母儿的影响

①对产妇的影响:a.体力衰竭:由于产程延长,产妇休息不好,进食少,体力消耗大,可致肠胀气、尿潴留等,严重时可引起脱水、酸中毒等,使产妇体力衰竭,加重宫缩乏力。b.生殖道瘘:由于第二产程延长,膀胱和(或)尿道较长时间被压迫于胎先露与耻骨联合之间,可导致局部组织缺血、水肿和坏死,形成生殖道瘘。c.产褥感染:产程延长使肛查或阴道检查次数增加,均使感染机会增加。d.产后出血:宫缩乏力,影响胎盘剥离面的血窦关闭,引起产后出血。

②对围生儿的影响:产程延长,宫缩不协调可致胎儿—胎盘循环障碍,胎儿供氧不足,导致胎儿窘迫,甚至胎死宫内;由于产程异常,增加了手术产机会,新生儿产伤可能增加。

(4)心理、社会状态:由于产程延长,产妇及家属表现出过度焦虑、恐惧的情绪,担心母儿安危,对经阴道分娩失去信心,请求医护人员帮助,尽快结束分娩。

(5)辅助检查

①监测宫缩:用胎儿电子监护仪监测宫缩的节律性、强度和频率,了解胎心率改变与宫缩的关系。

②实验室检查:可出现尿酮体阳性、电解质紊乱、二氧化碳结合力降低等。

3.护理诊断/合作性问题

(1)疲劳:与宫缩乏力、产程延长、产妇体力过度消耗有关。

(2)焦虑:与担心孕妇自身及胎儿安全有关。

(3)潜在并发症:产后出血、胎儿窘迫。

4.护理措施

(1)减轻疲劳,纠正异常宫缩

①改善全身情况:a.保证休息,消除紧张,保存体力:过度疲劳或烦躁不安者遵医嘱给予镇静剂,如地西泮10mg缓慢静脉注射或哌替啶100mg肌内注射。b.补充营养:鼓励产妇多进食易消化高热量食物,对入量不足者需补充液体,不能进食者每日液体摄入量不少于2 500mL,遵医嘱给予10%葡萄糖溶液500mL,内加维生素C 2g静脉滴注。

②纠正异常宫缩:严密监测,及时发现异常宫缩,确定其类型并给予纠正。

a.协调性子宫收缩乏力:需加强宫缩,排空充盈的膀胱和直肠。刺激乳头。针刺合谷、三阴交、关元等穴位,用强刺激手法留针30min。人工破膜:子宫口扩张3cm或以上、无头盆不称及胎头已衔接者,可行人工破膜,使胎先露紧贴子宫下段及子宫颈内口,反射性加强子宫收缩。静脉滴注缩宫素:必须专人监护,严密观察宫缩、胎心率及血压。先用5%葡萄糖溶液500mL静脉滴注,调节滴速为8~10滴/min,然后加入缩宫素2.5~5U摇匀,根据宫缩调整滴速,滴速通常不超过40滴/min,以宫缩维持在间隔2~4min,持续40~60s为宜。

b.不协调性子宫收缩乏力:遵医嘱给予镇静剂,如哌替啶100mg,产妇经充分休息后可恢复为协调性子宫收缩,在宫缩未恢复协调之前,严禁使用缩宫素。

(2)做好手术准备:严密观察宫缩及胎心率变化,若经上述处理后宫缩未能恢复正常或伴胎儿窘迫,应协助医生做好阴道助产或剖宫产术前准备。

(3)提供心理支持,减少焦虑与恐惧:护士必须重视评估产妇的心理状态,及时给予解释和支持,防止精神紧张。应多关心、安慰产妇,鼓励产妇及家属表达出他们的担心和不适,及时提供目前产程进展和护理计划等信息,使产妇和家属理解并能主动配合医护工作,安全度过分娩期。新生儿如出现意外,需协助产妇及家属顺利度过哀伤期,并为产妇提供出院后的避孕指导。

(4)健康教育:加强产前教育,让孕妇及家属了解分娩过程,认识到过多镇静剂的使用会影响子宫收缩。临产后,指导产妇休息、饮食、排尿及排便。产后注意观察宫缩、阴道流血情况。加强营养,保持外阴部清洁,注意恶露的量、颜色及气味,指导母乳喂养。

(二)子宫收缩过强

1.护理评估

(1)健康史:详细询问宫缩开始的时间、程度,以及胎动的情况。认真查看产前检查的各项记录,了解经产妇既往有无急产史。评估临产后产妇有无精神紧张、过度疲劳,分娩过程中有无梗阻发生,有无应用缩宫素,有无胎盘早剥或子宫腔内操作等诱发因素。

(2)身体状况

①协调性子宫收缩过强:子宫收缩的对称性、节律性和极性正常,但子宫收缩力过强、过频。若产道无梗阻,可使子宫口迅速开全,分娩会在短时间内结束。总产程不足3h,称为急产,经产妇多见。由于宫缩过强过频,产程过快,可导致产妇软产道裂伤,产褥感染机会增加,影响子宫胎盘血液循环,易发生胎儿窘迫和新生儿窒息,胎儿娩出过快易发生新生儿颅内出血或坠地外伤。若产道有梗阻,处理不及时可造成子宫破裂。

②不协调性子宫收缩过强

a.强直性子宫收缩:其几乎均是外界因素引起子宫颈内口以上部分的子宫肌层出现强直性痉挛性收缩,间歇期短或无间歇期。产妇烦躁不安、持续性腹痛,胎心音、胎方位不清,有时子宫下段被拉长,形成一明显环状凹陷,并随宫缩上升达脐部或脐上,为病理性缩复环,腹部呈葫芦状,子宫下段压痛明显,并有血尿。

b.子宫痉挛性狭窄环:子宫壁局部肌肉呈痉挛性不协调性收缩,形成环状狭窄,持续不放松,称为子宫痉挛性狭窄环。狭窄环可发生在子宫颈、子宫体的任何部分,多在子宫上下段交界处,也可在胎体某一狭窄部,以胎颈、胎腰处常见。产妇出现持续性腹痛、烦躁、子宫颈扩张缓慢、胎先露下降停滞、胎心率不规则,腹部检查可触及狭窄环,此环与病理性缩复环不同的是不随宫缩上升。

(3)心理、社会状态:产妇疼痛难忍,常表现出烦躁不安、恐惧,担心自身及胎儿安危。

(4)辅助检查:胎儿电子监护仪监测宫缩及胎心音的变化。

2.护理诊断/合作性问题

(1)急性疼痛:与过频、过强的子宫收缩有关。

(2)焦虑:与担心自身和胎儿安危有关。

(3)有母儿受伤的危险:与产程过快造成产妇软产道损伤、新生儿受伤有关。

(4)潜在并发症:子宫破裂,产后出血。

3.护理措施

(1)缓解疼痛:①提供缓解疼痛的措施,如深呼吸、变换体位、腹部按摩、及时更换汗湿的衣服及床单,保持安静环境等。②必要时遵医嘱给予镇静剂或宫缩抑制剂。

(2)减轻焦虑:提供陪伴分娩,多给予关心和指导,消除紧张焦虑心理。及时向产妇和家属提供产妇的信息,说明产程中可能出现的问题及采取的措施,以便取得他们的理解和配合。

(3)防止受伤,促进母儿健康:①产前详细了解孕产史,凡有急产史的孕妇,嘱其在预产期前1~2周住院待产,以免发生意外。②临产后不宜灌肠,提前做好接产和新生儿窒息抢救的准备工作,胎儿娩出时嘱产妇勿向下屏气。③如发生急产,新生儿应肌内注射维生素 K_1 预防颅内出血,并尽早肌内注射破伤风抗毒素 1 500U 和抗生素预防感染。④产后仔细检查子宫颈、阴道、外阴,如有撕裂应及时缝合,并遵医嘱使用抗生素预防感染。

(4)预防子宫破裂:①宫缩乏力静脉滴注缩宫素时,注意小剂量、低浓度、慢流量、勤观察,及时发现子宫破裂先兆,防止子宫破裂发生。②严密观察宫缩,若宫缩过强,立即停止一切刺激,如阴道内操作、缩宫素静脉滴注等,并及时通知医生;若子宫口已开全,应指导产妇宫缩时张口呼气,减少屏气用力,减慢分娩过程,同时做好接产和抢救新生儿窒息的准备;出现胎儿窘迫者,应让产妇取左侧卧位,吸氧并做好剖宫产术的准备。

(5)健康教育:嘱产妇观察子宫体复旧、会阴伤口、阴道出血等情况,进行产褥期健康教育及出院指导;如新生儿发生意外,多给予产妇安慰,帮助其分析原因,解除悲伤情绪,为今后生育提供具体指导。

二、产道异常

产道异常包括骨产道异常及软产道异常,临床上以骨产道异常为多见。

(一)概述

1.狭窄骨盆的分类

(1)骨盆入口平面狭窄:骨盆入口平面狭窄常见于扁平骨盆。骶耻外径小于18cm,入口前后径小于10cm,对角径小于11.5cm。常见以下两种类型:单纯扁平骨盆和佝偻病性扁平骨盆。

(2)中骨盆平面和出口平面狭窄

①漏斗骨盆:骨盆入口平面各径线正常,两侧骨盆壁向内倾斜,状似漏斗。其特点是中骨盆平面和出口平面均狭窄,使坐骨棘间径、坐骨结节间径缩短,耻骨弓角度小于90°。坐骨结节间径与出口后矢状径之和小于15cm。

②横径狭窄骨盆:与类人猿型骨盆类似,骨盆入口、中骨盆及骨盆出口横径均缩短,前后径稍长,坐骨切迹宽。

(3)骨盆三个平面均狭窄:骨盆外形属于女性骨盆,但骨盆入口、中骨盆及骨盆出口三个平面均狭窄,每个平面径线均小于正常值2cm或更多,此类狭窄骨盆又称为均小骨盆,多见于身材矮小、体形匀称的妇女。

(4)畸形骨盆:骨盆失去正常形态者称为畸形骨盆。一种为骨软化症骨盆,现已罕见;另一种为偏斜骨盆。

2.处理要点 明确骨盆狭窄类型及程度,综合判断后决定分娩方式。绝对性狭窄骨盆,胎儿不能经阴道分娩;相对性狭窄骨盆,若胎儿较小、胎方位正常,在产力好的条件下可以试产。

(二)护理评估

1.健康史 询问有无引起骨盆异常的疾病,如佝偻病、结核病、骨软化症及外伤史。若为经产妇,应了解有无难产和新生儿产伤等异常分娩史。

2.身体状况

(1)一般检查:测量身高,若身高在145cm以下者,警惕均小骨盆;观察孕妇有无跛足、脊柱及髋关节畸形、米氏菱形窝不对称、尖腹或悬垂腹等。

(2)腹部检查

①观察腹型,测量宫高、腹围,预测胎儿大小,明确胎方位。

②跨耻征检查:估计头盆是否相称。产妇排空膀胱后仰卧,两腿伸直,检查者将手放在耻骨联合上方,向骨盆腔方向推压浮动的胎头。如胎头低于耻骨联合平面,为跨耻征阴性,表示头盆相称;若胎头与耻骨联合在同一平面,为跨耻征可疑阳性,表示头盆可能不称;若胎头高于耻骨联合平面,为跨耻征阳性,表示头盆明显不称。初产妇预产期前2周或经产妇临产后胎头尚未入盆时做此项检查有一定的临床意义。

(3)骨盆测量

①入口平面狭窄:其常见于扁平骨盆,骶耻外径小于18cm,入口前后径小于10cm,对角径

小于11.5cm;影响胎头入盆或衔接。

②中骨盆平面和出口平面狭窄:其常见于漏斗骨盆,坐骨棘间径小于10cm,坐骨结节间径小于8cm,耻骨弓角度小于90°,出口横径和后矢状径之和小于15cm;主要影响胎头俯屈、内旋转,易发生持续性枕横位或枕后位。

③三个平面均狭窄:骨盆外形属于女型骨盆,但各平面径线均小于正常值2cm或以上,称为均小骨盆,见于身材矮小、体形匀称的妇女。

④畸形骨盆:骨盆失去对称性,如骨软化症骨盆和偏斜骨盆,较少见。

(4)妇科检查:妇科检查主要了解软产道有无异常。

①外阴异常:外阴坚韧、水肿、瘢痕。

②阴道异常:阴道横隔、纵隔、瘢痕性狭窄、囊肿或肿瘤。

③子宫颈异常:子宫颈外口粘连,子宫颈坚韧、水肿;子宫颈瘢痕、子宫颈癌、子宫颈肌瘤等。

(5)对母儿的影响:骨盆狭窄,影响胎先露的衔接、内旋转,引起胎方位异常、子宫收缩乏力或过强,导致产程延长、停滞或子宫破裂;膀胱等局部软组织因受压过久易形成生殖道瘘;易发生胎膜早破、脐带脱垂导致胎儿窘迫;因胎头受压过久或手术助产,使新生儿颅内出血、产伤及感染的概率增加。

(6)心理、社会状态:产前检查确诊为产道明显异常,被告知需行剖宫产术者,产妇多表现为对手术的恐惧和紧张,必须经试产才能确定分娩方式者,孕妇及家属常因不能预知分娩结果而焦虑不安。

3.辅助检查　利用B超检查测量胎儿各径线,判断胎儿能否通过骨产道。

(三)护理诊断/合作性问题

1.有母儿受伤的危险　它与分娩困难造成软产道损伤和新生儿产伤有关。

2.焦虑　它与不了解产程进展或担心分娩的结果有关。

3.感染　它与胎膜早破、产程延长、手术操作有关。

4.潜在并发症　胎儿窘迫,新生儿窒息,子宫破裂。

(四)护理措施

1.防止受伤,促进母儿健康

(1)临产后:严密观察宫缩、子宫口扩张和胎先露下降情况,发现产程进展缓慢或宫缩过强,及时报告医生并协助处理。对明显头盆不称、不能经阴道分娩者,遵医嘱做好剖宫产术的准备与护理。避免发生新生儿产伤和颅内出血。对手术产儿应加强监护。

(2)骨盆入口平面狭窄:有轻度头盆不称者,足月胎儿体重小于3 000g,胎心率及产力均正常,应在严密监护下试产。胎膜未破者可在子宫口扩张3cm时行人工破膜。若破膜后宫缩较强,产程进展顺利,多数能经阴道分娩。试产过程中若出现宫缩乏力,可用缩宫素静脉滴注加强宫缩。试产2～4h,胎头仍迟迟不能入盆,子宫口扩张缓慢,或伴有胎儿窘迫征象,应及时行剖宫产术结束分娩。若胎膜已破,为了减少感染,应适当缩短试产时间。明显头盆不称者,做好剖宫产术前准备。

(3)中骨盆平面和出口平面狭窄:遵医嘱做好阴道手术助产或剖宫产术前准备。

(4)均小骨盆:若胎方位正常、头盆相称、宫缩好,可以协助试产。

(5)软产道异常:评估对分娩的影响程度,协助医生采取会阴切开、局部湿热敷等相应处理措施。产后检查软产道,发现损伤及时处理。产程中出现的子宫颈水肿可局部处理:①抬高产妇臀部,减轻胎头对子宫颈的压力。②在子宫颈水肿明显处或 3 点、9 点处注射 0.5% 利多卡因 5~10mL。③静脉注射地西泮 10mg,子宫口接近开全时,用手将水肿的子宫颈前唇上推,使其越过胎头。如经上述处理无效,可行剖宫产术。

2.病情观察 严密观察宫缩、胎心率、羊水及产程进展情况,发现胎儿窘迫征象,及时给予吸氧,嘱患者取左侧卧位,通知医生并配合处理。预防胎膜早破、脐带脱垂及子宫破裂等并发症的发生。

3.心理护理 提供心理支持、信息支持,向产妇及家属讲明产道异常对母儿的影响,及时告知他们产程进展状况,建立医患之间的信任,缓解和消除其焦虑心理,使其能自愿接受各项检查及处理。

4.健康教育 向产妇进行产褥期健康教育及出院指导。指导产妇喂养及护理手术产儿的知识,并告知产后检查的必要性和时间。

三、胎位及胎儿发育异常

(一)持续性枕后位、枕横位

持续性枕后位、枕横位是指在分娩过程中,胎头持续位于母体骨盆的后方或侧方,于分娩后期仍不能向前旋转,致使分娩发生困难者。

1.临床表现 因先露部不能紧贴宫颈及子宫下段,常导致宫缩乏力及产程进展缓慢。因胎儿枕骨持续位于骨盆后方压迫直肠,产妇自觉肛门坠胀及排便感,过早屏气用力,过早使用腹压易导致宫颈水肿、胎头水肿、产妇疲劳,影响产程的进展,常致活跃期停滞或第二产程延长。

2.护理要点

(1)第一产程

①严密观察产程进展,注意胎头下降、宫缩强弱及胎心音情况。

②保持产妇良好的营养状况与休息,必要时给予补液。

③指导产妇朝向胎背的对侧方向卧位,以利于纠正胎方位。

④嘱产妇不要过早屏气用力,以免引起宫颈前唇水肿及体力消耗。

⑤若宫缩不强,应遵医嘱尽早静脉滴注缩宫素以加强宫缩。

⑥若出现宫颈水肿,可遵医嘱行宫颈封闭。

⑦督促产妇及时排空膀胱,以免影响胎头下降及宫缩。

⑧若发现产程停滞、胎头位置较高或出现胎儿窘迫现象,应及时通知医师,并做好剖宫产准备。

(2)第二产程

①严密观察宫缩、胎头下降及胎心音情况,根据情况给予产妇吸氧,并指导其正确运用腹

压,若发现宫缩减弱,遵医嘱及时给予静脉滴注缩宫素。

②若第二产程进展缓慢,初产妇已近 2h,经产妇已近 1h,或出现胎儿窘迫征象,应立即通知医师,尽早结束分娩。

a.若胎头双顶径已达坐骨棘水平或更低时,可协助医师行徒手旋转胎方位,促进自然分娩或阴道助产。

b.若胎头双顶径在坐骨棘平面以上,应尽快完善剖宫产准备,以剖宫产结束分娩。

(3)第三产程

①胎儿娩出后应立即注射缩宫素。

②胎盘娩出后仔细检查胎盘、胎膜的完整性。

③有软产道裂伤者及时修补。

④遵医嘱给予抗生素预防感染。

(4)仔细检查新生儿有无产瘤及头皮血肿,做好新生儿护理。

(5)陪伴在产妇身旁,给予安慰、关心,以增加安全感。

(6)健康教育

①向产妇说明胎位异常对母婴的影响,可能出现的并发症。

②根据不同的分娩方式,向产妇及家属介绍各种诊疗计划、措施,以取得配合。

③指导产妇朝向胎背的对侧方向卧位,以利于胎头枕部转向前方。

④告知产妇不要过早屏气用力,以免引起宫颈前唇水肿及体力消耗。

⑤督促产妇及时排空膀胱,以免影响胎头下降及宫缩。

⑥向产妇介绍使用非药物镇痛的方法,如改变姿势、腰骶部按摩等,以增加舒适度。教会产妇屏气用力的技巧。

⑦向产妇及家属讲解难产儿的护理知识,消除其紧张情绪。

(二)高直位、前不均倾位

胎头呈不屈不仰姿势,以枕额径衔接于骨盆入口,其矢状缝与骨盆入口前后径相一致,称为高直位。胎头以枕横位(胎头失状缝与骨盆入口横径一致)入盆时,胎头俯屈,以前顶骨先入盆,失状缝靠近骶骨称为前不均倾位。胎头以枕横位入盆,如失状缝不位于骨盆入口横径上,称为不均倾位。

1.临床表现

(1)高直位:胎头矢状缝与骨盆前后径一致,前囟在耻骨联合后方,后囟在骶骨前,为高直后位,反之为高直前位。

(2)前不均倾位:胎头矢状缝在骨盆入口的横径上,向后移靠近骶岬,前顶骨紧紧嵌在耻骨联合下方,骨盆后方空虚感。

2.护理要点

(1)高直位

①一般护理:嘱产妇取侧卧位,未破膜者,可取半卧位,促进胎头下降,注意产妇的饮食、休息。

②鼓励产妇及时排空膀胱,注意尿色变化,发现肉眼血尿及时通知医师,尽快做好剖宫产

准备。

③严密观察产程进展,注意胎头下降、宫缩强弱及胎心音情况。

④宫口开全者,做好阴道助产、预防产后出血、新生儿窒息复苏的准备。

⑤仔细检查新生儿有无产瘤及头皮血肿,做好新生儿护理。

⑥陪伴在产妇身旁,给予安慰、关心,以增加安全感。

(2)前不均倾位

①临产后产程早期,产妇宜取半卧位或坐位,以减少骨盆的倾斜度,尽量避免胎头不均倾衔接。

②严密观察产程进展及胎心变化,若产程进展缓慢或停滞,有胎儿窘迫征象,遵医嘱做好剖宫产准备。

③每2h协助产妇排空膀胱,注意观察尿色,发现肉眼血尿及时通知医师,立即停止试产,尽快做好剖宫产准备。

④仔细检查新生儿有无产瘤及头皮血肿,做好新生儿护理。

⑤陪伴在产妇身旁,给予安慰、关心,以增加安全感。

(3)健康教育

①指导高直位的产妇取半卧位,促进胎头下降。

②指导前不均倾位的产妇取半卧位或坐位,以减少骨盆的倾斜度,尽量避免胎头不均倾衔接。

③鼓励产妇口服进食。勤小便,排空膀胱。注意休息,保持体力。

(三)臀先露

臀先露是指胎儿以臀、足或膝为先露,以骶骨为指示点,在骨盆的前、侧、后构成6种胎位的总称。

1.临床表现　孕妇常感肋下有圆而硬的胎头,由于胎臀不能紧贴子宫下端及宫颈,常导致子宫收缩乏力、宫颈扩张缓慢,致使产程延长。

2.护理要点

(1)妊娠期:定期产检,提前2周入院待产;做好健康宣教,注意劳逸结合,避免胎膜早破,如胎膜已破者,应绝对卧床休息,防止脐带脱垂。

(2)分娩期

①第一产程:指导产妇取左侧卧位,不宜站立走动;已破膜者绝对卧床休息,并抬高臀部;少做直肠指检,禁忌灌肠,尽量避免胎膜破裂,一旦破膜立即听胎心,行直肠指检,了解有无脐带脱垂。严密观察产程进展、胎心及宫缩情况。

②第二产程:给予导尿排空膀胱,初产妇常规行会阴侧切,做好预防产后出血、新生儿窒息复苏的准备。

③第三产程:胎儿娩出后应注射缩宫素,防止产后出血,软产道裂伤者给予缝合。

④仔细检查新生儿体表有无异常,做好新生儿护理。

⑤倾听产妇诉说,及时告知产程进展情况,提供心理护理,促进母体舒适。

（3）健康教育

①定期产前检查,向孕妇讲解臀先露对母婴的影响,争取其配合,及时矫正异常胎位。

②告知孕妇及家属,有剖宫产指征者应提前入院。

③拟经阴道分娩,及时告知产妇产程进展及胎儿情况,以减轻产妇的焦虑、恐惧情绪。对所进行的操作、处理给予必要的解释,鼓励家属陪伴。

④第一产程指导产妇采取左侧卧位,不宜站立走动;已破膜者绝对卧床休息,抬高臀部。

⑤第二产程指导产妇正确屏气用力。

⑥臀先露阴道分娩者,由于受产道挤压,可出现新生儿足、外生殖器水肿、瘀血等情况,应向产妇及家属进行解释。

（四）肩先露

横位(肩先露)是指胎儿横卧于宫腔,其纵轴与母体纵轴垂直,称横位,先露为肩称肩先露。

1.临床表现

子宫呈横椭圆形,横径宽,宫底低,胎头在母体一侧,另一侧可触及胎臀,耻骨联合上方空虚,检查可触及肩胛或肩峰,肋骨及腋窝,有时可触及搏动的脐带或脱出的胎手。

2.护理要点

(1)临产后,胎膜未破或破膜不久,胎儿存活者,立即行剖宫产术。

(2)胎儿已死亡,无子宫破裂征象,宫口开全后,在麻醉下行毁胎术娩出。

(3)若出现先兆子宫破裂或子宫已破裂无论胎儿存活与否,均应行剖宫产术。

(4)向产妇及家属做好解释工作,积极配合治疗。

(5)仔细检查新生儿体表有无异常及肢体活动度,做好新生儿护理。

(6)陪伴在产妇身旁,给予安慰、关心,以增加安全感。

(7)健康教育

①向孕妇及家属讲解肩先露对母婴的危害性,以引起重视,积极配合治疗。

②提前入院待产,在临产前结束分娩。

③对急诊入院胎儿已死亡的产妇,鼓励家属陪伴,帮助渡过哀伤期。

（五）面先露

胎头以面部为先露时称为面先露。面先露以颏骨为指示点,有颏左(右)前、颏左(右)横、颏左(右)后6种胎位,以颏左前及颏右后位较多见。

1.临床表现

胎头极度仰伸,宫底高,检查可触及高低不平、软硬不均的颜面部。临床表现为潜伏期延长,活跃期延长或停滞,胎头迟迟不能入盆。

2.护理要点

(1)颏前位,若无头盆不称,产力良好有可能经阴道分娩;颏后位均应行剖宫产。

(2)严密观察产程进展、胎心变化,注意有无子宫破裂的征象,适当放宽剖宫产指征。

(3)仔细检查新生儿颜面部有无水肿、青紫、瘀斑,有无喉头水肿,做好新生儿护理。

(4)为产妇及家属提供心理支持。

(5)健康教育

①向孕产妇及家属讲解面先露对母婴的危害性,以引起重视,积极配合治疗。

②及时向产妇提供产程进展及胎儿宫内情况的信息,减轻产妇的焦虑情绪,鼓励家属陪伴。

③新生儿出生后,若有面部皮肤青紫、肿胀、头处于仰伸姿势等现象,及时向产妇及家属解释,以消除其紧张焦虑情绪。

(六)胎儿发育异常

胎儿发育异常包括胎儿体质量超常(巨大儿)和胎儿畸形(脑积水、无脑儿、连体双胎等),均易引起难产。

(1)严密观察产程进展,注意胎头下降、宫缩强弱情况,如有先兆子宫破裂、胎儿窘迫现象,立即通知医师,做好剖宫产准备。

(2)根据情况给产妇吸氧,严密监测胎心变化,必要时使用胎心监护仪持续监测胎心,发现异常及时通知医师,给予相应处理。

(3)胎儿过大,产程进展缓慢者,应适当放宽剖宫产指征。

(4)做好肩难产的预防准备工作。

(5)产妇保持良好的营养状况,维持水电解质平衡,必要时给予补液。

(6)为畸形儿的产妇接产时须正确保护会阴,尽量避免会阴撕裂,必要时行毁胎术。

(7)做好心理护理,减轻产妇的焦虑情绪,避免与有新生儿的产妇同室,帮助分娩畸形儿的产妇尽快渡过悲伤期。

(8)健康教育

①对巨大儿拟经阴道分娩者,应及时向产妇提供产程信息,增强信心。

②宫缩时指导产妇做深呼吸运动或腹部按摩等减轻疼痛。

③鼓励分娩畸形儿的产妇诉说心中的伤感,鼓励家属陪伴。

第六节 妊娠并发症

一、先兆早产和早产的护理

【概述】

早产指妊娠满 28 周至不足 37 周间分娩者,分为自发性早产和治疗性早产。先兆早产指有规则或不规则宫缩,伴有宫颈管进行性缩短。

【临床表现】

子宫收缩间歇时间在 10min 以内,有逐渐缩短的趋势,收缩持续时间 20~30s,并有逐渐延长的倾向,部分孕妇可伴有少量阴道出血或阴道流液。

【评估和观察要点】

1.评估要点 ①健康史:孕妇年龄、生育情况,有无妊娠期并发症,有无外伤、精神创伤等致病因素存在,既往有无流产、早产或本次妊娠有无阴道出血史等,应详细询问并记录孕妇既往出现的症状和接受治疗的情况,以及胎儿宫内情况。②宫缩及宫口情况评估:孕妇宫缩持续时间、间隔时间及强度,阴道出血量、宫颈管缩短及扩张情况,是否发生胎膜破裂。③胎儿健康情况:通过B型超声检查、电子胎心监护评估胎儿大小、宫内储备情况。④孕妇心理状况:面对早产孕妇和家属均无思想准备,评估是否存在焦虑、害怕、恐惧等情绪反应。

2.观察要点 ①子宫收缩情况:持续时间、强度及宫口扩张情况;是否出现阴道出血及胎膜是否破裂。②胎儿宫内情况:胎心 110～160 次/min,教会孕妇自数胎动,及时发现胎儿窘迫。③感染征象:观察生命体征、白细胞计数有无升高等。④精神状况:有无恐惧、焦虑等不良情绪变化。

【护理措施】

(1)指导孕妇卧床休息,巡视及时发现孕妇所需,将呼叫器及日常生活用品放在伸手可及之处以便拿取,协助孕妇洗手进餐做好各项生活护理。

(2)遵医嘱给予药物治疗,做好用药解释及指导,严密观察药物反应,保障用药安全。

(3)指导孕妇采取左侧卧位低流量吸氧,每次 30min,2 次/d。

(4)教会孕妇自数胎动,异常时及时告知医护人员。

(5)告知孕妇不要刺激乳房,以防诱发宫缩,如有腹痛、阴道流水、出血时,及时告知医护人员处理。

(6)如已发生胎膜早破的孕妇,遵医嘱抬高床尾,减少羊水流出,防止脐带脱垂,给予会阴冲洗,2 次/d,保持会阴清洁、干燥。

(7)指导孕妇适当增加粗纤维食物的摄入,防止发生便秘。

(8)提供心理支持,鼓励家属陪伴,减轻孕妇的焦虑。

【健康教育】

1.疾病知识介绍 对孕妇及其家属进行详细先兆早产及临产的临床知识,包括病因、危害、防治及护理干预等内容,了解早产征象,发现异常及时就诊。

2.保健知识指导 给予孕妇自我监护、用药、活动与休息、个人卫生、饮食等方面指导,缓解孕妇及其家属焦虑情绪。

3.其他 早产不可避免时,做好孕妇分娩期、产褥期及早产儿护理等健康教育。

附:宫颈功能不全环扎术的护理

【概述】

宫颈环扎术是采用无创伤缝合技术缩小宫颈管内口,以防治晚期流产和早产的手术方式。适用于双胎及多胎妊娠宫颈内口松弛症、陈旧性宫颈裂伤、前置胎盘等。

【评估和观察要点】

1.评估要点 ①健康史:孕妇年龄、生育情况、有无妊娠期并发症,既往有无流产、早产史等。②监测和评估生命体征情况。③子宫情况:评估孕妇有无子宫收缩、宫颈管缩短及扩张情况,是否发生胎膜破裂。④胎儿情况:通过B型超声检查、电子胎心监护评估胎儿大小、宫内储备情况。⑤孕妇心理状况:宫颈功能不全患者在孕期发生多次早产或流产,评估孕妇及其家属是否存在焦虑、害怕、恐惧等情绪反应。

2.观察要点 观察孕妇生命体征变化;观察宫缩、胎心、胎动情况及有无胎膜破裂及孕妇情绪反应。

【护理措施】

1.术前护理 术前健康教育,讲解手术目的,进行心理疏导,使孕妇配合。

2.术后护理

(1)遵医嘱指导孕妇卧床休息,巡视及时发现孕妇所需,将呼叫器及日常生活用品放在伸手可及之处以便拿取,协助孕妇洗手进餐做好各项生活护理。

(2)指导孕妇适当增加粗纤维食物的摄入,遵医嘱给予大便软化药,保持排便通畅。

(3)遵医嘱使用保胎药物,保持输液管路通畅,并做好用药前的解释及指导,严密观察药物反应,保障用药安全。

(4)预防感染的措施。①保持室内空气清新,开窗通风,2次/d,每次30min。②保持床单位整洁,协助孕妇排尿、排便后会阴清洁,勤换内衣、内裤。③监测体温,4次/d,观察体温是否升高,及时了解孕妇白细胞计数情况。④指导孕妇进食高蛋白、高维生素、高热量食物,增加机体抵抗力。⑤留置尿管期间做好会阴护理,给予会阴擦洗,2次/d,保持会阴部清洁。

(5)耐心倾听孕妇主诉,做好心理护理,鼓励家属陪伴、支持;指导看书、听音乐等放松方法,消除心理紧张和焦虑。

(6)如有先兆早产征兆,按先兆早产常规护理。

【健康教育】

1.疾病知识介绍 对孕妇及其家属进行讲解手术过程和手术方式,使患者减轻心理负担。

2.健康指导 给予自我监护、用药、活动与休息、个人卫生、饮食等方面指导,缓解孕妇及其家属焦虑情绪。

3.出院指导 向孕妇及其家属讲解出院后应注意的事项,告知孕妇注意多卧床休息,减少孕妇因劳累引起的不适,如出现异常随时就医。

二、前置胎盘

正常的胎盘附着于子宫体的前壁、后壁和侧壁。妊娠28周后若胎盘附着于子宫下段,其下缘达到或覆盖宫颈内口,位置低于胎儿先露部,称为前置胎盘。前置胎盘也是妊娠晚期出血的常见原因。

【临床表现】

1.症状 典型症状是妊娠晚期或临产时发生无诱因、无痛性、反复阴道出血。

2.体征 一般患者情况与出血量及出血速度有关。大量出血者呈现面色苍白,脉搏增快、微弱,血压下降等休克表现。

【评估和观察要点】

1.评估要点 ①健康史:询问孕妇年龄生育状况,有无剖宫产史、人工流产史及子宫内膜炎等前置胎盘的诱发因素。②出血量评估:严密观察阴道出血情况及出血时间,尤其是大出血时,及早发现出血性休克症状。③身心状况:监测产妇生命体征,及时发现病情变化;评估孕妇是否有焦虑等不良情绪。④胎儿评估:监测胎心、胎动变化,了解胎儿宫内情况。

2.观察要点　严密观察孕妇阴道出血次数、量;观察孕妇面色及注意有无头晕、心悸、胸闷等主诉;监测孕妇生命体征及宫缩情况,胎心、胎动变化。

【护理措施】

1.妊娠期护理

(1)按护理级别做好相应护理,遵医嘱卧床休息,取左侧卧位,低流量吸氧 30min,2 次/d。加强巡视及时发现孕妇所需,将呼叫器及日常生活用品放在伸手可及之处,以便拿取。

(2)教会孕妇自测胎动的方法,3 次/d,早、中、晚每次 1h。若 12h 胎动计数>30 次为正常,<10 次,要及时告知医护人员。

(3)采取预防感染的措施。①保持室内空气清新、床单位清洁,开窗通风每日 2 次,每次15~30min。②每日监测体温,注意会阴部护理,给予会阴冲洗每日 2 次,保持排尿、排便后会阴清洁,用消毒卫生垫,勤换内衣、内裤。③遵医嘱应用抗生素。④指导孕妇适当增加粗纤维食物的摄入,保持排便通畅,必要时给予大便软化药物。⑤禁做阴道检查。⑥如有阴道活动性出血或一次出血量多时,保留会阴垫,通知医师并观察血压、脉搏、呼吸、面色及早发现出血性休克。做好大出血的抢救准备工作。⑦嘱孕妇如有先兆临产症状,如破水、见红及宫缩及时告知医护人员。⑧观察孕妇宫缩情况,必要时遵医嘱使用宫缩抑制药物。

2.分娩期护理　①开放静脉、配血,做好输血准备。②在抢救休克同时,做好术前准备及母婴抢救的准备工作。③监测生命体征、尿量和阴道出血量、颜色、出血时间,监测胎心、胎动情况。④观察孕妇精神状态、肤色,尤其是面色。⑤观察子宫收缩强度、宫底高度及宫体有无压痛。⑥给予孕妇心理支持。⑦积极预防产后出血,分娩后立即给予宫缩药物,按摩子宫。

3.产褥期护理　同阴道分娩或剖宫产术后护理。

【健康教育】

1.疾病知识介绍　对孕妇及其家属进行引发前置胎盘病因解释,以及危害、防治及护理干预等内容。

2.产前保健指导　指导孕妇注意卧床休息,左侧卧位为主;注意个人卫生,保持会阴部清洁、干燥,勤换卫生垫及内衣裤,避免感染;进行饮食指导,多吃富含蛋白质和铁的食物,保证孕妇、胎儿生长发育的需要。

3.自我监测胎动　教会孕妇自数胎动方法,监测胎儿宫内情况。

三、胎盘早剥

妊娠 20 周以后或分娩期,正常位置胎盘在胎儿娩出前,部分或全部从子宫壁剥离,称为胎盘早剥。胎盘早剥是妊娠中晚期出血最常见的原因之一,严重者迅速出现弥散性血管内凝血、急性肾衰竭及产后出血,是妊娠期的一种严重并发症。

【临床表现】

胎盘早剥最常见的典型症状,是伴有疼痛性的阴道出血。

【评估和观察要点】

1.评估要点 ①评估子宫大小是否与孕周相符。②了解本次妊娠经过是否顺利,是否有妊娠期高血压疾病或慢性高血压史等。③评估孕妇腹痛性质,有无恶心、呕吐,面色苍白、阴道出血等情况。④评估生命体征情况,有无呼吸增快、脉搏细数和血压下降等休克症状。

2.观察要点 ①观察孕妇阴道出血量及血液是否凝集。②观察子宫底高度变化,可在子宫底位置用圆珠笔或签字笔画线做标记观察宫底高度是否有升高,如宫底高度逐渐升高,预示有内出血的加重。③观察孕妇呼吸、脉搏、血压及血氧饱和度数值变化情况。④观察子宫收缩、放松情况及有无压痛。⑤观察胎心是否异常,孕妇自测胎动情况。

【护理措施】

1.胎盘早剥的术前护理 ①观察孕妇的阴道出血、肤色、精神状况,积极配合医师抢救。②观察子宫收缩强度、宫底高度及宫底压痛。③立即做好术前准备,听胎心,并通知手术室做好手术及抢救准备。④做好解释工作,减轻孕妇及其家属的恐慌心理。

2.胎盘早剥产时护理 ①开放静脉、吸氧,及时终止妊娠,立即做好术前准备,听胎心,并通知手术室做好手术及抢救准备。②观察孕妇的阴道出血、肤色、精神状况,积极配合医师抢救。③观察子宫收缩强度、宫底高度及宫底压痛。④给予产妇心理支持。⑤积极预防产后出血,分娩后立即给予宫缩药物及按摩子宫。

3.产后护理 ①密切观察生命体征,宫缩情况及切口愈合情况,保持外阴清洁干燥,预防产褥感染。②若发生母婴分离,护士应指导和协助产妇掌握正确的挤奶方法(分娩后6h开始挤奶,以后挤奶每3h1次,包括夜间),进行保持泌乳的母乳喂养相关知识宣教。

【健康教育】

1.疾病知识介绍 对孕妇及其家属进行引发胎盘早剥病因解释,以及危害、防治及护理干预等内容。指导积极防治妊娠期高血压疾病、慢性肾病等。加强营养纠正贫血,增强抵抗力,避免长时间仰卧位。

2.自我监护指导 孕妇突然发生的持续性腹痛和腰酸、腰痛、阴道出血,严重时可出现恶心、呕吐、面色苍白、出汗、脉弱及血压下降等休克征象,出现这种情况及时就医。

四、胎膜早破

胎膜早破指胎膜在临产前破裂。

【临床表现】

90%的孕妇突感有较多液体从阴道流出,无腹痛和其他分娩的先兆。排液通常为持续性,持续时间不等,开始量多,后逐渐减少,少数为间歇性排液。

【评估和观察要点】

1.评估要点 ①健康史:询问孕妇一般情况和孕期情况,有无创伤、宫颈内口松弛病史,确定孕周,有无下生殖道感染,多胎妊娠、羊水过多、头盆不称、胎位异常等。②评估羊水性状、临产先兆症状及胎儿宫内发育情况。③评估孕妇心理状态和社会支持情况。

2.观察要点 ①观察孕妇生命体征情况,胎动、胎心率变化。②观察阴道流液的性状、颜色、气味等并记录。③观察宫缩、宫口开大、胎先露下降等产程进展情况。

【护理措施】

(1)准确记录胎膜破裂时间、羊水性状。

(2)监测宫缩及胎心情况,注意有无胎儿窘迫。指导孕妇自数胎动,如有异常,及时告知医护人员。指导孕妇左侧卧位,吸氧每次 30min,2 次/d。

(3)监测孕妇体温、脉搏、呼吸,4 次/d,遵医嘱监测白细胞计数分类,及早发现感染征象。

(4)预防感染,住院期间勤换内衣裤,用消毒卫生巾,保持外阴清洁。阴道检查严格无菌操作。如破膜 6h 仍未发动临产者,遵医嘱给予会阴冲洗 2 次/d。破膜 12h 以上,可遵医嘱预防性给予抗生素治疗。孕妇孕足月胎膜早破 24h 以上未发动宫缩者,应给予引产措施。

(5)胎儿胎头浮者绝对卧床休息,避免坐起或站立,以防脐带脱垂。

(6)孕妇卧床期间,加强巡视,及时发现孕妇所需,将呼叫器及日常生活用品放在伸手可及之处,以便拿取。

(7)指导适当增加粗纤维食物的摄入,遵医嘱给予大便软化剂,保持排便通畅。

(8)给予心理支持,减轻孕妇焦虑。

【健康教育】

1.疾病知识 为孕妇及其家属讲解胎膜早破相关知识,给予分娩知识介绍。

2.自我保健指导 给予孕妇及其家属预防感染的知识介绍,保持床单位整洁,会阴部清洁,勤换内衣裤等。

3.自我监护指导 针对保胎孕妇,介绍保胎药物的作用,配合治疗,并教会孕妇自数胎动的方法。

五、妊娠期高血压疾病

妊娠期高血压疾病是妊娠与血压升高并存的一组疾病,其发病率为 5%～12%,包括妊娠期高血压、子痫前期、子痫、慢性高血压并发子痫前期及妊娠合并慢性高血压。

【临床表现】

1.妊娠期高血压 妊娠 20 周后出现高血压,收缩压≥140mmHg 和(或)舒张压≥90mmHg,于产后 12 周内恢复正常;尿蛋白(一);产后方可确诊。

2.子痫前期 妊娠 20 周后出现收缩压≥140mmHg 和(或)舒张压≥90mmHg,伴有尿蛋白≥0.3g/24h,或随机尿蛋白(＋);或虽无蛋白尿,但合并下列任何一项者:①血小板减少(血小板<100×10⁹/L)。②肝功能损害(血清转氨酶水平为正常值 2 倍以上)。③肾功能损害(血肌酐水平>1.1mg/dL 或为正常值 2 倍以上)。④肺水肿。⑤新发生的中枢神经系统异常或视觉障碍。

3.子痫 子痫前期基础上发生不能用其他原因解释的抽搐。

4.慢性高血压并发子痫前期　慢性高血压妇女妊娠前无蛋白尿,妊娠 20 周后出现蛋白尿;或妊娠前有蛋白尿,妊娠后蛋白尿明显增加,或血压进一步升高,或出现血小板减少<100×10^9/L,或出现其他肝肾功能损害、肺水肿、神经系统异常或视觉障碍等严重表现。

5.妊娠合并慢性高血压　妊娠 20 周前收缩压≥140mmHg 和(或)舒张压≥90mmHg(除外滋养细胞疾病),妊娠期无明显加重;或妊娠 20 周后首次诊断高血压并持续到产后 12 周以后。

【评估和观察要点】

1.评估要点　①健康史:询问孕妇年龄生育情况,既往有无高血压史、有无妊娠期高血压的易患因素、妊娠后有无蛋白尿、水肿等征象,有无高血压家族史。②既往史:既往是否有高血压、慢性肾炎、糖尿病、自身免疫性疾病及高凝血血液系统疾病史;胎死宫内史、早发或重度子痫前期史、不明原因羊水过少史和早产史等不良孕产史。③胎儿评估:通过超声、电子胎心监护结果评估胎儿大小、宫内储备情况。④心理评估:评估孕妇心理状态。

2.观察要点　①观察血压,尿量、水肿和体重的变化。②观察孕产妇有无头痛、胸闷、眼花、上腹部不适等自觉症状。③监测胎心、宫缩及阴道出血情况,及时发现胎儿窘迫并及时处理。④密切观察硫酸镁、镇静药等用药效果及毒性反应。⑤重症患者注意观察并发症的发生,有无胎盘早剥、凝血功能障碍、肺水肿、急性肾衰竭等临床症状。

【护理措施】

1.产前护理

(1)加强产前检查,控制病情发展。

(2)轻者门诊治疗,需住院治疗者按解痉、降血压、镇静、合理扩容及利尿的原则适时终止妊娠,以防子痫及并发症的发生。

(3)将孕妇安置于安静、光线较暗的病室,经常巡视,并备好急救药品及物品。

(4)卧床休息以左侧卧位为宜,鼓励阅读、听音乐,帮助孕妇放松。

(5)遵医嘱进行血压监测,特别注意舒张压变化,如舒张压上升提示病情加重;出现头晕、头痛、目眩等自觉症状,应及时告知医师。

(6)给予吸氧,每次 30min,2 次/d。

(7)遵医嘱完成各项实验室检查,定时送检尿常规及 24h 尿蛋白定量。

(8)给予健康教育指导,合理饮食,教会孕妇自测胎动,遵医嘱监测体重,正确记录出入量。

(9)硫酸镁用药护理:硫酸镁的治疗浓度和中毒浓度相近,因此,在进行硫酸镁治疗时应严密观察其毒性反应,并认真控制硫酸镁的入量。①用药前评估孕妇膝反射、呼吸及尿量情况。②每次用药前均应做有关检查:膝反射存在;每分钟呼吸>16 次;尿量>17mL/h;监测血镁浓度,血镁值<3mmol/L。③严格掌握硫酸镁用量及滴速(1~2g/h),告知孕妇输液速度,如遇体位改变而致滴速变化时告知护士,孕妇不能自调输液速度。④向孕妇讲解镁中毒症状,如有异常及时告知医护人员。⑤在应用硫酸镁期间备好 10%葡萄糖酸钙注射液 10mL,当发生镁中毒时立即遵医嘱静脉缓慢注射(5~10min 注射完)。

2.产时护理

(1)阴道分娩:①产妇进入待产室后,及时监测血压、脉搏、尿量、胎心及宫缩情况,观察有无自觉症状,做好心理疏导和产程指导。②及时发现胎儿窘迫及胎盘早剥征兆,一经确诊,应迅速终止妊娠。③第二产程时避免产妇过度用力,适当缩短第二产程。④做好抢救产妇及新生儿的准备工作。⑤分娩过程中密切监测血压、胎心情况,指导产妇分娩。⑥注意观察出血,及时发现凝血功能异常、DIC 及羊水栓塞征兆。

(2)剖宫产:①在剖宫手术中配合麻醉医师及手术医师,积极做好抢救产妇及新生儿的准备。②术中密切监测产妇血压、尿量。③注意观察出血,及时发现弥散性血管内凝血及羊水栓塞征兆。

3.产后护理 ①密切监测产妇血压情况,记录出入量,观察尿量及有无自觉症状。②注意观察宫缩、阴道出血情况。③遵医嘱使用解痉降压利尿药,注意硫酸镁用药护理。

4.子痫患者的护理 ①协助医师控制患者抽搐,一旦发生抽搐应尽快控制,硫酸镁为首选药物。②专人护理,防止患者受伤。子痫发生后,首先要保持呼吸道通畅,并立即给氧,开口器置上下臼齿间,放一缠好纱布的压舌板,用舌钳固定舌,防止咬伤唇舌或发生舌后坠。③患者取头低侧卧位,以防黏液吸入呼吸道或舌头阻塞呼吸道,使用吸引器吸出黏液或呕吐物,以防窒息。④患者昏迷或未完全清醒时,禁止给予口服药,以防误入呼吸道而发生肺炎。⑤减少刺激,以免诱发抽搐。患者应置于安静单人间将室内光线调暗,为患者佩戴眼罩,保持安静,避免声、光刺激,治疗活动和护理操作尽量轻柔且相对集中,避免干扰患者。

【健康教育】

1.产前保健指导 将妊娠期高血压疾病的临床知识,对患者及其家属进行详细讲解,包括病因、危害、防治及护理干预等内容,提高他们对疾病防范意识,患者坚持定期产检。

2.自我保健监测 对妊娠期高血压疾病患者,进行饮食指导,注意休息,左侧卧位为主;加强胎儿监护,教会其自数胎动方法。对重度妊娠期高血压疾病的患者要掌握识别不适症状及用药后的不适反应;产后继续随访血压情况。

3.围生期健康教育指导 包括产前指导、产程指导、产褥期指导、新生儿护理及母乳喂养的指导。

附:HELLP 综合征的护理

【概述】

HELLP 综合征以溶血、肝酶升高、血小板减少为特点,是子痫前期的严重并发症,对母婴预后有严重影响。

【临床表现】

临床表现缺乏特异性,可表现为全身不适、右上腹痛、恶心、呕吐,伴或不伴黄疸,头痛、头晕、视物模糊、水肿等,重度子痫前期患者出现以上症状时,应警惕 HELLP 综合征的发生。

【评估和观察要点】

1.评估要点 ①健康史:询问患者孕前及妊娠 20 周前有无高血压、水肿、蛋白尿现象;既往有无高血压史、慢性肾炎及糖尿病史,有无高血压家族史。②评估肝功能及凝血功能的变化,有无皮肤瘀点、瘀斑、黄染、产后出血、血尿等异常情况。③患者心理状态:评估患者及其家属是否存在焦虑、害怕、恐惧等情绪反应,是否存在担心病情严重而影响胎儿安危。

2.观察要点 ①密切观察血压,尿量、水肿情况。②密切观察患者有无头痛、胸闷、眼花、上腹部不适等自觉症状。③注意观察患者阴道出血及腹痛情况,子宫有无压痛、宫底有无升高等,及时发现胎盘早剥征象。

【护理措施】

1.*产前护理*

(1)评估患者一般情况、身体状况。住院期间应加强监测,避免声音、光等强烈刺激,尽量将患者安排在单间。

(2)嘱患者应多卧床休息,以左侧卧位为宜,以维持有效的子宫胎盘血液循环,增加回心血量,改善肾血流量,避免采用仰卧位。

(3)密切观察生命体征,做好相关记录。给予电子胎心监护,1～2 次/d,监护异常时应遵医嘱采取必要措施,教会患者自数胎动的方法。

(4)注意患者主诉,观察其有无上腹部疼痛、恶心、呕吐、全身有无出血点、瘀点或瘀斑、皮肤及巩膜颜色等,做到早期发现。

(5)保持尿管通畅,观察尿色、尿量,尿袋更换,1 次/d。

(6)向患者讲解记录出入量的注意事项,准确记录出入量,发现异常及时告知医师。

(7)血小板减少的护理:①由于 HELLP 综合征患者血小板减少,有出血倾向,尽量避免肌内注射,宜静脉给药。护士应提高穿刺成功率,避免不必要的血管穿刺和在同一部位反复穿刺,以免引起皮下出血或血肿。②HELLP 综合征患者,出现贫血、血小板减少、低蛋白血症时,遵医嘱输注血浆、血小板、人血白蛋白等血制品。

2.*产时护理*

(1)阴道分娩者:①患者入待产室后及时监测血压、胎心、宫缩情况,做好心理疏导和产程指导。注意询问主诉症状,及时发现胎儿窘迫及胎盘早剥征兆,一经确诊,应迅速终止妊娠。②分娩过程中密切监测血压、胎心。配合医师做好紧急抢救患者及新生儿准备。③注意观察出血、凝血功能、DIC 及羊水栓塞征兆。

(2)行剖宫产术者:①在剖宫手术中配合麻醉医师及手术医师,积极做好抢救患者及新生儿准备。②术中注意患者血压,术后注意产后出血。

3.*产后护理*　①患者如合并贫血、血小板降低、低蛋白血症,术后应注意观察其切口有无渗血及愈合情况。②注意倾听患者主诉,观察血压变化,预防子痫的发生。③由于贫血、产后抵抗力下降,密切观察患者体温变化。④加强对患者的生活护理,保持床单位清洁,术后协助翻身,下肢稍抬高,促进回流,减轻肿胀,避免形成下肢静脉血栓及压力性损伤。⑤患者神志清醒时,应多与其沟通交流,了解思想变化,亲属可多陪伴,以减轻其思想顾虑。

【健康教育】

1.*产前保健指导*　将妊娠期高血压疾病的知识,对孕妇及其家属进行详细讲解,包括病因、危害、防治及护理干预等内容,提高他们对疾病防范意识,患者坚持定期产检。

2.*围生期健康教育指导*　包括产前指导、产程指导、产褥期指导、新生儿护理及母乳喂养的指导。

六、妊娠期急性脂肪肝

妊娠期急性脂肪肝是妊娠期最常见的导致急性肝功能衰竭的疾病,发病率低,约1/10 000,多发生于妊娠晚期,以明显的消化道症状、肝功能异常和凝血功能障碍为主要特征,起病急、病情重、进展快,严重危及母体及围生儿生命。

【临床表现】

多为初产妇,一般妊娠晚期 32～38w 发病。起病急,大多突发恶心、呕吐、伴上腹痛等。发病 1w 左右出现黄疸,呈进行性加重。轻症主要为腹痛、呕吐、黄疸,无少尿、腹水等表现;重症可有腹水、高血压、蛋白尿及水肿等。常合并不同程度妊娠高血压疾病表现。

【评估和观察要点】

1.评估要点　①健康史:患者孕产史、疾病病史及诊治情况。②本次病史:本次妊娠过程、本次病史、病情及诊治情况。③认知:患者及其家属对疾病相关知识的认知程度。④心理:有无紧张、焦虑及恐惧心理反应。

2.观察要点　①患者黄疸程度、尿量、出血、恶心、呕吐、腹痛等情况。②患者有无意识障碍、昏迷等肝性脑病征候。③胎儿胎心及胎动情况。

【护理措施】

(1)配合医师及时治疗处理:①指导患者卧床休息。②给予低脂肪、低蛋白、高糖类饮食。③保证足够热量,预防低血糖。④遵医嘱进行纠酸、输血、保肝及保护肾治疗。

(2)妊娠期急性脂肪肝一旦确诊或高度怀疑,无论病情轻重及出现早晚,均应遵医嘱配合医师尽快终止妊娠,及时做好剖宫产手术准备。

【健康教育】

1.休息与饮食指导　告知患者卧床休息;进食低脂肪、低蛋白、高糖类食物,以保持电解质平衡,纠正低血糖。

2.心理护理　给予必要的心理安抚,减轻患者紧张、恐惧情绪。

第四章　骨科常见疾病护理

第一节　上肢骨折

一、锁骨骨折

锁骨位于胸廓前上方,横架于胸骨和肩峰之间,内侧端与胸骨构成胸锁关节,外侧端与肩峰构成肩锁关节,是唯一联系肩胛带与躯干的支架、锁骨位置表浅,骨干较细,内侧 2/3 呈三棱形,凸向前,有胸锁乳突肌和胸大肌附着;外侧 1/3 扁平,凸向后,有三角肌和斜方肌附着;其后方有臂丛神经和锁骨下动、静脉经过。锁骨中外 1/3 交界处是骨折的好发部位。

【病因病机】

直接暴力和间接暴力均可引起锁骨骨折,但以间接暴力为多见。跌倒时肩部外侧或手掌着地,外力向上传达到锁骨而引起骨折,骨折多为短斜形,儿童则多为青枝骨折;暴力直接作用于锁骨,多造成横断或粉碎骨折。

骨折后,近端受胸锁乳突肌牵拉向上、向后移位,远端因上肢重量及胸大肌牵拉向下、向前移位。骨折严重移位时,锁骨后方的臂丛神经和锁骨下动、静脉可能合并损伤。

【临床表现】

1.症状与体征　骨折后局部疼痛、肿胀、压痛,患肢活动受限,骨折处异常隆起,可触及移位的骨端。患肩下垂并向前内倾斜,头偏向患侧。患者常以健手托住患侧肘部,以减轻患侧上肢重量牵拉引起的疼痛。幼儿因不能自述,锁骨部皮下脂肪丰满,畸形多不明显,常易漏诊,尤其是青枝骨折。幼儿如不愿活动上肢,穿衣、上提手臂时哭闹,常可提示诊断。

2.X 线检查　X 线片可显示骨折类型和移位方向。

【诊断要点】

患者通过外伤史,临床的症状、体征及 X 线检查诊断并不困难。锁骨外侧 1/3 骨折需与肩锁关节脱位相鉴别。骨折患者一般疼痛、肿胀更加明显,有骨折的特有症状、骨擦音和异常活动等。X 线片可以明确诊断。

【处理原则】

(1)无移位骨折或幼儿青枝骨折,可用三角巾悬吊患肢 3w。

(2)移位骨折可行手法复位,用横"8"字绷带或双圈固定 3～4w。

(3)骨折合并神经、血管损伤、骨折不愈合或畸形愈合影响功能者,可切开复位内固定。

【一般护理】

1.生活起居护理　病室保持干净、整齐、安静,温度、温度适宜,床铺平整、清洁;做好患者的生活起居护理,主动提供必要的生活帮助,鼓励患者进行力所能及的自理活动。

2.心理护理　经常巡视病房,多与患者交谈,及时了解其心理活动和需要,给予安慰和必要的病情解释,介绍同类患者救治成功的病例,解除患者的紧张情绪,减少其顾虑及担忧,增强其战胜疾病的信心。

3.饮食护理　合理安排患者的饮食,加强营养,增强机体抵抗力。嘱其多吃新鲜蔬菜、水果,多饮水,保持大便通畅。

4.病情观察

(1)全身情况:注意观察患者的生命体征及全身情况,警惕合并损伤和其他系统并发症。

(2)局部情况

①体位:横"8"字绷带或双圈固定后,患者应保持挺胸抬头,双手叉腰,以防复位后的骨折端重新移位。卧床休息时,应去枕平卧于硬板床上,两肩胛骨间垫一窄枕,使两肩后伸、外展。

②外固定情况:向患者讲明固定的作用和目的,以引起患者的重视并自觉保护;局部以横"8"字绷带或双圈固定的患者,要经常检查其固定情况,既要保持有效固定,又不能压迫腋窝。

③皮肤情况:观察局部皮肤有无压疮或糜烂。

④患肢血运及感觉情况:观察有无血管神经受压的表现。

5.症状护理

(1)肿胀的护理:

①检查包扎固定松紧度是否适宜,发现问题及时调整。

②抬高患肢,尽早进行功能锻炼。

③遵医嘱内服或外敷活血,消肿的中药。

(2)血管神经受压的护理:注意观察患肢的血运和感觉情况,发现异常时及时报告医师。

(3)疼痛的护理:

①认真检查并确定引起疼痛的原因,如外固定过紧应及时调整。

②保持环境安静,减少对患者的刺激,遵医嘱应用镇痛剂。

③稳定患者情绪,加强心理护理,可让患者听音乐、读书或与患者交谈,以分散其注意力,减轻其焦虑与不适。

④在治疗护理操作过程中避免过大动作,以减轻患者的疼痛。

6.并发症护理　指导患者积极进行功能锻炼,防止骨折病(肌肉萎缩、关节僵硬、骨质疏松)。

(1)向患者介绍功能锻炼的原则、作用和意义,指导患者进行合理的功能锻炼。

(2)局部固定后,应让患者保持挺胸提肩姿势,练习手部及腕、肘关节的各种活动,并练习肩关节外展、后伸,如做挺胸、双手叉腰动作,但要禁止做肩前屈、内收等动作。

(3)解除外固定后,指导患者开始全面练习肩关节活动,范围由小到大,次数由少到多,如肩关节环转活动、两臂做划船动作等,以防并发症的发生。

【健康教育】

（1）向患者介绍锁骨骨折的特点、治疗原则及其预后。

（2）让患者了解治疗过程中医患合作的重要性,充分发挥患者的主观能动性。

（3）根据锁骨骨折早、中、后三期的特点,调整患者的饮食起居及坚持合理的功能锻炼。

（4）要求患者按医嘱正确服药,积极治疗,按时到医院复查。

二、肱骨外科颈骨折

肱骨外科颈位于解剖颈下 2～3cm,相当于肱骨大、小结节下缘与肱骨下的交界处,亦为坚质骨与松质骨的交界处,是骨折的好发部位,紧靠肱骨外科颈内侧有腋神经向后进入三角肌、臂丛神经,腋动、静脉通过腋窝,骨折严重移位时可合并损伤。

【病因病机】

肱骨外科颈骨折多由传达暴力引起,跌倒时手掌或肘部着地,外力向上传达作用于肱骨外科颈而引起骨折。由于所受暴力及受伤时肢体所处的位置不同,可发生不同类型的骨折。

1.无移位骨折　一般包括裂缝骨折和嵌插骨折。前者多因直接暴力所致,后者多由小的传达暴力引起,跌倒时,手掌触地,暴力向上传达,造成两断端互相嵌插,产生无移位嵌插骨折。

2.外展型骨折　由间接暴力所致。跌倒时患肢处于外展位,手掌触地,暴力向上传达,在外科颈处引起骨折。骨折近端内收,远端外展,两骨折端外侧嵌插而内侧分离,或者两骨折断端重叠移位,骨折远端移位在骨折近端内侧,形成向前、向内成角畸形。

3.内收型骨折　与外展型骨折相反,跌倒时患肢处于内收位,手或肘着地,暴力使骨折近端肱骨头外展,远端肱骨干内收,两骨折端内侧嵌插而外侧分离,或者两骨折断端重叠移位,骨折远端位于骨折近端外侧,形成向外成角畸形。

【临床表现】

1.症状与体征　伤后肩部疼痛、肿胀、皮下瘀血,肩关节活动受限,肱骨外科颈局部有环形压痛和纵向叩击痛。非嵌插骨折可出现畸形、骨擦音和异常活动。

2.X 线检查　了解骨折类型和移位程度,并与肩部其他损伤相鉴别。

【诊断要点】

通过受伤史、临床的典型症状和体征以及 X 线检查可做出明确的诊断。尤其要注意有无合并肩关节脱位,并需与单纯肩关节脱位相鉴别。肩关节脱位时疼痛没有肱骨外科颈骨折严重,可出现方肩畸形、弹性固定等脱位的症状和体征,而没有骨擦音和异常活动等骨折的症状和体征。

【处理原则】

（1）单纯裂缝骨折或嵌插无移位骨折无须固定,三角巾悬吊患侧上肢 3w。

（2）移位明显的肱骨外科颈骨折可在局麻下行手法整复,超肩关节夹板固定 4～6w。

（3）手法复位失败,或有明显移位的青壮年陈旧骨折。可采用手术切开复位内固定,术后用三角巾悬吊患肢于胸前 3～4w。

【一般护理】

1.生活起居护理　病室保持干净、整齐、安静,温度、湿度适宜,床铺平整、清洁;做好患者的生活起居护理,主动提供必要的生活帮助,鼓励患者进行力所能及的自理活动。

2.心理护理　经常巡视病房,多与患者交谈,及时了解其心理活动和需要,给予安慰和必要的病情解释,介绍同类患者救治成功的病例,解除患者的紧张情绪,减少其顾虑及担忧,增强其战胜疾病的信心。

3.饮食护理　合理安排患者的饮食,加强营养,增强机体抵抗力。嘱其多吃新鲜蔬菜、水果,多饮水,保持大便通畅。

4.病情观察

(1)全身情况:注意观察患者的生命体征及全身情况,警惕合并损伤和其他系统并发症。因动脉断裂等原因导致肌肉缺血者,应报告医生查明缺血原因,作进一步处理。

(2)局部情况

①体位:骨折固定后,用三角巾将患肢悬吊于胸前。患者卧床时,在肘后部垫一枕头,使患肩前屈30°,内收型骨折维持患肩于外展位,外展型骨折维持患肩于内收位。仰卧位时,垫高患肢,使患侧肩臂与躯干平行,以免前屈或后伸。坐起时给予协助扶患者背部及健侧肩部,以免引起患肢疼痛及用力不当而影响固定。

②外固定情况:向患者讲明固定的作用和目的,以引起患者的重视并自觉保护;经常检查外固定情况,注意观察患肢血运和手指活动情况,如皮肤的温度和颜色、动脉搏动、毛细血管充盈时间以及手指被动动作时的反应等。患肢出现发凉、发紫、伤口剧烈疼痛等并发症,应及时报告医师进行处理;嘱患者如有不适要及时反映,不要擅自处理。

③皮肤情况:观察局部有无出血及皮肤有无红肿、水疱、糜烂或压疮。

④患肢血运及感觉情况:观察有无血管神经受压的表现。

5.症状护理

(1)疼痛的护理

①认真检查并确定引起疼痛的原因,若因外固定过紧,使骨筋膜室内压增大,则酌情放松固定,可缓解疼痛;若外固定过松使骨折端移位,应报告医师,重新复位。

②保持环境安静,减少对患者的刺激,遵医嘱应用镇痛剂。

③稳定患者情绪,加强心理护理,可让患者听音乐、读书(报)或与患者交谈,以分散其注意力,减轻其焦虑与不适。

④在治疗操作及护理过程中避免过大动作,以减轻患者的疼痛。

(2)肿胀的护理

①抬高患肢,促进淋巴和静脉血液回流。注意调节外固定的松紧,以免造成肢体受压或骨折移位,尽早进行功能锻炼。

②嘱患者遵医嘱内服或外敷活血消肿的中药。

(3)皮肤破损的护理

①注意检查骨突部、夹板两端及压垫部位的皮肤情况,防止压迫性溃疡。

②一旦发现皮肤红肿、水疱形成、表皮破溃等征象,应针对原因妥善处理。

6.并发症护理　指导患者积极进行功能锻炼,防止骨折病(肌肉萎缩、关节僵硬、骨质疏松)。

(1)向患者介绍功能锻炼的原则、作用和意义,指导患者进行合理的功能锻炼。

(2)骨折早期可让患者练习握拳、伸指及屈伸腕、肘关节活动。

(3)伤后第3周可让患者开始练习肩关节前屈、后伸活动,但外展型骨折要限制肩关节外展活动,内收型骨折要限制肩关节内收活动。

(4)解除外固定后,可让患者全面练习肩关节各方向活动。

【健康教育】

(1)向患者介绍肱骨外科颈骨折的特点、治疗原则及其预后。

(2)让患者了解治疗过程中医患合作的重要性,指导患者学会自我调整心态,充分发挥患者的主观能动性。

(3)根据肱骨外科颈骨折早、中、后三期的特点,调整患者的饮食起居及合理的功能锻炼。

(4)嘱患者按医嘱正确服药及治疗,按时到医院复查。

三、肱骨干骨折

肱骨干是指肱骨外科颈远端1cm以下至肱骨髁部上方2cm之间的部分。肱骨干为长管状坚质骨,上部较粗,自中1/3以下逐渐变细,至下1/3渐成扁平状,并稍向前倾。肱骨中、下1/3交界处后外侧有一桡神经沟,桡神经紧贴骨干,此处骨折易合并桡神经损伤。

【病因病机】

直接暴力和间接暴力均可造成肱骨干骨折。肱骨中、上1/3骨折大多由直接暴力所致,多为横断骨折或粉碎骨折。骨折位于三角肌止点之上时,骨折近端受胸大肌、背阔肌和大圆肌的牵拉向前、向内移位,远端受三角肌、喙肱肌、肱二头肌、肱三头肌牵拉向上、向外移位;骨折位于三角肌止点以下时,近端因三角肌牵拉向前、向外移位,远端因肱二头肌、肱三头肌的牵拉向上移位。骨折后患者常将患肢屈肘悬吊于胸前,以致骨折远端向内旋转移位。

肱骨下1/3骨折多由间接暴力所致,多为斜形或螺旋形骨折,移位常因暴力方向、肢体所处的位置而异,大多有成角移位。

【临床表现】

1.症状与体征　骨折后局部肿胀、疼痛,上臂有短缩或成角畸形,活动受限。局部压痛,有异常活动及骨擦音。合并桡神经损伤时,出现垂腕、伸拇及伸掌指关节功能丧失,手背桡侧皮肤感觉麻木等症状。

2.X线检查　X线片可显示骨折类型和移位情况。

【诊断要点】

通过患者的外伤史,临床的典型症状和体征,X线检查等进行诊断并不困难。肱骨干骨折要注意骨折发生的部位,尤其要注意有无桡神经损伤。

【处理原则】

1.手法复位夹板外固定　无移位骨折仅用夹板固定,早期进行功能锻炼、有移位骨折可在局麻或臂丛麻醉下行手法复位,夹板固定。一般成人固定 6～8w,儿童 4～6w。

2.切开复位内固定　适用于严重开放骨折、闭合骨折因骨折断端间有软组织嵌入,手法达不到功能复位要求或肱骨多发骨折者、骨折不愈合或严重畸形愈合者。

3.合并桡神经损伤者　可先观察 2～3 个月,一般神经挫伤在此期间能自行恢复;若无恢复迹象且有手术指征者,可手术探查。

【一般护理】

1.生活起居护理　病室保持干净、整齐、安静,温度、湿度适宜。床铺平整、清洁;做好患者的生活起居护理,主动提供必要的生活帮助,鼓励患者进行力所能及的自理活动。

2.心理护理　经常巡视病房,多与患者交谈,及时了解其心理活动和需要,给予安慰和必要的病情解释,介绍同类患者救治成功的病例,解除患者的紧张情绪,减少其顾虑及担忧,增强其战胜疾病的信心。

3.饮食护理　合理安排患者的饮食,加强营养,增强机体抵抗力。嘱其多吃新鲜蔬菜、水果,多饮水,保持大便通畅。

4.病情观察

(1)全身情况:注意观察患者的生命体征及全身情况,警惕合并损伤和其他系统并发症。

(2)局部情况

①体位:骨折固定后,肘关节屈曲 90°,以木托板或三角巾将前臂置于中立位,患肢悬吊于胸前。卧床时,在上臂下面垫一枕头,使患肢与躯干保持平行。翻身前或坐起时要扶托保护,以免患者用力不当而影响固定。

②外固定情况:向患者讲明固定的作用和目的,以引起患者的重视并自觉保护;经常检查外固定情况,注意观察患肢血运和手指活动情况,及时调整夹板的松紧度;嘱患者如有不适立即反映,不要擅自处理。

③皮肤情况:观察局部皮肤有无红肿、水疱、糜烂或压疮。

④患肢血运及感觉情况:观察有无血管神经受压的表现,如腕下垂、腕关节不能前伸等。

5.症状护理

(1)疼痛的护理

①认真检查并确定引起疼痛的原因,如夹板过紧应及时调整。

②保持环境安静,减少对患者的刺激,遵医嘱应用镇痛剂。

③稳定患者情绪,加强心理护理,可让患者听音乐、读书或与患者交谈,以分散其注意力,减轻其焦虑与不适。

④在治疗护理操作过程中避免过大动作,以减轻患者的疼痛。

(2)肿胀的护理

①检查包扎固定松紧度是否适宜,发现问题及时调整。

②抬高患肢,使手术部位高于心脏水平,以利静脉回流,减少肢体肿胀,尽早进行功能锻炼。

③嘱患者遵医嘱内服或外敷活血消肿的中药。

(3)皮肤破损的护理

①注意检查,骨突部、夹板两端及压垫部位的皮肤情况,检查夹板边缘是否光滑,防止压迫

性溃疡。

②一旦发现皮肤红肿、水疱形成、表皮破溃等征象,应针对原因妥善处理。

③检查患肢循环是否有障碍。注意观察患肢的血运和感觉情况,发现肢体皮肤青紫、发冷、肿胀、剧痛或其他异常时及时报告医师。

6.并发症护理 指导患者积极进行功能锻炼,防止骨折病(肌肉萎缩、关节僵硬、骨质疏松)。

(1)向患者介绍功能锻炼的原则、作用和意义,指导患者进行合理的功能锻炼。

(2)骨折早期可让患者练习握拳、伸指及屈伸腕关节活动,并做上臂肌肉的主动舒缩练习,以加强两骨折端在纵轴下的挤压力;但要禁止做上臂旋转活动。

(3)伤后第3w可让患者开始练习肩、肘关节的屈伸及肩关节的环转(画圆圈)、上举活动及划船动作。

(4)解除外固定后,可让患者全面练习肩、肘关节各方向的活动。

【健康教育】

(1)向患者介绍肱骨干骨折的特点、治疗原则及其预后。

(2)告知患者外固定解除后的功能锻炼。早、中期禁止做上臂的环转活动,逐步达到生活自理。后期可做以下关节活动。

①肩关节环转运动(画圆圈)。向前弯腰,使上臂自然下垂,活动上肢,以顺时针或逆时针方向在水平面画圆圈。

②肩内旋运动。将患侧手置于背后,然后从背部用健手托扶患侧手去触摸健侧肩胛骨。

③肩外展、外旋运动。举臂摸头后部。

④肩外展、内旋、后伸运动。反臂摸腰,即用患侧手指背侧触摸腰部。

⑤肩内收、外旋运动。患侧手横过面部去触摸健侧耳朵。

⑥肩内收、外展、内旋、外旋、前屈、后伸、上攀运动,即做划船动作。

(3)根据肱骨骨折早、中、后三期的特点,调整患者的饮食起居,

(4)嘱患者按医嘱正确服药及治疗,按时到医院复查。

四、肱骨髁上骨折

肱骨下端扁而宽,前有冠状窝,后有鹰嘴窝,两窝之间仅为一层薄的骨片,髁上部又是肱骨由柱形变为三棱形的移行部位,为应力上的薄弱点,故易发生骨折。肱动脉、静脉和正中神经从肘窝部经过肱二头肌腱膜下进入前臂,肱骨髁上骨折时,易被刺伤或被挤压于腱膜与骨折端之间,引起前臂骨筋膜室综合征或正中神经挫伤。

【病因病机】

肱骨髁上骨折以儿童多见,多由间接暴力所致,根据暴力方向和受伤机理的不同,可分为伸直型和屈曲型,以伸直型为多,占髁上骨折的90%以上。

1.伸直型 跌倒时肘关节处于半屈曲位或伸直位,手掌着地,暴力沿前臂传导至肱骨下端,将肱骨髁推向后上方,同时自上而下的体重和冲力将肱骨干推向前下方,造成肱骨髁上骨

折。骨折线由前下斜向后上方,骨折远端向后上移位,近端向前下移位,严重时可损伤正中神经和肱动脉。按骨折的侧方移位情况,又可分为尺偏型和桡偏型。

2.屈曲型　屈曲型较少见。跌倒时肘关节处于屈曲位,肘后着地,暴力由后下方向前上方撞击尺骨鹰嘴,造成肱骨髁上骨折。骨折线由后下斜向前上方,远端向前移位。此型较少血管神经损伤。

【临床表现】

1.症状与体征　伤后肘部肿胀、疼痛,伸直型骨折肘关节半屈位,肘前饱满,肘部向后突出。局部压痛,肘前可触及骨折断端,有异常活动和骨擦音,肘后三角正常。如出现前臂剧痛,桡动脉搏动减弱或消失,手部皮肤苍白、发凉、麻木等,则是血管损伤或受压的征兆,应及时处理。

2.X 线检查　了解骨折移位情况,并与其他损伤鉴别。

【诊断要点】

幼儿的患肢有纵向被牵拉受伤史。小儿诉肘部疼痛,患肘不能屈伸,前臂处于旋前位不敢旋后,拒绝持物,拒绝别人触摸。检查所见体征很少,无明显肿胀和畸形,肘关节略屈曲,桡骨头有压痛。X 线检查多阴性。

临床上应与肱骨髁上无移位骨折相鉴别,前者多仅有患肢牵拉史,而后者多有跌扑受伤史。

【处理原则】

1.手法复位外固定　无移位骨折不需复位,而用夹板或长臂石膏固定于功能位 3～4w。有移位的骨折可在臂丛麻醉或全麻下手法复位,夹板或长臂石膏固定 4～6w。伸直型骨折,复位后应固定于肘关节屈曲位,屈肘角度以桡动脉搏动存在为准。如搏动减弱,应适当加大角度,直到能清楚触及桡动脉搏动为止。

2.持续骨牵引　对于伤后时间较长,软组织严重肿胀,已有水疱形成,不能手法复位,或复位后骨折不稳定者,可行尺骨鹰嘴牵引,重量 1～2kg,待肿胀消退后行手法复位外固定。

3.手术治疗　适用于肘部严重肿胀,桡动脉搏动消失,患肢剧痛、苍白、发凉、麻木,被动伸指时有剧烈疼痛者,经臂丛麻醉或血管扩张剂等处理仍不能改善时,应及时手术探查,并作相应处理。骨折可同时行复位内固定。

【一般护理】

1.生活起居护理　病室保持干净、整齐、安静,温度、湿度适宜,床铺平整、清洁;做好患儿的生活起居护理,主动爱护患儿;取得患儿和家长的信赖,使其积极配合治疗和护理。

2.心理护理　对患儿要亲切、和蔼,消除其恐惧心理,使患儿尽快熟悉新环境,争取患儿的信任与合作。

3.饮食护理　合理安排患儿的饮食,加强营养,增强机体抵抗力。让患儿多吃新鲜蔬菜、水果,多饮水,保持大便通畅。

4.病情观察

(1)全身情况:注意观察患儿的生命体征及全身情况,警惕其他合并损伤。

(2)局部情况:严密观察患肢情况,包括肿胀程度,肢端皮肤的颜色、温度,桡动脉搏动及患儿感觉等。及时调整外固定松紧度,以防止外固定物过紧造成肢体内压力增高,引起骨筋膜室综合征。一旦出现肢体持续性疼痛、局部感觉异常、患侧手指被动牵拉痛等,应立即通知医师处理。同时应向患儿家长说明骨筋膜室综合征的严重性,使之提高警惕,密切合作。

5.症状护理

(1)患儿哭闹时,应询问患儿家长,细心查明原因,仔细检查伤肢情况,及时处理。

(2)肿胀的护理

①检查包扎固定松紧度是否适宜,发现问题及时调整。

②抬高患肢,让患儿尽早进行功能锻炼。

③让患儿遵医嘱内服或外敷活血消肿的中药。

④肿胀严重时要警惕,如出现骨筋膜室综合征,应立即去除一切外固定物和敷料,将肢体平放,并报告医师做进一步处理。

(3)皮肤破损的护理

①注意检查骨突部、夹板两端及压垫部位的皮肤情况,防止压迫性溃疡。

②一旦发现皮肤红肿、水疱形成、表皮破溃等征象,应针对原因妥善处理。

6.并发症护理　指导患儿积极进行功能锻炼,防止骨折病(肌肉萎缩、关节僵硬、骨质疏松)。

(1)向患儿家长说明功能锻炼的重要性,教给患儿和家长功能锻炼的方法,使家长能协助功能锻炼。

(2)伤后1w内让患儿开始练习握拳、伸指、腕关节屈伸及肩关节各种活动,

(3)解除外固定后,让患儿开始练习肘关节屈伸活动。

【健康教育】

(1)向患儿家长介绍肱骨髁上骨折及骨筋膜室综合征的特点、治疗原则及其预后。

(2)让患儿家长了解治疗过程中医患合作的重要性,取得患儿家长配合。

(3)根据骨折早、中、后三期的特点,调整患儿的饮食起居及合理的功能锻炼。

(4)让患儿按医嘱正确服药及治疗,按时到医院复查。

五、尺桡骨干双骨折

前臂由尺、桡两骨构成、尺骨上端粗而下端细,为构成肘关节的重要部分。桡骨上端细而下端粗,为构成腕关节的组成部分,尺、桡两骨皆为微弓形的长骨,尺骨有向后轻度凸出的生理弯曲,桡骨有向桡侧凸出的生理弯曲,两骨由上、下尺桡关节及骨间膜紧密相连。上、下尺桡关节的联合活动使前臂具有独特的旋转功能。前臂旋转时,以尺骨为轴心,桡骨沿尺骨旋转,幅度约150°骨间膜为一致密的纤维组织,几乎连接尺骨、桡骨的全长,其松紧度随前臂的旋转而发生改变,前臂在中立位时,两骨干中部距离最宽,骨间膜上下一致紧张,当前臂旋转时,骨干间隙缩小,骨间膜上下松紧不一致。因此,在治疗尺桡骨干骨折时,应尽可能将前臂固定在中立位,以保持前臂的旋转功能。

前臂肌肉可分为屈肌、伸肌、旋后肌和旋前肌四组。前两组肌肉的牵拉使骨折产生短缩移

位、侧方移位及成角移位;后两组肌肉的牵拉则产生旋转移位。

【病因病机】

尺桡骨干双骨折可由直接暴力、(间接)传达暴力或扭转暴力造成。

1.直接暴力　多见于打击或机器伤,骨折为横型或粉碎型,骨折线在同一平面,常合并有较严重的软组织损伤。

2.间接暴力　跌倒时手掌着地,暴力沿桡骨向近侧传导,在桡骨中、上段发生骨折,残余暴力通过骨间膜斜向下传导至尺骨,造成尺骨骨折。尺骨骨折线较桡骨骨折线低,桡骨骨折多为横型或锯齿状,尺骨多为短斜型。

3.扭转暴力　跌倒时前臂同时受到纵向传导和旋转扭力的作用,发生尺桡骨螺旋旋形双骨折。骨折线多由尺骨内上方斜向桡骨外下方。

完全骨折时,由于暴力的作用以及伸、屈、旋前、旋后肌的牵拉,骨折端可发生重叠、成角、旋转和侧方移位。

【临床表现】

1.症状与体征　伤后前臂肿胀、畸形、活动受限,局部压痛,有骨擦音和异常活动。

2.X线检查　X线片可明确骨折类型及移位情况。摄片应包括肘、腕关节,以了解有无旋转移位及上、下尺桡关节脱位。

【诊断要点】

1.病史　有明显的外伤史。伤后前臂肿胀、疼痛、功能活动丧失;患者常以健手托扶患臂。

2.体征　局部压痛,纵轴叩击痛明显,常有成角、旋转、短缩畸形。儿童的青枝骨折可见成角畸形。

3.特殊体征　局部可有骨擦音和异常活动。

4.X线检查　X线检查可确诊,并可明确骨折的类型及移位方向。摄片时包括肘、腕关节,以明确有无旋转移位或上、下尺桡骨关节脱位。

【处理原则】

1.手法复位外固定　治疗尺桡骨干双骨折,关键在于恢复前臂的旋转功能。中西医结合手法复位、夹板和衬垫固定,能将双骨折同时复位和稳妥固定,防止骨折再移位。固定时间为4～6w。

2.切开复位内固定　适用于多发骨折、多段骨折、不稳定骨折,软组织损伤严重或手法复位失败者及骨折不愈合或畸形愈合、功能受限者。一般固定时间为4～6w,并视X线摄片而定。

【一般护理】

1.生活起居护理　病室保持干净、整齐、安静,温度、湿度适宜,床铺平整、清洁;做好患者的生活起居护理,主动提供必要的生活帮助,鼓励其进行力所能及的自理活动。

2.心理护理　经常巡视病房,多与患者交谈,及时了解其心理活动和需要,给予安慰和必要的病情解释,介绍同类患者救治成功的病例,解除患者的紧张情绪,减少其顾虑及担忧,增强其战胜疾病的信心。

3.饮食护理　合理安排患者的饮食,加强营养,增强机体抵抗力。嘱其多吃新鲜蔬菜、水果,多饮水,保持大便通畅。

　　4.病情观察

　　(1)体位:骨折固定后,肘关节屈曲90°,以木托板或三角巾将患肢悬吊于胸前。卧床时以枕垫抬高患肢,以利肿胀的消退。

　　(2)外固定情况:向患者讲明固定的作用和目的,以引起患者的重视并自觉保护;经常检查外固定情况,及时调整夹板的松紧度,以免因肿胀消退、夹板松动而引起骨折重新移位;或因肿胀严重而固定过紧,发生骨筋膜室综合征。若手部肿胀严重,皮温低下,手指发绀、感觉麻木、疼痛难忍,应立即检查布带,适当放松,并通知医师处理。

　　(3)皮肤情况:观察局部皮肤有无红肿、水疱、糜烂或压疮。

　　(4)患肢血运及感觉情况:观察有无血管神经受压的表现。

　　5.症状护理

　　(1)疼痛的护理:①认真检查并确定引起疼痛的原因,如夹板过紧应及时调整。②保持环境安静,减少对患者的刺激,遵医嘱应用镇痛剂。③稳定患者情绪,加强心理护理,可让患者听音乐、读书或与患者交谈,以分散其注意力,减轻其焦虑与不适。④在治疗护理操作过程中避免过大动作,以减轻患者疼痛。

　　(2)肿胀的护理:①检查包扎固定松紧度是否适宜,发现问题及时调整。②抬高患肢,让患者尽早进行功能锻炼。③嘱患者遵医嘱内服或外敷活血消肿的中药。

　　(3)皮肤破损的护理:①注意检查骨突部、夹板两端及压垫部位的皮肤情况,防止压迫性溃疡。②一旦发现皮肤红肿、水疱形成、表皮破溃等征象,应针对原因妥善处理。

　　(4)患肢循环障碍:注意观察患肢的血运和感觉情况,发现异常及时报告医师。

　　6.并发症护理　　指导患者积极进行功能锻炼,防止骨折病(肌肉萎缩、关节僵硬、骨质疏松)。

　　(1)向患者介绍功能锻炼的原则、作用和意义,指导患者进行合理的功能锻炼。

　　(2)骨折固定后,即鼓励患者做握拳、伸指及上肢肌肉的主动舒缩练习,以促进气血运行,使肿胀消退。

　　(3)伤后第3w开始让患者练习肩、肘关节的活动,如小动手等,活动范围逐渐增大,但不宜做前臂旋转活动。

　　(4)解除外固定后,可让患者做前臂旋转活动,以恢复前臂旋转功能。

【健康教育】

　　(1)向患者介绍尺桡骨干双骨折的特点、治疗原则及其预后。

　　(2)告知患者4周后练习前臂环转及推墙动作,使两骨折端之间产生纵轴挤压力。7～9w后X线摄片显示骨折已愈合,除去外固定,充分锻炼各关节功能,

　　(3)根据尺桡骨于双骨折早、中、后三期的特点,脾胃健运后,告诉患者饮食以补养气血的禽、蛋、畜、血等血肉之品为宜。

　　(4)要求患者按医嘱正确服药及治疗,按时到医院复查。

六、桡骨远端骨折

桡骨远端骨折是指桡骨下端 3cm 范围内的骨折。桡骨下端为松质骨,血液供应丰富。桡骨下端的尺侧与尺骨小头构成下尺桡关节,为前臂旋转活动的枢纽之一。正常时,桡骨下端关节面向掌侧倾斜 $10°\sim15°$,向尺侧倾斜 $20°\sim25°$,桡骨茎突较尺骨茎突长 $1.0\sim1.5cm$。

【病因病机】

桡骨远端骨折多由间接外力引起。根据受伤姿势和骨折移位的不同,可分为伸直型和屈曲型。

1.伸直型　伸直型又称 colles 骨折,是最常见的骨折之一。跌倒时,前臂旋前,腕部背伸,手掌着地,应力作用于桡骨远端而发生骨折,骨折远端向背侧及桡侧移位。

2.屈曲型　屈曲型又称 Siiiith 骨折,较少见,跌倒时,腕关节呈掌屈位,手背着地,传达暴力作用于桡骨远端造成骨折,骨折远端向掌侧及桡侧移位。

【临床表现】

1.症状与体征　伤后腕部疼痛、肿胀,活动受限。伸直型骨折移位严重者,可出现餐叉状畸形,屈曲型骨折可呈锤状畸形。局部压痛,可触及骨折端。

2.X 线检查　了解骨折类型及移位情况。

【诊断要点】

1.症状　伤后腕关节肿胀、疼痛、功能障碍,骨折无移位或不完全骨折时,肿胀疼痛均较轻。

2.体征　桡骨远端向桡背侧移位时,可见餐叉样畸形。桡骨远端有环状压痛和纵轴叩击痛,并可有骨擦音和异常活动,腕关节活动障碍。

3.X 线检查　拍摄腕关节 X 线正、侧位片可明确骨折类型和骨折移位方向。

【处理原则】

手法复位,夹板或石膏固定 $3\sim4w$。

【一般护理】

1.生活起居护理　病室保持干净、整齐、安静,温度、湿度适宜,床铺平整,清洁;做好患者的生活起居护理,主动提供必要的生活帮助,鼓励患者进行患侧健指的屈曲活动,以提高其生活自理能力。

2.心理护理　经常巡视病房,多与患者交谈,及时了解其心理活动和需要,给予安慰和必要的病情解释,介绍同类患者救治成功的病例,解除患者的紧张情绪,减少其顾虑及担忧,增强其战胜疾病的信心。

3.饮食护理　合理安排患者的饮食,加强营养,增强机体抵抗力。嘱其多吃新鲜蔬菜、水果,多饮水,保持大便通畅。

4.病情观察

(1)全身情况:注意观察患者的生命体征及全身情况,警惕合并损伤和其他系统并发症。

(2)局部情况:①体位:骨折固定后,肘关节屈曲 90°,以木托板或三角巾将患肢悬吊于胸前。卧床时以枕垫抬高患肢,以利肿胀的消退。并向患者和家属讲清楚注意事项。②外固定情况：向患者讲明固定的作用和目的，以引起患者的重视并自觉保护；经常检查外固定情况，注意观察患肢手指末端皮肤的颜色、温度、弹性以及水肿时间与程度和手指活动情况，防止肌腱粘连、关节僵直等，及时调整夹板的松紧度；嘱患者如有不适及时反映，不要擅自处理。③皮肤情况：观察局部皮肤有无红肿、水疱、糜烂或压疮。④患肢血运及感觉情况：观察有无血管神经受压的表现。

5.症状护理

(1)疼痛的护理：①认真检查并确定引起疼痛的原因，如夹板过紧应及时调整。②保持环境安静，减少对患者的刺激，合理应用镇痛剂。③稳定患者情绪加强心理护理，可让患者听音乐、读书或与患者交谈，以分散其注意力，减轻其焦虑与不适。④在治疗护理操作过程中避免过大动作，以减轻患者疼痛。

(2)肿胀的护理：①检查包扎固定松紧度是否适宜，发现问题及时调整。若发现皮肤发白或发绀、皮温降低、显著肿胀等提示血液循环不良，应及时报告医师。②抬高患肢，减轻组织水肿，以降低局部损伤，尽早让患者进行功能锻炼。③嘱患者遵医嘱内服或外敷活血消肿的中药。

(3)皮肤破损的护理：①注意检查骨突部、夹板两端及压垫部位的皮肤情况，防止压迫性溃疡。②一旦发现皮肤红肿、水疱形成、表皮破溃等征象，应针对原因妥善处理。

(4)患肢循环障碍：注意观察患肢的血运和感觉情况，有异常时及时报告医师。

6.并发症护理　指导患者积极进行功能锻炼，防止骨折病(肌肉萎缩、关节僵硬、骨质疏松)。

(1)向患者介绍功能锻炼的原则、作用和意义，指导患者进行合理的功能锻炼。

(2)骨折固定后，即鼓励患者做握拳、伸指及肩、肘关节的活动。

(3)2周后可让患者进行腕关节的背伸和桡侧偏斜活动及前臂旋转活动。

(4)解除外固定后，让患者充分练习腕关节的各种活动。

【健康教育】

(1)向患者介绍桡骨远端骨折的特点、治疗原则及其预后。

(2)让患者了解治疗过程中医患合作的重要性，充分发挥患者的主观能动性。

(3)根据桡骨远端骨折早、中、后三期的特点，调整患者的饮食起居及合理的功能锻炼。

(4)要求患者按医嘱正确服药及治疗，按时到医院复查。

第二节　下肢骨折

一、股骨颈骨折

股骨颈长约 5cm，中段细，基底部粗。股骨颈与股骨干构成的角度叫颈干角，正常为 $110°\sim140°$，平均 $127°$，大于此角为髋外翻，小于此角为髋内翻。股骨颈的长轴与股骨的冠状面形成的角度称为前倾角,正常为 12°~15°,股骨头的血液供给有三个来源:①圆韧带内小凹动脉:来自闭孔动脉,供应头内下小部分血运。②骨干滋养动脉升支:对股骨颈血液供给很少,仅及股骨颈基部。③关节囊小动脉:来自旋股内、外侧动脉的分支,是血液供给的主要来源。

【病因病机】

股骨颈骨折常见于老年人,主要由间接暴力引起。跌倒时扭转伤肢,暴力传达至股骨颈,引起骨折。由于老年人肝肾不足,筋骨衰弱,骨质疏松,很小的暴力即可引起骨折;而中青年人则需较大的暴力,才会引起骨折。股骨颈骨折主要按以下三种方式分类。

(1)按骨折线的部位

可分为头下型、经颈型、基底型。前两者骨折线在关节囊内,称为囊内骨折,骨折近端血运差,易发生骨折不愈合和股骨头缺血性坏死。后者属囊外骨折,血运较好,骨折较容易愈合。

(2)按 X 线表现

①内收型:骨折线与两髂嵴连线所形成的角度(Pauwel 角)大于 50°。

②外展型:Pauwel 角小于 30°。前者属不稳定骨折,容易变位。后者属稳定骨折,但处理不当可变为不稳定骨折。

(3)按骨折移位程度

①不完全骨折。

②完全骨折,无移位。

③完全骨折,部分移位。

④完全骨折,完全移位。

【临床表现】

1.症状与体征　受伤后患侧髋部疼痛,下肢活动受限(嵌插型骨折的患者有时仍能行走),移动患肢时疼痛明显。患肢多有轻度屈髋屈膝及外旋畸形,叩击患肢足跟部或大粗隆部可引起髋部疼痛。

2.X 线检查　X 线检查可了解骨折类型,并与其他损伤鉴别。

【诊断要点】

(1)有无外伤史。

(2)髋部疼痛,髋关节活动受限,有时膝部有放射痛。

(3)腹股沟中点压痛和纵轴叩击痛阳性。

(4)若移位明显,则患肢呈外旋、短缩畸形。

(5)髋关节正侧位片可明确情况并确诊。

【处理原则】

1.不完全骨折及外展嵌插骨折的处理　可采用皮肤牵引或骨牵引,保持患肢于外展中立位,3 个月后可扶拐行走,6 个月后弃拐行走。

2.有移位的股骨颈骨折的处理　可用闭合复位内固定。早期复位有利于恢复骨折后血管受压或痉挛,股骨颈骨折内固定手术原则上不宜迟于 2w。内固定的方法较多,常见的有:单钉固定,如三翼钉;多钉固定,如史氏针、三角针和多根螺纹钉;滑移式钉板固定及各种螺纹钉加压内固定等。

3.65 岁以上患者的股骨头下型骨折的处理　此类骨折愈合困难,发生股骨头缺血性坏死的机会较多,可施行人工关节置换。

4.儿童股骨颈骨折的处理　儿童股骨头血液供应与成人有所差异,易发生缺血性坏死。可用多根细克氏针经皮穿针内固定,避免过早负重。

【一般护理】

1.生活起居护理　病室保持整齐、安静,温度、湿度适宜,患者宜仰卧硬板床,床铺平整、清洁;主动为患者提供必要的生活帮助,教会患者在床上大小便;鼓励患者进行力所能及的自理活动及尽早锻炼,患肢要积极进行股四头肌等长收缩活动。

2.心理护理　经常巡视病房,多与患者交谈,及时了解其心理活动和需要,给予安慰和必要的病情解释,请治疗成功的同类患者介绍亲身接受治疗护理经历,解除患者的紧张情绪,减少其顾虑及担忧,增强其战胜疾病的信心。

3.饮食护理　合理安排患者的饮食,嘱其多吃新鲜蔬菜、水果及含钙磷丰富的食物,早期可用黑大豆、贝类、鳖、蘑菇、木耳、栗子、鲜藕、山楂等散瘀和止血食物,宜煮为汤、粥、羹等以利消化,多饮水,保持大便通畅。

4.牵引护理　注意牵引装置安装良好,按牵引护理实施。

5.病情观察

(1)全身情况:注意观察患者的生命体征及全身情况,正确评估患者的健康状况,确定有无伴随疾病,以便有针对性、有重点地观察与护理,一旦出现并发症,配合医师及时采取相应措施。对患有下列疾病者需密切观察。

①心血管疾病患者:观察脉搏和血压,有无胸闷、胸前区疼痛及剧烈头痛,谨防心绞痛、心肌梗死及脑血管意外的发生。

②糖尿病患者:观察有无低血糖及酮症酸中毒先兆,如大汗淋漓、乏力、血压下降、呼吸有烂苹果味。

③呼吸系统疾病患者:观察咳嗽、咳痰性质及缺氧程度(呼吸、面色、神志、血氧饱和度)。

④观察确有无呕血、便血等消化道出血症状,谨防应激性溃疡。

⑤严密观察用药疗效与反应,谨防药物不良反应的发生。使用外敷药物时,如皮肤有瘙痒或发红,可将药膏去除,用温水清洗。皮肤破损者不得外敷药。

(2)局部情况:①体位:告知患者及其家属保持正确体位的重要性,指导患者及家属配合保持正确体位。牵引时伤肢外展 $30° \sim 40°$,足部中立位,防止外旋。内固定术后第 2d 可坐起,不盘腿、不侧卧,仰卧时两大腿之间置一枕垫,防止患肢内收和外旋。②外固定情况:向患者讲明牵引的作用及注意事项,以引起患者的重视并自觉保护;经常检查牵引装置,保持牵引的效能,注意观察滑轮和牵引架是否松脱,牵引绳与大腿是否在同一轴线上,牵引锤是否着地或脱落,足底有无抵着床尾,致使牵引无效。

6.症状护理

(1)认真检查并确定引起疼痛的原因,及时解除。

(2)加强心理护理,可让患者听音乐、读书或与患者交谈,以分散其注意力,减轻其焦虑与不适。

(3)在治疗护理操作过程中避免过大动作,以减轻患者疼痛。

7.并发症护理

(1)预防肺部感染的护理:定期翻身拍背,鼓励患者扩胸、深呼吸、咳嗽,以增进肺功能。指导患者用拉手悬吊锻炼。让患者保持口腔清洁。室内定期开窗通风换气,温度、湿度适宜。

(2)预防肌肉萎缩的护理:协助患者的肢体活动,按摩肌肉;鼓励患者主动活动。

(3)预防泌尿系感染的护理:鼓励患者多饮水;做好会阴护理。

(4)预防压疮的护理:保持床铺柔软、清洁、干燥、平整;帮助患者定时更换体位,按摩受压部位;经常用温水给患者擦身。

【健康教育】

(1)向患者介绍股骨颈骨折的特点、治疗原则及其预后。

(2)指导患者进行合理有效的功能锻炼,使之了解锻炼的意义、方法及注意事项。在牵引期间主要锻炼股四头肌等长收缩、骨关节被动活动、踝关节屈伸以及足部活动等。充分发挥患者的主观能动性。

(3)指导患者三点步态用拐法,即用健肢及双拐三点着地承负体重。患足悬空,双拐同时先向前迈步,着地后由双手用力持拐伴腋部负重,身体稍向前倾,健足向前移步,如此交替进行。严格禁止患肢负重。要有人陪护,以免发生意外。

(4)根据股骨颈骨折早、中、后三期的特点,调整患者的饮食起居,嘱其多食含钙丰富的食物,适当减肥以减轻负重。

(5)骨质疏松者,应有意识地进行功能锻炼,按时到医院复查。

二、股骨粗隆间骨折

股骨粗隆间骨折系指股骨基底至小粗隆水平之间的骨折,多见于 60 岁以上的老年人。粗隆部属松质骨,年老时变得脆而疏松,易发生骨折。股骨粗隆部位有许多肌肉附着,血液供应丰富,很少发生骨折不愈合或股骨头缺血性坏死;但粗隆间骨折有发生髋内翻的倾向,骨折易在畸形位置愈合,可能遗留跛行。

【病因病机】

骨折多为间接暴力引起。跌倒时下肢强力内收或外展,或粗隆部受直接外力撞击均可发生。因局部骨质疏松脆弱,骨折多为粉碎性。

按骨折线走行方向分为顺粗隆间型骨折和反粗隆间型骨折。顺粗隆间型骨折线由大粗隆向下至小粗隆,其走行与粗隆间线平行,为稳定型。反粗隆间型骨折线由大粗隆下方向内上达小粗隆的上方,为不稳定型。有时骨折线走向难以分辨,呈粉碎性骨折,其稳定性亦差。

【临床表现】

1.症状与体征 患者多为老年人,伤后髋部疼痛,不能站立或行走。下肢短缩及外旋畸形明显,检查时可见患侧粗隆升高,局部可见肿胀及瘀斑,压痛明显。叩击足跟部常引起患处剧烈疼痛。

2.X 线检查 可了解骨折类型,并与其他损伤鉴别。

【诊断要点】

股骨粗隆间骨折多发于老年人,临床表现和全身并发症也大致相仿。但股骨粗隆部血运丰富,肿胀明显,有广泛的瘀斑,压痛点多在大粗隆处,下肢短缩一般大于3cm,患肢呈短缩、内收、外旋,其外旋比股骨颈骨折更明显,预后良好;X线片可帮助鉴别。

【处理原则】

1.牵引治疗　适用于所有类型的粗隆间骨折。牵引时患肢保持外展中立位,注意防止发生髋内翻畸形。牵引应维持足够时间,一般均应超过8～12w,骨折愈合初步坚实后去除牵引。

2.内固定疗法　近年来多主张用内固定疗法,特别对年龄较高、不能耐受长期卧床的患者更为适用。患者施行内固定后,可以早期离床活动,减少并发症,预防髋内翻。内固定的方法有鹅颈三翼钉、滑槽加压螺纹钉加接骨板及多根钢针固定等。

【一般护理】

1.生活起居护理　病室保持整齐、安静,温度、湿度适宜,患者宜卧硬板床,床铺平整、清洁;主动为患者提供必要的生活帮助,教会患者在床上大小便;鼓励患者进行力所能及的自理活动,可减少并发症的发生。

2.心理护理　经常巡视病房,多与患者交谈,及时了解其心理活动和需要,给予安慰和必要的病情解释,介绍同类患者救治成功的病例,解除患者的紧张情绪,减少其顾虑及担忧,增强其战胜疾病的信心。

3.饮食护理　合理安排患者的饮食,加强营养,增强机体抵抗力。嘱其多吃新鲜蔬菜、水果,多饮水,保持大便通畅。

4.病情观察

(1)全身情况:注意观察患者的生命体征及全身情况,正确评估患者的健康状况,确定有无伴随疾病,以便有针对性、有重点地观察与护理,一旦出现并发症,配合医师及时采取相应措施。对患有下列疾病者需密切观察:①心血管疾病患者:观察脉搏和血压,有无胸闷、胸前区疼痛及剧烈头痛,谨防心绞痛、心肌梗死及脑血管意外的发生。②糖尿病患者:观察有无低血糖及酮症酸中毒先兆,如大汗淋漓、乏力、血压下降、呼吸有烂苹果味。③呼吸系统疾病患者:观察咳嗽、咳痰性质及缺氧程度(呼吸、面色、神志、血氧饱和度)。④观察有无呕血、便血等消化道出血症状,谨防应激性溃疡。⑤严密观察用药反应与疗效,谨防药物不良反应的发生。

(2)局部情况:①体位:告知患者及其家属保持正确体位的重要性,指导患者及其家属配合保持正确体位;保持患肢于外展中立位,为防止患肢内收,应将骨盆放正,防止倾斜,两下肢同时在外展中立位牵引;去除牵引或内固定后,患者的卧位姿势可以随意,但还要防止髋内收畸形的发生,因此患者不要侧卧在健侧,平卧时两大腿之间应放置一枕垫,以控制患肢内收。②外固定情况:向患者讲明牵引的作用、目的及注意事项,以引起患者的重视并自觉保护;经常检查牵引装置,保持牵引的效能,注意观察滑轮和牵引架是否松脱,牵引绳与大腿是否在同一轴线上,牵引锤是否着地或脱落,足底有无抵着床尾,致使牵引无效。防止牵引针眼感染,保持引针眼干燥。

5.症状护理

(1)认真检查并确定引起疼痛的原因,及时解除,合理应用镇痛剂。

(2)稳定患者情绪,加强心理护理,可让患者听音乐、读书或与患者交谈,以分散其注意力,减轻其焦虑与不适。

(3)在治疗护理操作过程中避免过大动作,以减轻患者疼痛。

6.并发症护理

(1)预防压疮的护理:保持床铺柔软、清洁、干燥、平整;定时变换体位,骨突部位用50%红花酒精适时按摩受压部位;经常用温水擦身。

(2)预防肺部感染的护理:定期翻身拍背,鼓励患者扩胸、深呼吸、咳嗽,以增进肺功能;保持口腔清洁;保持室内空气清新,温度适宜。

(3)预防泌尿系感染的护理:鼓励患者多饮水。做好会阴护理。

(4)预防便秘的护理:让患者保持饮食平衡,多吃新鲜蔬菜和水果。

(5)预防肌肉萎缩的护理:协助患肢体活动,按摩肌肉,鼓励患者主动活动。

【健康教育】

(1)向患者介绍股骨粗隆间骨折的特点、治疗原则及其预后。

(2)去除牵引或解除外固定后,指导患者在床上活动关节,离床活动需人陪护,注意安全,患肢不负重。防止髋部内收畸形,保持外展中立位,侧卧时不能卧于健侧,平卧时在大腿间夹一枕垫等。

(3)向患者介绍可能出现的并发症及预防措施。

(4)调整患者的饮食起居,注意钙、磷等食物的摄入。

(5)告诉患者按医嘱正确服药及合理的功能锻炼,按时到医院复查。

三、股骨干骨折

股骨是人体中最长的管状骨。股骨干包括粗隆下 2～5cm 至股骨髁上 2～5cm 的骨干。股骨干四周为丰厚的肌肉所包围,前侧的股四头肌为伸膝肌,后侧的半腱肌、半膜肌和股二头肌为屈膝肌,内侧为内收肌群。此外,股骨的近端有髂腰肌、臀中肌、臀小肌和髋关节外旋肌附着,远端有腓肠肌附着。股骨干骨折后,这些肌肉的收缩常导致骨折端发生严重移位。

【病因病机】

股骨干骨折多由强大暴力所造成。主要是直接暴力,如汽车撞击、重物砸压、碾压或火器伤等,骨折多沟横断或粉碎,骨折断端移位明显,软组织损伤也较严重。间接暴力所造成的骨折多为斜形或螺旋形,儿童的股骨干骨折可能为不全或青枝骨折。股骨干上 1/3 骨折时,骨折近段因受髂腰肌、臀中肌、臀小肌及外旋肌的作用,而产生屈曲、外展及外旋移位;骨折远段受内收肌牵拉则向后上、内后移位。股骨干中 1/3 骨折时,骨折端移位,无一定规律性,视暴力方向而异,若骨折端尚有接触而无重叠时,由于内收肌的作用,骨折向外成角。股骨干下 1/3 骨折时,由于膝后方关节囊及腓肠肌的牵拉,骨折远端多向后倾斜,有压迫或损伤腘动、静脉的危险。

【临床表现】

1.症状与体征 多数患者有较严重的外伤史。骨折部疼痛比较剧烈,压痛、胀肿、畸形和功能障碍明显。检查时必须注意有无合并伤和休克,以及伤肢有无神经和血管的损伤。

2.X 线检查 X 线片可显示骨折部位、类型和移位方向。

【诊断要点】

(1)明显外伤史。

(2)患肢疼痛,活动受限。

(3)X 线片可确定骨折部位及移位情况。

【处理原则】

应根据患者年龄、骨折部位、类型及医疗条件技术力量来决定治疗方案。

股骨干骨折因周围有强大的肌肉牵拉,手法复位后用石膏或小夹板外固定均不能维持骨折对位。因此,股骨干完全骨折不论何种类型,皆为不稳定型骨折,必须用持续牵引克服肌肉收缩,维持一段时间后再用外固定。

1.悬吊牵引(Bryant 牵引) 适用于 5 岁以内幼儿。将幼儿的两下肢用皮肤牵引,两腿同时垂直向上悬吊,其重量以幼儿臀部稍稍离床为度。牵引 3～4w 后,根据 X 线片显示骨愈合情况,去除牵引。对儿童股骨干骨折要求对线良好,对位要求达功能复位即可,不强求解剖复位。

2.罗索牵引(Russell 牵引) 适用于 5～12 岁儿童。在膝下放软枕垫使膝部屈曲,用宽布带在腘窝向上牵引,同时小腿行皮肤牵引,使两个方向的合力与股骨干纵轴成一直线。

3.骨牵引 适用于各类型骨折的治疗。横断骨折可先手法复位小夹板维持,然后用维持重量持续牵引(维持重量为体重的 1/2);斜形、螺旋形或粉碎骨折可直接用牵引复位(复位重量为体重的 1/7),复位后改为维持重量。股骨下 1/3 骨折,由于腓肠肌的牵拉易发生后倾,牵引点的选择取决于骨折线的方向,如骨折线为横断或由后上向前下斜行者,做股骨髁上牵引;骨折线为由前上向后下斜行者,可做胫骨结节牵引。

4.切开复位、内固定 对非手术治疗失败,骨折断端间软组织嵌入,合并重要神经、血管损伤,骨折畸形愈合或不愈合者,可行切开复位、内固定。常用方法有以下几个:

(1)股骨上 1/3 骨折,内固定方法有 130°角接骨板、长柄 Rirchard 钉、Ender 髓内钉或 Zickel 钉等。

(2)股骨中 1/3 骨折可用接骨板、交锁髓内钉等。

(3)股骨下 1/3 骨折可用 90°角接骨板、交锁髓内钉等。切开复位、内固定有利于早期功能锻炼。

【一般护理】

1.生活起居护理 病室保持整齐、安静,温度、湿度适宜,床铺平整、清洁;主动向患者提供必要的生活帮助;鼓励患者进行力所能及的自理活动。

2.心理护理 经常巡视病房,多与患者交谈,及时了解其心理活动和需要,给予安慰,向患者解释牵引的意义、方法和注意事项及牵引后肢体应保持的正确位置。

3.饮食护理 告诉患者饮食宜清淡、易消化,鼓励患者进高热量、高蛋白、高维生素等食物,多食含钙丰富的食物,如黄豆汤、牛奶、虾皮等;合理安排饮食,加强营养,增强机体抵抗力;多吃新鲜蔬菜、水果,多饮水,保持大便通畅。

4.用药护理　嘱患者遵医嘱使用麻醉止痛剂,观察用药后的疗效及反应;固定解除后,遵医嘱用舒筋活血汤剂进行肢体熏洗时,水温以患者能忍受为宜,以免烫伤。

5.病情观察

(1)全身情况:详细了解病史及各种检查结果,以便全面掌握病情;注意观察患者的生命体征,详细记录病情变化;如出现瞳孔及意识状态的改变或胸骨下疼痛、呼吸困难或患肢(趾)皮肤苍白、麻木、足背动脉消失等,创伤初期应考虑颅脑部、内脏损伤、休克及脂肪栓塞综合征的发生,及时通知医师并配合相应处理。

(2)局部情况:①体位:告知患者及其家属保持正确体位的重要性,指导患者及其家属配合保持正确体位。上 1/3 骨折应屈髋 40°～50°,外展约 20°,适当屈曲膝关节;中 1/3 骨折屈髋屈膝约 20°,并按成角情况调整外展角度;下 1/3 骨折时,膝部屈曲 60°～80°,以便腓肠肌松弛。②外固定:向患者讲明牵引的作用、目的及注意事项,以引起患者的重视并自觉保护;经常检查牵引装置,保持牵引的效能;注意检查有无局部受压及患肢感觉和活动情况,术后当天即可让患者做肌肉的静力收缩或舒张,2～3 次/d,每次 15～30min,术后 2～3d 锻炼膝关节屈曲 80°,踝关节伸屈活动。

6.症状护理

(1)疼痛的护理:①认真检查并确定引起疼痛的原因,及时解除;合理应用镇痛剂;还可让患者听音乐、读书或与患者交谈,以分散其注意力,减轻其焦虑与不适。②在治疗护理操作过程中避免过大动作,以减轻患者疼痛。

(2)牵引针眼感染的护理:保持牵引针眼干燥,及时换药处理。

(3)肿胀的护理:①将薄枕垫于患者腘窝及小腿处,以促进淋巴及静脉血液回流,减轻肿胀。合并血管损伤等患肢不宜抬高,以免加重肌肉缺血、肿胀、坏死,切勿按摩,肿胀可用皮尺测量并与健肢对比,做好记录。②肿胀加剧或消退过程中要注意调整外固定的松紧,以免造成肢体受压或过松导致固定不牢使骨折移位。

7.并发症护理

(1)预防骨折病的护理:①向患者介绍功能锻炼的原则、作用和意义,指导患者进行合理的功能锻炼。②伤后 1～2 周,伤肢疼痛、肿胀明显,此时应指导患者练习股四头肌等长收缩及踝足关节活动,以促进局部血液循环,防止肌肉粘连。③2 周以后,可逐步练习膝关节屈伸活动。④去除牵引后患者需维持原体位,练习抬臂、踝关节背伸活动;外固定去除后,可扶双拐下地练习行走。

(2)预防便秘的护理:①让患者养成定时排便的习惯,注意便意,指导患者如何在床上排便,并摄取充足水分,进行力所能及的活动。②让患者多食用植物油,选用富含植物纤维的食物,如粗粮、蔬菜、水果、豆类及其他粗糙食物,避免食用刺激性食物如辣椒、生姜等。③使用轻泻剂:以软化大便或腹部环状按摩协助排便,必要时肛门注入开塞露或灌肠。

(3)防治足下垂的护理:注意检查有无膝外侧受压、患肢感觉及活动情况,防止腓总神经损伤;鼓励患者主动屈伸踝关节;腓总神经麻痹时应将踝关节保持在功能位;防止被褥等物压于足背。

【健康教育】

(1)向患者介绍股骨干骨折的特点、治疗护理原则及其预后。

(2)让患者了解治疗过程中医患合作的重要性,充分发挥患者的主观能动性。

(3)向患者介绍可能出现的并发症及预防措施。

(4)根据股骨干骨折早、中、后三期的特点,告诉患者调整饮食起居及合理的功能锻炼,次数由少到多,动作幅度由小到大,锻炼时间由短到长,如出现疼痛加剧,立即停止去医院就诊。

(5)告诉患者按医嘱正确服药,保持针孔周围皮肤干燥,每天用 75% 乙醇滴 2 次,隔天更换敷料 1 次,发现针孔渗出液多时应及时去医院就诊处理。按时到医院复查。

四、髌骨骨折

髌骨位于膝关节前方,是人体中最大的籽骨,与股四头肌腱及髌韧带组成伸膝装置。髌骨具有保护和稳定膝关节、增强股四头肌肌力的作用。

【病因病机】

直接暴力和间接暴力均可造成髌骨骨折。直接暴力多因外力直接打击在髌骨上,如撞伤、踢伤等,骨折多为粉碎性,其髌前腱膜及髌两侧股四头肌扩张部和关节囊多保持完好。间接暴力多由于股四头肌猛力收缩,形成牵拉性损伤,常为横断骨折,移位大,髌前腱膜及两侧扩张部撕裂严重。

【临床表现】

1.症状与体征 伤后膝部疼痛,局部压痛、肿胀,髌前皮下瘀血,严重者皮肤可发生水疱。骨折后关节内大量积血,有移位的骨折,可触及骨折线间隙。

2.X 线检查 X 线片可显示骨折类型和移位情况。

【诊断要点】

(1)伤后膝部肿胀、疼痛,有皮下瘀斑,常有皮肤擦伤。

(2)膝关节不能自主伸直,膝前压痛明显。

(3)有分离移位时,可扪及骨折端之间有沟状凹陷,有骨擦音和异常活动。

(4)膝关节正、侧、轴位 X 线照片,可明确骨折的类型和移位情况。

【处理原则】

(1)无移位骨折,可在无菌条件下抽出关节内积血,用长腿石膏托固定患肢于伸直位 3～4w。固定期间患者可练习股四头肌收缩,去除石膏托后开始练习膝关节伸屈活动。

(2)髌骨横行骨折或移位较轻的粉碎骨折,可行切开复位、内固定。

常用的固定方法有以下几种:①钢丝张力带内固定。②钢丝或螺丝钉固定。③形状记忆骑缝钉或抓髌器固定。

(3)不能复位的严重粉碎性骨折,可行髌骨切除术。

【一般护理】

1.生活起居护理 病室保持干净、整齐、安静,温度、湿度适宜,床铺平整、清洁;主动为患者提供必要的生活帮助;鼓励患者进行力所能及的自理活动。

2.心理护理　经常巡视病房,多与患者交谈,及时了解其心理活动和需要,给予安慰和必要的病情解释,介绍同类患者救治成功的病例,解除患者的紧张情绪,减少其顾虑及担忧,配合治疗护理。

3.饮食护理　合理安排患者的饮食,加强营养,增强机体抵抗力;嘱其多吃新鲜蔬菜、水果,多饮水,保持大便通畅。

4.病情观察

(1)全身情况:注意观察患者的生命体征及全身情况,警惕合并损伤和其他系统并发症,如足趾不能主动活动,皮肤感觉减退,但血液循环尚好,提示神经受压应及时报告医师,配合相应的处理。

(2)局部情况:注意局部肿胀程度、肢端血液循环变化,观察是否保持有效固定防止并发症。

5.症状护理　主要体现在疼痛的护理。

(1)认真检查疼痛处,并确定引起疼痛的原因,及时解除。

(2)保持环境安静,减少对患者的刺激,合理应用镇痛剂。

(3)稳定患者的情绪,加强心理护理,可让患者听音乐、读书或与患者交谈,以分散其注意力,减轻其焦虑与不适。

(4)在治疗护理操作过程中,动作应轻而敏捷,以减轻患者疼痛。

6.并发症护理　指导患者积极进行功能锻炼,促进骨折愈合,防止骨折病。

(1)向患者介绍功能锻炼的原则、作用和意义,指导患者进行合理的功能锻炼。

(2)患者伤后早期肿痛稍减轻后即应开始练习股四头肌等长收缩及踝足关节活动,以促进局部血液循环,防止股四头肌粘连、萎缩。

(3)如病情允许,在晨晚护理时,可协助患者将髌骨向左右两侧推动几次,随时与患者交流时也推动,以防止髌骨的关节面粘连。告知患者坐起时,自己也要随时推动。膝部软组织愈合后开始练习抬腿。

(4)患者伤口拆线后可带石膏扶拐下地练习行走,去除外固定后可逐步练习膝关节屈伸活动。

【健康教育】

(1)向患者介绍髌骨骨折的特点、治疗原则及其预后。

(2)告知患者切口拆线后,如局部无肿胀、无积液,可带石膏托扶双拐下地,切不可负重,下地时扶床边或门框下蹲,充分发挥患者的主观能动性。

(3)主动屈膝困难者,可采用压沙袋法,告知患者坐在床边,将患肢伸出床沿,在踝关节上压 3kg 左右的沙袋,2～3 次/d,每次 15min。活动时要量力而行,动作缓和,以免造成新的损伤。

(4)告诉患者根据骨折早、中、后三期的特点,调整饮食起居。

(5)告诉患者按医嘱正确服药及治疗以及合理的锻炼,并按时到医院复查。

五、胫腓骨骨折

胫骨是小腿承重的主要骨骼,腓骨主要供肌肉和韧带附着。胫骨干为三棱形管状骨,由前、内、外三嵴将其分成内、外、后面。内外两面被前嵴分隔,前嵴及内嵴均能在皮下清楚地摸到,整复骨折时,是一个良好的标志。胫骨上 1/3 横切面呈三角形,下 1/3 呈四方形,中 1/3 与下 1/3 交界处骨的形态发生转变,管径又细,易发生骨折。整个脆骨位于皮下,骨折时易穿破皮肤,形成开放骨折。

胫骨的滋养动脉由胫骨于 1/3 后外侧进入骨内,在胫骨骨皮质内下行 3～4cm 后,进入髓腔。胫骨干中段以下发生骨折时,滋养动脉易发生断裂,因此容易引起骨折延迟连接或不愈合。

胫前动脉由腘动脉分出后,在胫、腓骨间膜上缘向前穿越进入小腿前方。胫骨上 1/3 骨折时,骨折下端向上移位,会压迫腘动脉分叉处,造成小腿缺血性坏死,必须引起警惕。

腓总神经从腓骨颈处绕过,腓骨上端骨折移位时常会伤及,发生腓总神经麻痹。

【病因病机】

直接暴力如重物撞击,车轮压轧时,可引起横断骨折、短斜形骨折或粉碎骨折。骨折多发生在外力作用部位,双骨折发生在同一水平。常并发软组织损伤。

间接暴力如从高处落下、不慎跌倒,可引起长斜行或螺旋形骨折,骨折多发生在胫骨中下 1/3 交界处,双骨折不在同一平而,腓骨的骨折线较胫骨为高。

【临床表现】

1.症状与体征　胫腓骨骨折后小腿肿胀、疼痛,可有畸形和异常活动。应注意检查组织损伤的范围和程度,以及有无神经,血管损伤。胫骨上段骨折和腓骨颈骨折,应注意腘动脉和腓总神经损伤的可能。

2.X 线检查　X 线片可显示骨折类型和移位情况。

【诊断要点】

(1)明显外伤史。

(2)患肢疼痛,畸形,活动受限或异常活动。

(3)X 线片可确定骨折部位及移位情况。

【处理原则】

(1)稳定的横断骨折、短斜形骨折,可在麻醉下行手法复位,夹板或长腿石膏外固定。

(2)不稳定的长斜行、螺旋形或轻度粉碎性骨折,单纯外固定不可能维持良好的对位,可同时行跟骨牵引,或外固定支架固定。

(3)闭合复位失败或不能保持复位的骨折,可行切开复位内固定。常用内固定物有螺丝钉、加压钢板、带锁髓内针等。固定时间为 8～10w。

【一般护理】

1.生活起居护理　病室保持干净、整齐、安静,温度、湿度适宜,床铺平整、清洁;主动为患者提供必要的生活帮助;鼓励患者进行力所能及的自理活动。

2.心理护理　经常巡视病房,多与患者交谈,及时了解其心理活动和需要,给予安慰和必要的病情解释,介绍同类患者救治成功的病例,解除患者的紧张情绪,减少其顾虑及担忧,协助其树立战胜疾病的信心。

3.饮食护理　告诉患者选择易消化的蛋白质饮食如奶制品、豆制品、蛋类等血肉之品,增强机体抵抗力;多吃新鲜蔬菜、水果,多饮水,保持大便通畅。

4.病情观察

(1)全身情况:注意观察患者的生命体征及全身情况,警惕合并损伤和其他系统并发症。

(2)局部情况:严密观察患肢情况,包括肿胀程度,肢端皮肤的颜色、温度、足背动脉搏动及足部感觉等。及时调整外固定松紧度,以防止外固定物过紧造成肢体内压力增高,引起骨筋膜室综合征。一旦出现肢体持续性疼痛、局部感觉异常、患侧足趾被动牵拉痛等,应立即去除一切外固定物及敷料,并通知医师处理。同时,应向患者及其家属说明骨筋膜室综合征的严重性,使之提高警惕,密切合作。

5.症状护理

(1)疼痛的护理:①了解患部疼痛的性质、程度,向患者讲解组织损伤后疼痛的规律,消除其疑虑,提高其对疼痛的耐受性;认真检查并确定引起疼痛的原因,及时解除;遵医嘱应用镇痛剂。②稳定患者情绪,指导患者缓慢呼吸,使全身肌肉放松,以分散注意力,减轻其焦虑与不适。③在治疗护理操作过程中应避免过大动作,以减轻患者疼痛。

(2)肿胀的护理:①检查包扎固定松紧度是否适宜,发现问题及时调整。②抬高患肢,指导患者尽早进行功能锻炼。③告诉患者遵医嘱内服或外敷活血消肿的中药,汤剂熏洗时,药温以患者能忍受为度,要防烫伤,熏洗具有疏松关节筋络、疏导腠理、通气活血,止痛消肿作用。④肿胀严重时要警惕出现骨筋膜室综合征,如有发生,将患肢平放,不能抬高,以免加重组织缺血,不能热敷或按摩,必要时可冷敷。

6.并发症护理　指导患者积极进行功能锻炼,促进骨折愈合,防止骨折病。

(1)向患者介绍功能锻炼的原则、作用和意义,指导患者进行合理的功能锻炼。

(2)指导患者伤后早期开始练习股四头肌等长收缩及踝足关节活动。

(3)2周以后,患者可逐步练习膝关节屈伸活动。

(4)去除外固定后,患者可充分练习各关节活动,逐步下地行走。

【健康教育】

(1)向患者介绍胫腓骨骨折的特点、治疗原则及其预后。

(2)告知患者及其家属,稳定性骨折者4w开始扶拐做不负重的步行锻炼。不稳定性骨折在解除牵引后,需在床上锻炼5~7d后,才可扶双拐做不负重的步行锻炼,此时患肢足尖不要着地,但足底要放平,充分发挥患者的主观能动性。

(3)告知患者可能出现的并发症及预防措施。

(4)告知患者根据胫腓骨骨折早、中、后三期的特点,调整饮食起居。

(5)告知患者按医嘱正确服药及治疗以及合理的功能锻炼,并按时到医院复查。

六、踝部骨折

踝关节由胫、腓骨远端和距骨构成,胫骨远端内侧向下的突出称内踝,后缘的唇状突出称后踝,腓骨远端的突出称外踝。胫骨远端关节面及内、外、后踝组成踝穴。距骨位于踝穴内,距骨体前宽后窄,踝关节背伸时距骨与踝穴密切接触,无活动余地;跖屈时距骨可轻度外展和内收,容易发生扭伤。

踝关节周围有以下三组主要韧带:

1.下胫腓韧带　位于胫骨下端与腓骨下端之间,连接两骨。该韧带断裂时,踝穴增宽,踝关节不稳定。

2.内侧副韧带　又称三角韧带,起自内踝顶端,向下呈扇形分布,分别附着。

3.外侧副韧带　起自外踝顶端,分3束分别附着于距骨前外侧、距骨后外侧和跟骨外侧,形成3个独立的韧带,即距腓前韧带、距腓后韧带和跟腓韧带,外侧副韧带较内侧副韧带薄弱,易发生扭伤。

【病因病机】

踝部骨折多由间接暴力所致,可因外力的方向和肢体所处的位置不同,造成各种不同类型的骨折、不同程度的韧带损伤。根据暴力作用的方向,可分为内翻、外翻、外旋、纵向挤压等类型骨折。

1.内翻(内收)型骨折　足的强力内翻所致。按其损伤程度分为三度。Ⅰ度:单纯内踝骨折,骨折线由胫骨下关节面斜向内上,接近垂直方向。Ⅱ度:暴力较大,内踝发生撞击骨折的同时,外踝发生撕脱骨折,称双踝骨折。Ⅲ度:暴力较大,在内外踝骨折的同时,距骨向后撞击胫骨后缘,发生后踝骨折(三踝骨折)。

2.外翻(外展)型骨折　足的强力外翻所致。按骨折程度可分为三度。Ⅰ度:单纯内踝撕脱骨折,骨折线呈横行或短斜形,骨折面呈冠状,多不移位。Ⅱ度:暴力继续作用,距骨体向外踝撞击,发生外踝斜形骨折,即双踝骨折。如果内踝骨折的同时胫腓下韧带断裂,可以发生胫腓骨下端分离,此时距骨向外移位,可在腓骨下端相当于联合韧带的上方,形成扭转外力,造成腓骨下1/3或中1/3骨折,称为 Dlpuytren 骨折。Ⅲ度:暴力过大,距骨撞击胫骨下关节面后缘,发生后踝骨折,即三踝骨折。

3.外旋骨折　发生在小腿不动、足部强力外旋,或足不动、小腿强力内转时,距骨体的前外侧挤压外踝前内侧,造成腓骨下端斜形或螺旋形骨折。亦可分为三度。Ⅰ度:骨折移位较少,如有移位,其远骨折段为向外,向后并向外旋转。Ⅱ度:暴力较大,发生内侧副韧带断裂或内踝撕脱骨折,即双踝骨折。Ⅲ度:暴力强大.距骨向外侧移位,并向外旋转,撞击后踝,发生三踝骨折。

4.纵向挤压骨折　从高处坠落,足跟垂直落地时,可致胫骨前缘骨折,伴踝关节向前脱位。如果暴力过大,可造成胫骨下关节面粉碎骨折。

【临床表现】

1.症状与体征　骨折后局部肿胀、疼痛、瘀斑,踝关节畸形,功能障碍。

2.X 线检查 X 线摄片检查,有助于了解骨折类型和移位情况。

【诊断要点】

(1)外伤史。

(2)伤后局部肿胀、疼痛、畸形和功能障碍。局部压痛和骨擦感。

(3)拍摄 X 线片可明确骨折的程度和移位的方向。

【处理原则】

(1)无移位骨折,用小腿石膏固定踝关节于背伸 90°中立位 6～8w。

(2)移位骨折,可用手法复位。复位的原则是采取与受伤机制相反的方向,手法推压移位的骨块使之复位。骨折复位后,小腿石膏固定 6～8w。

(3)对手法复位不能达到治疗要求者,应手术切开复位、内固定。

【一般护理】

1.生活起居护理 病室保持干净、整齐、安静、温度、湿度适宜,床铺平整、清洁;做好患者的生活起居护理,主动为患者提供必要的生活帮助;鼓励其进行力所能及的自理活动。

2.心理护理 经常巡视病房,多与患者交谈,及时了解其心理活动和需要,给予安慰和必要的病情解释;让其与同病室疗效好的患者多交谈,交流治疗成功的体会,解除患者的紧张情绪,减少其顾虑及担忧,增强其战胜疾病的信心。

3.饮食护理 合理安排患者的饮食,加强营养,增强机体抵抗力;嘱其多吃新鲜蔬菜、水果,多饮水,保持大便通畅。

4.病情观察

(1)全身情况:注意观察患者的生命体征及全身情况,警惕合并损伤和其他系统并发症。

(2)局部情况:经常检查局部皮肤有无受压,注意患肢肿胀及血运情况,询问患者有无异常感觉,发现情况及时处理。

5.症状护理

(1)疼痛的护理:①认真检查并确定引起疼痛的原因,及时解除,遵医嘱应用镇痛剂。②稳定患者情绪,加强心理护理,可让患者听音乐、读书或与其他患者交谈,以分散其注意力,减轻其焦虑与不适。③在治疗护理操作过程中避免过大动作,以减轻患者疼痛。

(2)肿胀的护理:①检查包扎固定松紧度是否适宜,发现问题及时调整。②将患肢抬高于心脏,以促进肢端血液回流,有助于消肿,指导患者尽早进行功能锻炼。③告知患者遵医嘱内服或外敷活血消肿的中药。④如出现张力性水疱,需在无菌操作下抽净疱内液体,外涂甲紫或三石散,用无菌纱布加压包扎。

6.并发症护理 指导患者积极进行功能锻炼,促进骨折愈合,防止骨折病。

(1)向患者介绍功能锻炼的原则、作用和意义,指导患者进行合理的功能锻炼。

(2)伤后早期指导患者开始练习膝关节、跖趾关节和趾间关节活动。

(3)6～8w 后去除外固定后,要患者加强踝关节的背伸活动,再逐步下地行走。

【健康教育】

(1)向患者介绍踝部骨折的特点、治疗原则及其预后。

(2)让患者了解治疗过程中医患合作的重要性,充分发挥患者的主观能动性。

（3）告知患者可能出现的并发症及预防措施。

（4）告知患者根据骨折早、中、后三期的特点，调整饮食起居。

（5）告知患者按医嘱正确服药及治疗，应用中草药煎汤熏洗疗法以活血舒筋通络，水温以患者能忍受为度，要防烫伤。并按时到医院复查。

第三节　关节脱位

一、概述

组成关节的各骨面失去正常的对合关系，称为关节脱位（俗称脱臼），多见于儿童、青壮年，常见的有肩关节脱位、肘关节脱位，髋关节脱位。

【分类】

（1）按发生脱位的原因分为创伤性脱位、病理性脱位、先天性脱位、习惯性脱位。

（2）按脱位程度分为全脱位、半脱位。

（3）按关节腔是否和外界相通分为开放性脱位、闭合性脱位。

（4）按脱位发生的时间长短分为新鲜脱位（脱位时间在 3w 以内）、陈旧脱位（脱位时间超过 3w）。

【护理评估】

1.健康史　了解受伤的经过，暴力的大小、方向、性质，受伤部位、受伤的时间及治疗情况；评估有无化脓性关节炎、关节结核、骨关节肿瘤病史。对婴幼儿应了解妊娠期及出生情况。

2.身体状况

（1）一般表现：关节肿胀、疼痛、瘀血斑、局部压痛，关节功能障碍。有时可见伤口，有血液流出。

（2）专有表现

①畸形：关节脱位后，骨端移位外形改变，产生各种畸形，可在关节附近触到关节头，肢体的长度缩短或延长。

②弹性固定：脱位产生疼痛，使关节周围肌肉发生痉挛，加上关节囊和周围韧带的牵拉，使患肢固定于某种异常位置，当被动活动时又被弹回或有弹性感。

③关节盂空虚：关节脱位后在体表触摸关节盂，其内空虚，可在附近异常位置触及移位骨端，若肿胀严重则难以触知。

3.心理—社会状况　脱位后关节疼痛、功能障碍以及关于预后和治疗费用的忧虑，常使患者产生焦虑和烦躁情绪。对于肿瘤等原发病变导致的脱位，肢体的功能可暂时或永久地丧失，患者常产生悲观失望情绪、甚至产生轻生念头。

4.辅助检查

（1）X 线检查：可了解有无脱位，脱位的程度、类型、方向，是否合并骨折，还可指导复位，判断疗效,故 X 线检查是诊断脱位最简便、最常用的方法。

(2)CT 检查:主要用于髋关节,可看到是否合并骨折及股骨头坏死。

5.治疗要点 脱位的治疗原则是复位、固定、功能锻炼。对于新鲜的闭合性脱位,采用手法复位外固定。对于开放性脱位及早进行清创缝合,预防感染,复位固定。对于陈旧性脱位、手法复位失败或合并有关节内骨折者应行切开复位外固定。

【护理诊断及合作性问题】

1.疼痛 与关节周围软组织损伤、神经受压有关。

2.躯体活动障碍 与脱位后关节功能丧失、疼痛及制动有关。

3.知识缺缺乏 缺乏有关复位后继续治疗及正确功能锻炼的知识。

4.潜在并发症 与血管、神经损伤等有关。

【护理目标】

(1)患者的疼痛缓解或消失。

(2)肢体功能恢复。

(3)患者能了解预防,康复知识。

(4)患者逐步恢复生活自理。

【护理措施】

1.急救护理 开放性的关节脱位,积极做好清创前的准备,及时配合医生实施清创术。闭合性脱位配合医生进行复位、固定。固定期间注意观察,做好常规的护理。

2.非手术治疗的护理

(1)病情观察:①观察局部症状和体征。②复位后症状和体征是否消失。③患肢末端的血液循环、感觉、运动。

(2)治疗配合:①解除疼痛:a.早期正确复位,可使疼痛缓解或消失;b.遵医嘱使用镇痛剂。②固定:复位后将关节固定于适当位置,使损伤的软组织得以修复,一般固定 2～3w。陈旧性脱位经手法复位后,固定时间应适当延长。③功能锻炼:在固定期间要经常进行关节周围肌肉和患肢其他关节活动,防止骨萎缩和关节僵硬。固定解除后,逐步扩大创伤关节的活动范围,并辅以理疗、中药熏洗等手段,逐渐恢复关节功能,切忌粗暴的活动,以免加重损伤。

(3)心理护理:多与患者交流了解其心理感受,正确引导患者正视疾病,介绍疾病发生、治疗、预后、康复锻炼的目的等,给予精神安慰,减轻紧张心理使其树立战胜疾病的信心,配合医疗、护理和各项操作。

(4)手术前常规准备:包括清洁、消毒及术前禁饮、禁食等,重点是皮肤准备。

3.手术后护理

(1)一般护理:肩、肘关节脱位后,功能位石膏固定并稍抬高,以利于静脉回流,减轻肿胀。髋关节脱位后,石膏固定于外展并稍抬高,防止髋关节屈曲、内收、旋转。

(2)病情观察:手术后密切观察生命体征、伤口敷料,伤口有无红、肿、热、痛,肢体远端感觉、运动、温度、肿胀情况。

(3)治疗配合:伤口出血较多时,协助医生包扎止血;伤口有感染迹象,及时进行换药,必要时遵医嘱使用有效的抗生素。

【护理评价】

(1)患者疼痛是否消失。

(2)患者是否掌握疾病的预防和康复知识。

(3)脱位的关节功能是否恢复正常,生活能不能自理。

(4)并发症未发生或发生后得到及时处理。

【健康指导】

1.功能锻炼　向患者及家属解释功能锻炼的目的、意义、方法、重要性,正确指导患者进行功能锻炼。在固定期间,非固定关节进行功能锻炼,固定关节进行骨肉舒缩活动。在外固定解除后,逐渐地进行肢体功能的主动锻炼。肩关节主要锻炼前屈、后伸、旋转、环转、上举等功能,肘关节屈、伸功能,髋关节屈、伸、内收、外展、负重、行走功能。

2.家庭护理　对于门诊患者,向家属和患者交代应坚持固定。肩、肘关节固定 2w 后进行功能锻炼。观察局部肿胀,疼痛情况,如有异常及时来医院复诊。习惯性脱位要注意保护,避免再发生脱位。

二、常见关节脱位

临床上常见的脱位有肩关节脱位、肘关节脱位、髋关节脱位,以肩关节脱位最多见。

(一)肩关节脱位

肩关节脱位男性发病率高于女性,好发于 20～50 岁青壮年,多由间接暴力引起,约占全身关节脱位的 50%。根据肱骨头的位置,可分为前脱位、后脱位,以前脱位多见。脱位如在初期治疗不当,过早活动可发生习惯性脱位,护理评估可见伤肢轻度外展,弹性固定于外展内旋位,肘屈曲,用健侧手托住患侧前臂,肩关节外展呈"方肩"畸形。Dugas 征阳性:患侧肘部紧贴胸部时,其手不能搭到健侧肩部,或手搭在健侧肩部,肘部不能贴近胸壁。脱出的肱骨头可压迫神经、血管,并出现相应症状。肱骨头压迫腋神经或臂丛神经出现运动障碍、感觉异常、反射减弱或消失,也可损伤腋动脉,引起上肢血液循环障碍。治疗要点:常用足蹬法、旋转法复位。

护理要点:协助医生及时复位,复位后用三角巾悬吊固定 2w,2w 内活动腕关节及指关节,2w 后进行肩、肘关节功能锻炼。切忌过早活动,以免发生习惯性脱位。

(二)肘关节脱位

肘关节脱位发病率仅次于肩关节脱位,多发生于青壮年,由外伤导致。根据尺桡骨近端移位的情况,可分为前脱位和后脱位。可合并肱骨髁上骨折,尺骨鹰嘴或冠状突骨折。表现为肘部明显畸形,肘窝部饱满,肿胀明显,易压迫正中神经、尺神经使手指感觉迟钝功能障碍。后脱位时,肘关节弹性固定于 120°～140°的半伸位,前臂外观变短;前脱位时前臂延长。肘关节脱位后,肘后三角关系失常。治疗时常用推拉法复位。护理要点是:及时复位,复位后固定 2～3w,解除固定后进行功能锻炼。

(二)髋关节脱位

髋关节脱位多由强大暴力引起,多发生于青壮年,可分为前脱位、后脱位、中心脱位三种类型,以后脱位最常见。它也可由结核、肿瘤等引起病理性脱位。髋关节先天发育不良,可形成先天性脱位。主要表现是下肢弹性固定于屈曲、内收、内旋位,足尖触及健侧足背,患肢缩短、活动受限,腹股沟部关节空虚,髂骨后可摸到隆起的股骨头,大转子上移。治疗常用提拉法、旋转法复位。护理要点:协助医生进行及时复位、固定,复位后皮牵引固定 2w,防止股骨头发生无菌性坏死,牵引期间保持下肢中立位,防止足下垂。3M 经 X 线片证实血液供应良好后下地活动,但不能负重劳动,6M 后进行负重劳动。卧床期间加强基础护理,防止并发症。

第四节　骨与关节感染

一、化脓性骨髓炎

化脓性骨髓炎是指由化脓性细菌引起的骨髓、骨质、骨膜的炎症。按病因分为血源性骨髓炎和外伤性骨髓炎;按病程分为急性骨髓炎、慢性骨髓炎。以急性血源性骨髓炎最为常见。

(一)病因与发病机制

1.病因

(1)细菌入侵:以溶血性金黄色葡萄球菌最多见,乙型溶血性链球菌、大肠埃希菌、肺炎双球菌等细菌也能引起。由躯体其他部位病灶中的细菌经血流传播引起。

(2)免疫力下降:常见于外伤失血、营养不良、全身性疾病等。

2.发病机制

(1)好发部位:细菌从人体其他部位的感染性病灶进入血流,到达长管骨干骺端,感染骨组织,以儿童多见。

(2)感染途径:①经血液循环扩散至骨骼。②经损伤通道直接感染。③邻近组织的化脓性感染直接蔓延至骨骼,如脓性指头炎引起的指骨骨髓炎。

(3)脓肿扩散:干骺端急性感染形成脓肿,脓液可通过三个途径扩散:①穿破皮质形成骨膜下脓肿,脓肿剥离骨膜及骨组织造成骨缺血坏死,骨膜下脓肿破裂后引起软组织感染或形成窦道。②干骺端病灶直接扩散至骨髓腔,形成弥散性骨髓炎。③脓肿穿入关节,继发化脓性关节炎。

(4)转归:急性骨髓炎有三种转归方式,即痊愈、脓毒症、慢性骨髓炎。

(5)病理改变:急性骨髓炎以骨破坏为主;慢性骨髓炎多继发于急性骨髓炎。病变骨出现死骨、无效腔和窦道的形成是慢性骨髓炎的标志。慢性骨髓炎常为急性感染未能彻底治疗,反复发作演变成慢性骨髓炎;或为低毒细菌性感染,发病即为慢性骨髓炎;开放性骨折后感染亦可致慢性骨髓炎。

(二)护理评估

1.健康史

(1)了解患者的性别、年龄、病程长短、采取过哪些治疗、效果如何。询问急、慢性感染病史及骨关节受伤史;了解全身疾病及营养状况。

(2)对慢性骨髓炎患者,询问急性血源性骨髓炎病史以及诊疗经过和疗效。

2.躯体状况

(1)急性血源性骨髓炎:①全身症状:起病急骤,全身中毒症状明显。有寒战、高热,体温可达39℃以上,出现脉率快、头痛、食欲减退、呕吐、烦躁不安等,重者发生感染性休克。②局部症状:a.疼痛:早期患肢剧痛,患肢呈现半屈曲状,动则疼痛加剧,有局限性深压痛。当骨膜下脓肿穿破骨膜形成深筋膜脓肿时有明显的红、肿、热,但疼痛减轻;b.局部炎症表现:早期红、肿、热不明显;形成骨膜下脓肿时,局部压痛明显。当脓肿破溃,脓液进入周围软组织时,有明显的红、肿、热、痛;c.病理性骨折:发病如得不到及时治疗或治疗不当,可在骨质出现严重破坏时并发病理性骨折。

(2)慢性骨髓炎:①症状:在病变静止阶段可无症状,急性发作时有发热,局部胀痛;②体征:a.畸形,患肢增粗变形,邻近关节畸形;b.窦道瘢痕,常有多处瘢痕,窦道经久不愈,排出脓液、小的死骨片;c.急性发作时患肢局部有红、肿、热、痛及压痛。

3.心理—社会状况　患者常因发热、患肢疼痛及变形,病程迁延不愈而产生恐惧、焦虑、自卑心理。儿童对疼痛的耐受力差,心理脆弱,易致情绪低落、哭闹、不配合治疗。其家属也因对本病缺乏了解以及对患者担忧而焦虑。

4.辅助检查

(1)实验室检查:①血液检查:急性期白细胞计数增多,中性粒细胞比例增高。病情危重者白细胞计数降低,并出现中毒颗粒。慢性骨髓炎时,红细胞计数下降,血红蛋白含量下降;血中清蛋白降低,白细胞比例倒置。②细菌学检查:脓液及分泌物涂片检查可发现脓细胞和细菌;血液细菌培养可为阳性;血培养抽血的时间应选在寒战、发热前,或合用抗生素前。抽出或排出脓液做细菌培养及药敏试验,以便在治疗时选择敏感的抗生素。

(2)穿刺:在压痛最明显处分层穿刺,可抽出脓液。

(3)影像学检查:①X线检查:急性骨髓炎早期无特殊表现。2w后可见长骨的干骺端有散在的虫蚀样骨质破坏,向骨髓腔蔓延,骨皮质变薄,有死骨形成,骨膜呈葱皮样增生。慢性骨髓炎X线片显示:骨膜下有大量的新生骨形成,骨质硬化,患肢变形、增粗、包壳形成并有死骨,骨髓腔不规则、变窄甚至消失。经窦道口造影可显示脓腔。慢性骨髓炎可见死骨、无效腔和新生骨形成。②CT检查:可较早发现骨膜下脓肿。

5.治疗要点

(1)非手术治疗:包括患肢制动,早期、足量、联合应用抗生素,全身支持疗法。制动用皮牵引或石膏绷带固定于功能位;抗生素应选用对金黄色葡萄球菌敏感的半合成青霉素,另加一种广谱抗生素联合;全身支持要增加营养,纠正体液失衡,高热时降温等,必要时少量多次输新鲜血液。

(2)手术治疗:急性期钻孔引流或开窗减压,伤口闭式灌洗引流,目的在于引流脓液,减压和减轻毒血症,防止转为慢性骨髓炎。慢性期手术,可清除死骨、炎性肉芽组织,消灭无效腔以闭合伤口,还可采用二期植骨或肌瓣堵塞消除无效腔。

(三)护理诊断及合作性问题

1.体温过高　它与感染有关。

2.疼痛　它与炎症刺激及骨髓腔内压力增高有关。

3.躯体移动障碍　它与患肢疼痛及制动有关。

4.皮肤完整性受损　它与炎症、溃疡、窦道有关。

5.焦虑　它与疾病迁延不愈,担心功能障碍,担心手术有关。

(四)护理目标

(1)感染得到控制,体温维持正常。

(2)患者自述疼痛缓解或消失。

(3)患肢固定妥善,患者能按计划进行功能锻炼,肢体活动功能逐渐恢复。

(4)创面得到有效护理,逐渐愈合。

(5)患者焦虑程度减轻,心态平稳。

(五)护理措施

1.一般护理

(1)体位:高热期间,应卧床休息并用物理或药物等方法降温,维持肢体处于功能位,限制肢体活动,必要时抬高患肢,或固定于功能位,以减轻疼痛,促进炎症吸收,防止关节畸形和病理性骨折。患者必须移动躯体时,协助支撑与支托患肢上、下关节,动作要轻稳,以减少刺激防止患肢病理性骨折。手术后根据麻醉的需要选择适当的体位。麻醉过后,根据情况固定患肢。

(2)饮食:给予高蛋白、高热量、高维生素、富含纤维的饮食;高热期间,给予流质或半流质饮食;手术前常规禁饮、禁食。

(3)其他:加强皮肤、口腔、呼吸道、大小便的护理,及时擦洗出汗较多的部位,更换床单、被套及衣裤。

2.病情观察　定时测生命体征;观察局部红、肿范围;观察畸形、反常活动;测量肢体周径;观察邻近关节的活动度;了解引流管通畅情况及引流液的量、性状,引流后病情变化;了解治疗效果,观察抗生素的毒副作用。出现异常时,要及时通知医生并积极配合处理。

3.治疗配合

(1)控制体温:可行物理降温,必要时遵医嘱使用药物降温。

(2)合理应用抗生素:遵医嘱早期、足量、联合、有效、全程应用抗生素。应在体温正常后继续使用抗生素3w,以巩固疗效,防止复发。

(3)全身支持:遵医嘱纠正水、电解质及酸碱失衡;必要时少量多次输新鲜血液或血浆,以提高免疫力,纠正贫血、低蛋白血症。

(4)缓解疼痛:抬高患肢并制动,能减轻肿胀、缓解疼痛;皮牵引或石膏固定,可解除肌肉痉挛以减轻疼痛;在护理操作时,动作要轻柔,减少刺激,避免诱发疼痛;疼痛明显时,遵医嘱使用镇痛剂。

(5)闭式灌洗引流的护理:①目的:控制感染和引流脓液,时间一般在3w左右。②合理灌洗:a.正确连接,保持负压状态,并使引流袋低于患肢50cm;b.遵医嘱配制药液,含抗生素的等渗氯化钠溶液滴速要慢,不含抗生素的等渗氯化钠溶液滴速要快,两者交替应用。③保持引流通畅:防扭曲、压迫、堵塞。如为血块脓栓堵塞,可用注射器在无菌条件下抽吸,以通畅引流。④拔管:引流通畅已达3w,引流量减少,体温正常且连续3次引流液细菌培养阴性,说明效果良好,可以考虑拔管。

(6)换药:有窦道者,手术前应及时换药,待条件改善后才可手术。手术后按时换药,保持局部清洁干燥,使伤口及时愈合。

4.心理护理 护士应亲切和蔼地对待患者,说明各项治疗护理的目的、方法,耐心细致地做好护理。动作轻柔,安慰和稳定患者及家属情绪。

(六)护理评价

(1)患者的体温是否正常。

(2)疼痛是否减轻或消失。

(3)肢体功能是否恢复正常。

(4)情绪是否稳定,焦虑是否减轻或消失。

(七)健康指导

(1)加强营养,积极锻炼,提高患者免疫力,防止复发。

(2)指导患者使用拐杖、助行器等辅助器材,防止发生病理性骨折。

(3)慢性骨髓炎患者,每日进行肌肉等长收缩练习,未固定的关节和肢体做全方位的活动,避免患肢功能障碍。

(4)慢性骨髓炎易复发,出院后应继续抗感染治疗,自我观察,定期复查。

二、化脓性关节炎

化脓性关节炎是指发生在关节腔内的化脓性感染,好发于髋关节和膝关节。该病多见于小儿,尤以营养不良的小儿居多,男性多于女性。

(一)病因

化脓性关节炎多由身体其他部位或邻近关节部位的化脓性病灶内的细菌通过血液循环播散或直接蔓延至关节腔所致;开放性关节损伤后继发感染也是致病因素之一。约85%的致病菌为金黄色葡萄球菌,其次分别为白色葡萄球菌、淋病双球菌、肺炎球菌及大肠埃希菌等。

(二)病理生理

根据病变的发展过程一般可分为三个阶段,但有时可互相演变而难以区分。

1.浆液性渗出期 疾病入侵关节腔后滑膜炎性充血、水肿;关节腔内白细胞浸润及浆液性渗出,渗出物内含大量白细胞。此期关节软骨尚未被破坏,若能及时、正确治疗,关节功能可完全恢复。

2.浆液纤维素性渗出期 随着炎症逐渐加重,渗出增多、浑浊,内含白细胞及纤维蛋白。白细胞释放的大量溶酶体类物质破坏软骨基质;纤维蛋白的沉积影响软骨代谢并造成关节粘连。此期部分病理变化成为不可逆性,可遗留不同程度的关节功能障碍。

3.脓性渗出期 关节腔内的渗出液转为脓性,炎症侵及软骨下骨质,滑膜和关节软骨被破坏;关节周围发生蜂窝织炎。由于关节重度粘连呈纤维性或骨性强直,治愈后遗留重度关节功能障碍。

（三）临床表现

1.症状　起病急骤，全身不适，乏力，食欲缺乏，寒战、高热，体温可达 39℃以上；可出现谵妄与昏迷，小儿多见惊厥。病变关节处疼痛剧烈。

2.体征　病变关节功能障碍。

（1）浅表关节病变者：可见关节红、肿、热，局部压痛明显；浮髌试验可为阳性。患者为缓解疼痛，关节多处于半屈曲位。

（2）深部关节病变者：如髋关节，因有皮下组织和周围肌覆盖，局部红、肿、热不明显，由于疼痛，关节常处于屈曲、外展、外旋位，患者为避免疼痛，常拒绝做相关关节的检查。

（四）辅助检查

1.实验室检查　血白细胞计数和中性粒细胞比例增高，红细胞沉降率增快。

2.影像学检查　早期 X 线片可见关节周围软组织肿胀、关节间隙增宽；后期关节间隙变窄或消失，关节面毛糙，可见骨质破坏或增生；甚至出现关节畸形或骨性强直。

3.关节腔穿刺　抽得液呈浆液性、纤维蛋白性或脓性，镜下可见大量脓细胞，抽出液细菌培养可明确致病菌。

（五）处理原则

早期诊断、早期治疗，避免遗留严重并发症。

1.非手术治疗

（1）全身治疗：①应用抗生素：早期、足量、全身性使用抗菌药物，可根据关节液细菌培养及药物敏感试验结果选择和调整敏感的抗生素。②支持治疗：加强支持治疗，以提高全身免疫力。

（2）局部治疗：①关节腔内注射抗生素：关节穿刺、抽出积液后注入抗生素，每日 1 次，至关节积液消失、体温正常。②关节腔灌洗：适用于表浅大关节，如膝关节感染者。在关节部位取两个不同点进行穿刺，经穿刺套管置入灌注管和引流管。每日经灌注管滴入含抗生素的溶液 2 000～3 000mL，直至引流液清澈，细菌培养阴性后停止灌洗；待引流数天至无引流液吸出，局部症状和体征消失即可拔管。

2.手术治疗

（1）关节切开引流：适用于难以行关节腔灌洗的较深大的关节化脓者。手术时彻底清除关节腔内的坏死组织、纤维素性沉积物并用生理盐水冲洗后，在关节腔内置入硅胶管，进行持续性灌洗。

（2）关节矫形术：适用于关节功能严重障碍者，常用手术为关节融合术或截骨术。

（六）护理诊断及合作性问题

1.体温过高　它与关节的化脓性感染有关。

2.疼痛　它与关节感染有关。

3.有废用综合征的危险　它与活动受限有关。

（七）护理措施

1.维持患者体温在正常范围

（1）降温：患者高热期间，采取有效的物理或药物等降温措施。

（2）控制感染：根据医嘱合理应用抗菌药物以控制关节腔的感染。

（3）保持创面清洁和引流通畅：及时更换创面敷料，注意观察引流液的量、颜色、性质；避免因引流管阻塞致关节腔内脓液积聚及感染难以控制而引起的发热。

2.缓解疼痛

（1）休息和制动：急性患者应适当休息，抬高患肢，促进局部血液回流和减轻肿胀，以减轻疼痛；保持患肢于功能位，以预防关节畸形及病理性脱位。

（2）止痛：采取非药物措施，如听音乐、聊天等，或药物止痛，如服用镇痛剂。

3.功能锻炼　为防止长期制动导致的肌萎缩或减轻关节粘连，急性期患者可做患肢骨骼肌的等长收缩和舒张运动；待炎症消退后，关节未明显破坏可进行关节伸屈功能锻炼。

三、骨关节结核

骨关节结核是骨关节的特异性感染，属继发性病变，90％继发于肺结核，儿童和青少年好发。最多见于脊柱，约占50％，其次是膝关节、髋关节、肘关节。

（一）病因病理

在原发病灶活动期，结核杆菌经血循环到达骨与关节部位，不一定会立刻发病。它在骨关节内可以潜伏多年，待机体的免疫力下降，如外伤、营养不良、过度劳累等诱发因素，都可以促使潜伏的结核杆菌活跃起来而出现临床症状。如果机体的免疫力加强，潜伏的结核杆菌可被抑制甚至被消灭。

骨关节结核的最初病理变化是单纯性滑膜结核或单纯性骨结核，以后者多见。在发病最初阶段，关节软骨面是完好的。如果在早期阶段，结核病便被很好地控制住，则关节功能不受影响。如果病变进一步发展，结核病灶便会破向关节腔，使关节软骨面受到不同程度损害，称为全关节结核。全关节结核必定会后遗各种关节功能障碍。全关节结核不能被控制，便会出现继发感染，甚至破溃产生瘘管或窦道，此时关节已完全损毁。

（二）临床表现

1.全身症状　起病缓慢，有低热、乏力、盗汗、消瘦、食欲缺乏及贫血等症状，也有起病急骤，高热及毒血症状，一般多见于儿童患者。

2.局部表现

（1）疼痛：病变部位有疼痛，初起不甚严重，每于活动后加剧。部分患者因病灶内脓液突然破向关节腔而产生急性症状，此时疼痛剧烈。单纯骨结核者髓腔内压力高，脓液积聚过多，疼痛也很剧烈。

肩关节结核早期有酸胀感，以肩关节前侧为主，有时可放射到肘部或前臂；脊柱结核多为钝痛，咳嗽、打喷嚏、提重物时疼痛加重；髋关节结核早期出现髋部疼痛，但儿童常描述为对侧膝部疼痛；膝关节结核早期疼痛明显，儿童患有髋关节和膝关节结核常有"夜啼"。因夜间熟睡后，患侧关节周围的保护性肌痉挛解除，在肢体活动或翻身时会出现突然疼痛而哭闹。

（2）功能障碍：①脊柱结核：脊柱生理弯曲变形，胸椎、腰椎体结核可明显向后突成角畸形，呈"驼背"状，腰椎结核患肢，腰部活动受限，患肢拾物需挺腰屈膝屈髋蹲下，即拾物试验阳性。②髋关节结核：髋关节屈曲、内收、内旋畸形，下肢缩短，患侧外踝搭在对侧髌骨上，下压患侧膝盖，因疼痛导致膝盖不能接触床面者为阳性,即托马斯试验阳性。让患者平卧,将健侧髋、膝关节屈曲,使膝部尽量贴近前胸,此时患侧下肢无法伸直,即伸直试验阳性。髋关节结核患者一般此两项试验均为阳性。③膝关节结核:膝盖呈梭状肿胀,晚期膝关节处于屈曲状态,当十字韧带破坏时,发生膝关节脱位,小腿向后方移位,出现膝外翻畸形。因关节腔有积液,所以浮髌试验阳性。

(3)寒性脓肿和窦道:全关节结核发展的结果是在病灶部位积聚了大量脓液、结核性肉芽组织、死骨和干酪样坏死物质。因为缺乏红、热等急性炎性反应,称之为"冷脓肿"或"寒性脓肿"。脓肿破溃成窦道后易出现混合性感染,局部炎症反应加重。

(4)截瘫:脊柱结核的冷脓肿会压迫脊髓而产生肢体瘫痪。

(5)病理性脱位与病理性骨折:关节和骨折破损所致。

(三)辅助检查

1.实验室检查　有轻度贫血,白细胞计数一般正常,有混合感染时白细胞计数增高。红细胞沉降率在活动期明显增快;从单纯性冷脓肿获得脓液的结核杆菌培养阳性率约70%。

2.影像学检查

(1)X线摄片:一般在起病2个月后方有X线片改变。

(2)核素骨显像:可以早期显示出病灶,不能作定性诊断。

(3)CT检查:可以发现普通X线片不能发现的问题,特别是显示病灶周围的冷脓肿有独特的优点,死骨与病骨都可以清晰地显露。

(4)MRI检查:可以在炎性浸润阶段时显示出异常信号,具有早期诊断的价值。脊柱结核的MRI片还可以观察脊髓有无受压与变性。

3.超声波检查　可以探查深部冷脓肿的位置和大小。

4.关节镜检查及滑膜活检　对诊断滑膜结核很有价值。

(四)治疗原则

早诊断、早治疗,控制并发症及防止炎症扩散,及时切开引流脓液,防止死骨形成,转化成慢性骨髓炎。

1.非手术治疗

(1)全身支持疗法:①多休息。②给予高热、高糖、高蛋白、高维生素易消化饮食。③静脉补充营养液,必要时可输入新鲜血。

(2)抗结核治疗:合理使用抗结核药物,在用药过程中密切观察药物的毒副作用,脊柱结核患者需连续用药2年。

(3)抗感染治疗:混合感染的患者,急性期可联合使用抗生素。

(4)局部治疗:①局部制动,小关节结核固定1个月,大关节结核固定3个月。②局部注射抗结核药物。

2.非手术治疗　非手术治疗无法控制病情,死骨形成,脓肿较大,窦道经久不愈或出现截瘫症状的需积极准备手术治疗,可行结核病灶清除及关节融合术。

(五)护理评估

1.术前评估

(1)健康史:通过收集资料,评估以下内容:①基本资料。②有结核病史。③手术史、过敏史、家族史。④营养状况。

（2）身体状况：评估患者生命体征、疼痛状况、有无脊柱或四肢的畸形，是否存在寒性脓肿及窦道，患者的感觉和运动功能，有无截瘫症状等。

（3）辅助检查：各项检查结果，如血常规、血沉、X线片及CT检查有无异常。

（4）心理和社会支持状况：①患者对疾病的认知程度，对手术及手术治疗的恐惧、焦虑程度和心理承受能力。②亲属对患者的关心程度、支持力度，家庭对手术的经济承受能力。

2.术后评估　有无并发症或复发。

（六）常见护理诊断/问题

1.疼痛　它与结核病变和手术有关。

2.营养失调：低于机体需求量　它与慢性消耗性疾病有关。

3.活动障碍　它与结核病变、手术治疗、固定或截瘫有关。

4.焦虑　它与担心疾病的疗效，长期服药，疼痛有关。

5.潜在并发症　病理性骨折、关节畸形、截瘫等

（七）护理措施

1.术前护理

（1）缓解疼痛：①局部制动、固定，减轻疼痛。②采取放松疗法，转移患者注意力，缓解疼痛。③遵医嘱使用止痛剂。

（2）加强营养：给予高热量、高蛋白、高维生素饮食，必要时可遵医嘱补液或输入新鲜血。增强患者免疫力，确保血红蛋白＞100g/L。

（3）加强生活护理：①协助患者进行日常生活照顾。②长期卧床患者需加强皮肤保护。

（4）心理护理：关心患者，稳定患者及其家属情绪，多沟通，帮患者树立康复的信心。

（5）用药护理：遵医嘱使用抗结核药物，密切观察药物的毒副作用。

（6）术前准备：①术前抗结核药物至少使用2w。②有窦道的患者还需使用广谱抗生素至少1w。③积极改善手术耐受力，进行相应的适应性训练。

2.术后护理

（1）病情观察：严密观察患者生命体征，胸椎段结核术后患者要密切观察呼吸状况，有无呼吸困难或气胸。

（2）患肢制动：①关节融合术后，多采用石膏外固定，注意石膏固定的护理。②脊柱术后患者，应卧硬板床，局部制动，防止移植骨或假关节脱落。

（3）抗结核治疗：术后需继续抗结核治疗3～6M。

（4）加强功能锻炼：嘱患者循序渐进地进行功能锻炼，早期适当地活动病变关节以外的关节，以最大限度地恢复关节功能。

（5）并发症预防：预防呼吸道、尿道感染，压疮，肌肉萎缩，关节僵直等。

3.健康教育

（1）加强宣教结核病防治工作。

（2）改善饮食，加强营养，增强免疫力。

（3）出院后继续服用抗结核药物2y，定期复查，监测药物的毒副作用。

(4)教会患者正确的功能锻炼方法,最大限度地恢复关节功能。

(八)护理评价

通过治疗与护理,了解患者是否:①营养状况得到改善,免疫力增强。②疼痛得到缓解或消失。③焦虑的情绪得到缓解或消除。④出现抗结核药物的毒副作用。

第五节　骨肿瘤

一、概述

骨肿瘤是发生于骨质、骨髓、骨膜及其附属结构(血管、神经、脂肪、淋巴等)的肿瘤。病因不明。男性多于女性。按来源可分为原发性和继发性,来自于骨组织及其附属结构者称为原发性;来自于其他组织的恶性肿瘤者称为继发性。按组织学可分为良性骨肿瘤和恶性骨肿瘤。良性骨肿瘤生长较慢,预后良好。恶性骨肿瘤发展迅速,容易发生转移,死亡率高。护理骨肿瘤患者时,尤其是恶性肿瘤患者,不仅要注意身体的护理,更应注意心理护理。

(一)护理评估

1.健康史　评估年龄、性别、发育、营养状况、职业及生活习惯,特别要注意有无发生肿瘤的相关因素,有无癌前病变和其他肿瘤,家族中有无类似疾病发生。

2.身体状况

(1)肿块:肿块是肿瘤最常见、最早、最重要的体征。良性肿瘤肿块质硬、无压痛,恶性肿瘤肿块发展迅速,可见表面浅静脉怒张。

(2)疼痛:良性骨肿瘤多无疼痛,但骨样骨瘤可因生长而产生剧痛。恶性肿瘤几乎均有疼痛,早期疼痛较轻,随着病情进展,疼痛逐渐加剧且呈持续性,以夜间疼痛为重。

(3)关节功能障碍:发生于长骨干骺端的骨肿瘤,多邻近关节由于疼痛、肿胀、畸形使关节活动受限。

(4)压迫、浸润症状:压迫神经、血管,可使神经支配区域的运动、感觉、反射、自主神经功能发生障碍。侵犯邻近关节出现肿胀、疼痛、功能障碍;压迫脊髓,出现压迫部位以下截瘫。转移至其他器官,出现相应功能障碍。良恶性肿瘤均可引起压迫症状或截瘫。

3.心理—社会状况　骨肿瘤患者对于预后、手术、康复知识了解很少,害怕手术,害怕肢体缺如,从而引起焦虑心理。担忧巨额医疗费用,家庭经济承担困难,得不到社会的有效支持,担忧残疾、化疗、放疗引起的自我形象改变、社会的遗弃,对生活丧失信心,从而产生悲观绝望心理。

4.辅助检查

(1)影像学检查:①X线检查:X线检查对诊断骨肿瘤有重要价值,能显示骨与软组织的基本改变。a.良性肿瘤肿块形态规则,与周围组织界限清楚,密度均匀,以硬化边为界,骨皮质因膨胀而变薄,但仍保持完整,无骨膜反应。b.恶性肿瘤的肿块不规则,密度不均,边缘模糊不清,溶骨现象明显,骨质破坏、变薄、断裂、缺失;原发性恶性肿瘤常出现骨膜反应,如骨肉瘤患者其形状可呈日光放射状、葱皮样及 Codman 三角。②CT、BMI、ECT 检查:可检查骨盆、脊柱等部位的肿瘤。

(2)生化检查:溶骨性肿瘤血钙浓度增高。成骨性肿瘤如骨肉瘤,血中碱性磷酸酶升高。尿液中出现球蛋白,要考虑细胞性的骨髓瘤。

(3)病理学检查:骨肿瘤的病理学检查主要是活组织检查,在手术中进行活组织检查,可决定手术方式,也是最后诊断骨肿瘤的唯一确定性诊断检查。

5.治疗要点　良性肿瘤多以局部刮除、灭活、植骨或肿瘤切除为主。恶性肿瘤尚无特效疗法,多采用手术为主,辅助放疗、化疗、中医中药、免疫治疗的综合方法。截肢、关节离断是最常用的手术方法。

(二)护理诊断及合作性问题

1.焦虑　它与肢体功能障碍和对预后担忧有关。

2.慢性疼痛　它与肿瘤浸润和压迫神经有关。

3.躯体活动障碍　它与疼痛、关节功能障碍、制动有关。

4.知识缺乏　缺乏术前配合、术后康复有关知识。

5.潜在并发症　病理性骨折、关节脱位。

(三)护理目标

(1)患者焦虑缓解,能面对现实,适应身体的改变。

(2)疼痛减轻或消失。

(3)关节功能得到恢复与重建。

(4)患者了解术前配合、术后康复的有关知识,能主动配合治疗和护理。

(5)无并发症发生,若发生能够得到及时治疗和处理。

(四)护理措施

1.一般护理

(1)体位与休息:患肢置于舒适的体位,关节保持功能位,必要时进行固定、制动。手术后根据不同麻醉方式采取不同体位,麻醉过后采取制动并抬高患肢,促进血液循环,减轻水肿。术后根据康复情况开始床上或床旁活动。

(2)饮食:肿瘤的消耗较大,化疗、放疗的不良反应,使患者的营养状况低下,应合理供给高蛋白、高热量、高维生素、高纤维饮食,必要时进行静脉补充营养。

(3)皮肤护理:卧床患者及时翻身、拍背、局部按摩,保护皮肤,防止压疮的发生,加强患者的皮肤护理,防止发生糜烂和溃疡。

2.病情观察

(1)非手术及手术前观察:注意局部有无疼痛、肿胀、畸形,有无转移、浸润、压迫症状等。如果疼痛、畸形明显,可能是病理性骨折,及时报告医生采取相应的措施。患者如有体温升高、胸痛、咳嗽、呼吸困难或有神经系统表现时,应警惕肺、脑转移。

(2)手术后观察:手术后密切观察体温、脉搏、呼吸、血压,直至生命体征平稳;观察伤口有无出血,出血量的多少;伤口有无红、肿、热、痛等感染征象;观察引流管的引流情况;远端肢体有无肿胀、感觉有无障碍,运动反射有无异常等。查明原因,进行针对性处理。截肢后注意有无髋、膝关节挛缩,有无幻肢痛。观察有无麻醉引起的并发症,术后并发症,以及手术治疗效果。

3.治疗配合

(1)协助检查:骨肿瘤患者需要做许多诊断性检查,耐心向患者及家属解释检查的目的、意义、检查过程、注意事项,减轻患者及家属的焦虑心理,使其主动配合。

(2)做好手术前准备。

(3)缓解疼痛:分散患者的注意力;采取舒适体位,局部制动,避免触碰;压迫引起疼痛者,解除压迫;必要时遵医嘱使用镇痛剂,采用三级镇痛。

(4)适当活动,可促进关节功能恢复。指导患者床上或床旁活动,正确应用拐杖、轮椅。

(5)提供相关知识:如告知患者如何预防可能发生的后遗症等。

4.心理护理　了解患者心理变化,介绍治疗方法及手术的重要性,理解患者情绪反应,给予安慰和心理支持,消除其恐惧和焦虑,介绍治疗成功的患者与其交流,使患者能正视肢体缺如、放化疗的不良反应,保持乐观的人生,积极配合治疗。

(五)护理评价

(1)患者情绪是否稳定,能否正确对待疾病。

(2)能否主动配合治疗。

(3)疼痛能否缓解或消失。

(4)功能恢复能否满足日常活动需要。

(六)健康指导

(1)保持平稳心态,树立战胜疾病的信心。

(2)恶性肿瘤患者,应坚持按计划接受综合治疗。

(3)指导正确使用各种助行器。

(4)制订康复锻炼计划,指导患者按计划锻炼。

(5)定期到医院复诊。

二、常见骨肿瘤

(一)骨软骨瘤

骨软骨瘤是一种常见的良性骨肿瘤,多见于青少年,发生于长骨的干骺端,当骨骺线闭合后,骨软骨瘤的生长也停止。骨软骨瘤有单发性及多发性骨软骨瘤两种。单发性骨软骨瘤多见,又名外生性骨疣。多发性骨软骨瘤较少见,常合并骨骼发育异常,并有遗传性,故又称遗传性多发性骨软骨瘤。约有1%的单发性骨软骨瘤可恶变,多发性骨软骨瘤恶变概率较单发性骨软骨瘤的高。

1.临床表现　可长期无自觉无症状,多因无意中发现骨性肿块而就诊。肿块多位于股骨下端、肱骨上端或胫骨上端。骨性包块生长缓慢,当增大到一定程度可压迫周围组织,如肌腱、神经、血管等而影响相应组织的功能。多发性骨软骨瘤可妨碍正常长骨的生长发育,以致患肢有短缩、弯曲畸形。

2.辅助检查　X线检查表现为干骺端有骨性突起,其皮质和骨松质与正常骨相连,基底部可窄小成蒂或宽扁无蒂,一般小于临床所见。软骨帽和滑囊常不显影,有时呈不规则钙化影。肿块可为单发或多发。

3.处理原则　无症状者,一般无须治疗,但应密切观察。若肿瘤过大、生长较快、出现压迫症状或影响功能时应手术切除。切除范围从肿瘤基底四周正常骨组织开始,包括纤维膜或滑囊、软骨帽等,以免复发。

4.护理诊断及合作性问题

(1)焦虑与恐惧:与肢体功能障碍及担心疾病预后有关。

(2)躯体活动障碍:与疼痛及肢体功能受损有关。

(3)潜在并发症:病理性骨折。

(4)知识缺乏:缺乏术后康复的有关知识。

5.护理措施

(1)减轻焦虑、恐惧:主动与患者沟通,了解其产生焦虑、恐惧的具体原因。解释骨软骨瘤属良性骨肿瘤,无症状者,无须治疗;有症状者,可手术切除。向患者介绍治疗方法。

(2)缓解疼痛:指导患者应用非药物方法缓解疼痛,若疼痛不能控制,可遵医嘱应用镇痛药物。

(3)预防病理性骨折:提供无障碍环境,教会患者正确使用拐杖等助行器,避免肢体负重,预防病理性骨折。

(4)提供术后康复的相关知识:术后抬高患肢,预防肿胀。观察敷料有无渗血,肢体远端有无感觉和运动异常,若发现异常,应立即配合医生处理并采取相应护理措施。骨软骨瘤手术一般对关节功能的影响较小,术后伤口愈合后即可下地开始功能锻炼。

(二)骨巨细胞瘤

骨巨细胞瘤是较常见的原发性骨肿瘤之一,属于一种潜存恶性或介于良、恶性之间的溶骨性肿瘤。发病年龄多在20～40岁,女性发病率高于男性,好发部位为股骨下端和胫骨上端。

1.临床表现　主要表现为疼痛,局部肿胀及压痛,皮肤温度增高,病变关节活动受限。瘤内出血或病理性骨折时伴有严重疼痛。

2.辅助检查　X线表现:骨骺处偏心性溶骨性破坏,无骨膜反应。骨皮质膨胀变薄,呈"肥皂泡"样改变。常伴病理性骨折。

3.处理原则　以手术治疗为主。可采用局部切除加灭活处理,再用松质骨和骨水泥填充,但术后易复发。对于复发者,行肿瘤节段截除、假体植入。对于恶性无转移者,可行广泛、根治性切除或截肢术。对手术清除肿瘤困难者,可试行放疗,但照射后易发生肉瘤变。

4.护理诊断及合作性问题

(1)疼痛:与肿瘤压迫周围组织有关。

(2)躯体活动障碍:与疼痛及肢体功能受损有关。

(3)潜在并发症:病理性骨折。

5.护理措施

(1)缓解疼痛。

(2)促进关节功能恢复:①做好术前准备,预防术后并发症。②术后注意观察伤口情况;有无出血、水肿，局部皮肤温度和肢体末梢血运有无异常。保持引流管通畅，记录引流液颜色、性质和引流量。鼓励患者进行功能锻炼，预防肌萎缩和关节僵硬。

（3）预防病理性骨折。

（4）其他：放疗期间，注意保护照射部位皮肤，避免物理、化学因素的刺激，如皮肤破溃，应使用无刺激性药物治疗直至愈合。每周检查白细胞计数和血小板计数，若白细胞计数过低，应暂停放疗。对于脱发的患者，可建议其使用假发或戴帽子，以减轻脱发引起的自卑感。

（三）骨肉瘤

骨肉瘤是最常见的原发性恶性骨肿瘤，恶性程度高，预后差。发病年龄以 10～20 岁青少年多见。好发于长管状骨干骺端，股骨远端、胫骨和肱骨近端是常见发病部位。其组织学特点是瘤细胞直接形成骨样组织或未成熟骨，故又称成骨肉瘤。近年来，由于早期诊断和化疗的发展，使骨肉瘤的 5 年存活率大幅提高。

1.临床表现　早期症状为疼痛，可发生在肿瘤出现以前，起初为间断性疼痛，逐渐转为持续性剧烈疼痛，尤以夜间为甚。骨端近关节处可见肿块，触之硬度不一，有压痛，局部皮肤温度高，静脉怒张，可伴有病理性骨折。肺转移发生率较高。

2.辅助检查　X 线检查示骨质表现为成骨性、溶骨性或混合性破坏，病变多起于骺端。因肿瘤生长及骨膜反应可见三角状新骨，称 Codman 三角，或垂直呈放射样排列，称日光射线现象。

3.处理原则　骨肉瘤采用综合治疗。术前大剂量化疗，然后做根治性瘤段切除、灭活再植或置入假体的保肢手术。无保肢条件者行截肢术，截肢平面应超过病骨的近侧关节。术后仍需做大剂量化疗。

4.护理诊断及合作性问题

（1）躯体活动障碍：与疼痛、关节功能受限及制动有关。

（2）活动无耐力：与恶病质、长期卧床及化疗等有关。

（3）自我形象紊乱：与截肢和化疗引起的不良反应有关。

5.护理措施

（1）增强耐力，加强化疗护理

①改善营养状况：鼓励患者增加经口饮食，摄入蛋白质、能量和维生素丰富的食物。对经口摄入不足者，应根据医嘱提供肠内或肠外营养支持，并实施相应的护理措施。

②化疗患者的护理：手术前后实施大剂量化疗，有利于骨肉瘤的根治。常用药物包括：环磷酰胺、长春新碱、博来霉素等。化疗药物的主要不良反应包括胃肠道反应、骨髓抑制、肝功能受损、心肌受损、感染、溃疡等。因此，患者在接受大剂量化疗过程中，应加强护理。

a.化疗期间的护理：化疗药物一般经静脉给药，药物的剂量严格根据体重进行计算，药物应现配现用，避免搁置过久，降低疗效。联合使用多种药物时，每种药物之间应用等渗溶液间隔。化疗药物对血管的刺激性较大，要注意保护血管，防止药液外渗。一旦药物外渗应立即停止静脉滴注，局部用 50% 硫酸镁湿敷，防止皮下组织坏死。

b.化疗后的观察和护理：胃肠道反应：最常见，可在化疗前半小时给予止吐药以预防恶心、呕吐。骨髓抑制：定期检查血常规，一般用药后 7～10d，即有白细胞计数和血小板计数的下降。若白细胞计数降至 $3\times10^9/L$、血小板计数降至 $80\times10^9/L$，应停止用药，给予患者支持治疗。皮肤及附件受损：化疗患者均有脱发，可在头部放置冰袋降温，减少毛囊部血运，降低头部皮下组织的血药浓度，预防脱发。心、肝、肾功能：定期检查肝、肾功能以及做心电图。鼓励患者多饮水，尿量保持在每日 3 000mL 以上，预防泌尿系统感染。

（2）促进患者对自我形象的认可：向患者解释脱发是暂时现象，停药后头发可再生，建议患者戴假发或帽子修饰。对于面部的色素沉着，可化淡妆掩饰，一般停药后可消退。对于截肢者，可向其介绍各类助行器或义肢。介绍有类似经历的患者现身说法，消除患者的心理顾虑或障碍。加强心理护理，促使患者逐渐接受和坦然面对自身形象。

（3）截肢术后的护理

①体位：术后 24～48h 应抬高患肢，预防肿胀。下肢截肢者，每 3～4h 俯卧 20～30min，并将残肢以枕头支托，压迫向下；仰卧位时，不可抬高患肢，以免造成膝关节的屈曲挛缩。

②观察和预防术后出血：注意观察截肢术后肢体残端的渗血情况，创口引流液的性质和引流量。对于渗血较多者，可用棉垫加弹性绷带加压包扎；若出血量较大，应立即扎止血带止血，并告知医生，配合处理。截肢术后患者床旁应常规放置止血带，以备急用。

③幻肢痛：绝大多数截肢患者在术后相当长的一段时间内感到已切除的肢体仍然有疼痛或其他异常感觉，称为幻肢痛。疼痛多为持续性，尤以夜间为甚，属精神因素性疼痛。引导患者注视残肢，接受截肢的现实。应用放松疗法等心理治疗手段逐渐消除幻肢感。对于持续时间长的人，可轻叩残端，或用理疗、封闭、神经阻断的方法消除幻肢痛。

④残肢功能锻炼：一般术后 2w，伤口愈合后开始功能锻炼。方法是：用弹性绷带每日反复包扎，均匀压迫残端，促进软组织收缩；残端按摩、拍打及蹬踩，增加残端的负重能力。制作临时义肢，鼓励患者拆线后尽早使用，可消除水肿，促进残端成熟，为安装义肢做准备。

第六节　脊柱骨折及脊髓损伤

人类脊柱由 33 块椎骨（颈椎 7 块，胸椎 12 块，腰椎 5 块，骶骨、尾骨共 9 块）借韧带、关节及椎间盘连接而成。脊柱上端承托颅骨，下联髋骨，中附肋骨，并作为胸廓、腹腔和盆腔的后壁。脊柱具有支持躯干、保护内脏、保护脊髓和进行运动的功能。脊柱内部自上而下形成一条纵行的脊管，内有脊髓。

脊髓是中枢神经的一部分，位于脊椎骨组成的椎管内，呈长圆柱状，人的脊髓全长 41～45cm。上端与颅内的延髓相连，下端呈圆锥形，随个体发育而有所不同，成人终于第一腰椎下缘或第二腰椎上部，新生儿则平第三腰椎。脊髓的功能主要是反射和传导。脊髓里的神经中枢，是受大脑控制的。

一、脊柱骨折患者的护理

脊柱骨折又称脊椎骨折，占全身骨折的 5%～6%，其中以胸腰段脊柱骨折最多见。最常见的并发症是脊髓损伤造成的截瘫,及受伤平面以下感觉、运动、反射功能全部或部分丧失,可继发其他并发症,危及生命。

【病因及分类】

脊柱骨折多见于男性青壮年。多由间接外力引起,为由高处跌落时臀部或足着地、冲击性外力向上传至胸腰段发生骨折;少数由直接外力引起,如房子倒塌压伤、汽车压撞伤或火器伤。

1.根据受伤时的暴力作用方向分 屈曲型、伸直型、屈曲旋转型、垂直压缩型。

2.根据损伤程度和部位分 胸、腰椎骨折与脱位;颈椎骨折与脱位;附件骨折。

3.根据骨折的稳定程度分 ①稳定型骨折:单纯压缩性骨折,不超过椎体原高度的1/3,骨折无移位。②不稳定型骨折:损伤较为严重,复位后容易移位。

【临床表现】

1.活动受限 受伤部位局部疼痛伴脊柱活动障碍。

2.畸形 受伤部位脊柱可有畸形,脊柱棘突骨折可见皮下瘀血、功能障碍,伤处局部有触痛、压痛和叩痛,如颈痛、胸背痛、腰痛或下肢痛。骨折部有压痛和叩击痛。颈椎骨折时,屈伸运动或颈部回旋运动受限。胸椎骨折躯干活动受限,合并肋骨骨折时可出现呼吸受限。腰椎骨折时腰部有明显压痛,屈伸下肢感腰痛。

3.常合并脊髓损伤 可有不全或完全瘫痪的表现。如感觉、运动功能丧失,大小便障碍等。

4.休克 严重者可出现休克。

【辅助检查】

X线片可确定骨折的部位、程度、成角和移位等情况。必要时可做 CT 或 MRI 检查进一步明确诊断。

【治疗原则】

患者伴有多发性损伤,如颅脑损伤、胸部损伤、腹部损伤、严重的内外出血以及休克等,危及生命的急症应优先处理。

1.胸、腰椎骨折

(1)单纯压缩骨折:①椎体压缩不足 1/3 的患者或老年患者不能耐受复位和固定者,卧硬板床,骨折部位加厚枕,使脊柱过伸,3d 后开始腰背肌锻炼,初起臀部不离床左右移动,以后背伸,使臀部离开床面,逐渐加大力度,伤后第 3M 可以少许下床,3M 后逐渐增加下床活动的时间。②椎体压缩大于 1/3 的年轻患者,可用双踝悬吊法过伸复位,复位后用石膏背心固定 3 个月,固定期间坚持每日背肌锻炼。

(2)爆破型骨折:有神经症状和有骨折片挤入椎管内的,需手术治疗。

2.颈椎骨折

(1)稳定型骨折:牵引复位,复位后石膏固定:①颌枕带牵引:轻度压缩骨折采用颌枕带卧位牵引复位,牵引重量 3kg,复位后头颈胸石膏固定 3M,石膏干固后可起床活动。②颅骨牵引:压缩明显或双侧椎间关节脱位采用持续颅骨牵引复位,牵引重量 3~5kg,复位后再牵引 2~3w,头颈胸石膏固定 3M。

(2)爆破型骨折:原则上手术治疗,一般经前路手术,祛除骨片、减压、植骨融合及内固定。

该类损伤一般病情严重,若存在严重并发伤,待病情稳定后再行手术。

【护理评估】

1.健康史 重点询问受伤部位、原因、时间,外力的作用方式、性质,现场的急救处理情况。了解患者既往史,如有无肿瘤、炎症、骨骼病变、骨折外伤史,近期有无服用激素类药物等。

2.身体状况 评估患者的生命体征及意识状况。了解有无休克及其他合并伤。评估患者的排尿、排便情况,有无大小便失禁。评估患者受伤局部皮肤损伤程度、皮肤颜色、温度、有无活动性出血;评估患者疼痛、温度、触及位置觉丧失平面及程度;评估患者有无腹胀及麻痹性肠梗阻迹象。

3.心理社会状况 患者因意外受伤导致功能障碍、活动受限和生活不能自理,从而产生焦虑、紧张、烦躁的心情;同时评估患者家属对疾病的治疗承受能力及对康复知识的认知程度。

【常见护理诊断/问题】

1.躯体移动障碍 与疼痛及神经损伤有关。

2.有引起和加重脊髓损伤的危险 与脊柱骨折压迫脊髓有关。

3.潜在并发症 压力性损伤、肌肉萎缩、泌尿系统感染、肺部感染、深静脉血栓等。

【护理措施】

(一)急救搬运

脊柱骨折、脱位易引起脊髓损伤,其中有部分患者由于急救搬运不当引起,因此要强调搬运方法,正确的搬运方法是:三人平托患者,同步行动,将患者放在脊柱板、木板或门板上;也可将患者保持平直体位,整体滚动到木板上。严禁弯腰、扭腰。如有颈椎骨折、脱位,需要另加一人牵引固定头部,并与身体保持一致,同步行动。脊柱骨折伴休克的患者应立即就地抢救,待生命体征平稳后再搬运。

(二)保持皮肤的完整性,预防压力性损伤发生

1.轴式翻身 损伤早期应每2~3h翻身一次,分别采用仰卧位和左、右侧卧位。侧卧时,两腿之间应垫软枕。每2h检查皮肤一次。

2.保持病床清洁干燥和舒适 有条件的可使用特制翻身床、小垫床、明胶床垫、电脑分区域充气床垫、波纹气垫等。注意保护骨突部位,使用气垫或棉圈等使骨突部位悬空,定时对受压的骨突部位进行按摩。保持个人清洁卫生和床单平整干燥。

3.避免营养不良 保证足够的营养素摄入,提高机体抵抗力。

(三)并发症的护理

1.脊髓损伤 观察患者皮肤颜色、温度和有无感知觉障碍。搬运患者时避免脊髓损伤。已发生损伤的患者做好相应的护理。

2.失用性肌萎缩和关节僵硬 尽早进行功能锻炼是预防该并发症的首要措施。瘫痪肢体保持功能位,预防畸形。定时对全身各关节进行被动按摩、理疗,促进血液循环,预防关节僵直和肌萎缩。伤后2~3d可进行腰背肌的锻炼,利用腰背肌的过伸,借助椎体前方韧带和椎间盘的张力,使椎体逐渐复位。

(四)术前护理

1.颈椎前路手术患者 协助患者做气管推移训练,防止术中牵拉气管、食管导致喉头水

肿、呼吸困难等不适。患者取仰卧位,枕头垫于肩下,头略后仰,使颈部肌肉放松。用一侧拇指或第 2～4 指端在颈外侧皮下插入胸锁乳突肌内侧缘的内脏鞘和血管神经鞘之间,先左右摇摆气管,然后将气管、食管向非手术切口侧推移,使气管和食管推移过正中线,推移力量适中。术前 3d 开始训练,第 1d 从每次 1～2min 起,逐渐增加,2～3d 内达到推移气管 10～20min,以不产生呛咳和呼吸困难为宜。每天训练 3 次,每次间隔 2～3h。

2.颈部后路手术患者 训练时取俯卧位,适应术中体位。从 30min 开始,逐渐延长至 3～4h。

(五)健康教育

1.功能锻炼指导 第 1 个月主要在床上进行四肢活动和腰背肌功能锻炼,2～3 个月后逐渐下床进行适度活动。出院后也要坚持功能锻炼,预防并发症的发生。

2.定期复查 了解内固定有无移位及骨折愈合情况。

【护理评价】

通过治疗与护理,了解患者是否:①能做到尽可能生活自理。②发生脊髓损伤或损伤程度减轻。③出现并发症或并发症得到及时发现和处理。

二、脊髓损伤患者的护理

脊髓损伤是脊柱损伤最严重的并发症,往往导致损伤节段以下肢体严重的功能障碍。因椎体移位或骨折碎片嵌入椎管,使脊髓或马尾神经产生不同程度的损伤。受伤平面以下的感觉、运动、反射完全消失,括约肌功能完全丧失功能,称为全瘫;部分丧失称为不完全性截瘫。

【病理分型】

根据脊髓和马尾损伤不同程度可分为以下几类。

1.脊髓震荡 脊髓损伤后出现短暂性功能抑制状态。无明显器质性改变,显微镜下仅有少许水肿。临床表现为受伤后损伤平面以下立即出现弛缓性瘫痪,经过数小时至两天,脊髓功能即开始恢复,且日后不留任何神经系统的后遗症,是最轻的脊髓损伤。

2.脊髓挫伤与出血 为脊髓的实质性破坏,外观虽完整,但脊髓内部可有出血、水肿、神经细胞破坏和神经传导纤维束的中断。脊髓挫伤的程度有很大的差别,轻者为少量的水肿和点状出血,重者则有成片挫伤、出血,可有脊髓软化及瘢痕的形成,因此预后极不相同。

3.脊髓断裂 脊髓的连续性中断,可为完全性或不完全性,不完全性常伴有挫伤,又称挫裂伤。脊髓断裂后恢复无望,预后恶劣。

4.脊髓受压 骨折移位,碎骨片与破碎的椎间盘挤入椎管内可以直接压迫脊髓,而皱褶的黄韧带与急速形成的血肿亦可以压迫脊髓,使脊髓产生一系列脊髓损伤的病理变化。及时去除压迫物后脊髓的功能可望部分或全部恢复;如果压迫时间过久,脊髓因血液循环障碍而发生软化、萎缩或瘢痕形成,则瘫痪难以恢复。

5.马尾神经损伤 第 2 腰椎以下骨折脱位可产生马尾神经损伤,表现为受伤平面以下出现弛缓性瘫痪。马尾神经完全断裂者少见。

6.脊髓休克 脊髓遭受严重创伤和病理损害时即可发生功能的暂时性完全抑制,临床表现以弛缓性瘫痪为特征,各种脊髓反射包括病理反射消失及二便功能均丧失。其全身性改变,主要可有低血压或心排出量降低,心动过缓,体温降低及呼吸功能障碍等。

脊髓休克在伤后立即发生,可持续数小时至数周。儿童一般持续 3～4d,成人多为 3～6w。脊髓损伤部位越低,其持续时间越短。如腰、骶段脊髓休克期一般小于 24h。如果脊髓休克期结束,损伤平面以下仍然无运动和感觉,说明是完全性脊髓损伤。

【临床表现】

1.脊髓损伤　在脊髓休克期间表现为受伤平面以下出现弛缓性瘫痪,运动、反射及括约肌功能丧失,有感觉丧失平面及大小便不能控制,2～4w 后逐渐演变成痉挛性瘫痪,表现为肌张力增高,腱反射亢进,并出现病理性锥体束征,胸端脊髓损伤表现为截瘫,颈段脊髓损伤则表现为四肢瘫,上颈椎损伤的四肢瘫均为痉挛性瘫痪,下颈椎损伤的四肢瘫由于脊髓颈膨大部位和神经根的损毁,上肢表现为弛缓性瘫痪,下肢仍为痉挛性瘫痪。

2.脊髓圆锥损伤　正常人脊髓终止于第 1 腰椎体的下缘,因此第 1 腰椎骨折可发生脊髓圆锥损伤,表现为会阴部皮肤鞍区感觉缺失,括约肌功能丧失致大小便不能控制和性功能障碍,两下肢的感觉和运动功能仍保留正常。

3.马尾神经损伤　马尾神经起自第 2 腰椎的骶脊髓,一般终止于第 1 骶椎下缘,马尾神经损伤很少为完全性的。表现为损伤平面以下弛缓性瘫痪,有感觉及运动功能障碍及括约肌功能丧失,肌张力降低,腱反射消失,没有病理性锥体束征。

【辅助检查】

参见脊柱骨折部分相关内容。

【治疗要点】

1.非手术治疗

(1)急救处理:保持呼吸道通畅,遵循 ABC 抢救原则,即维持呼吸道通畅、恢复通气、维持血循环稳定。必要时可做气管插管或气管切开。建立静脉通道,积极输血和补充血容量,必要时对威胁生命的出血进行急诊手术。给患者使用糖皮质激素、脱水机、营养神经的药物减轻脊髓水肿的继发性损害。

(2)固定好受伤部位,局部制动。

2.手术治疗　尽早解除对脊髓的压迫,保持脊柱的稳定性。

【护理评估】

参见脊柱骨折。

【常见护理诊断/问题】

1.气体交换受损　与脊髓损伤、呼吸肌麻痹、清理呼吸道无效有关。

2.自理能力缺陷　与肢体瘫痪有关。

3.排便形态异常　排便失禁或便秘,与肛门括约肌功能障碍及肠麻痹有关。

4.排尿形态异常　尿失禁或尿潴留,与括约肌功能障碍及排尿反射障碍有关。

5.潜在并发症　压力性损伤、呼吸道感染、泌尿系统感染。

【护理措施】

(一)一般护理

急性期应卧床休息。患者一般营养状况差,食欲减退,需供给高蛋白、多维生素及高热量饮食,以增强机体抵抗力,病变水平以下感觉障碍,注意保暖,防止烫伤。关心患者,多与患者交谈,消除患者的顾虑,协助患者树立乐观的生活态度,使患者主动积极配合治疗。

(二)病情观察

急性期病情不稳,须严密观察呼吸变化,若出现呼吸困难、心率加快、发绀及吞咽困难等症状,是上升性脊髓炎的表现,应立即给予吸氧,行气管插管或气管切开,使用人工呼吸机辅助呼吸,积极抢救。

(三)症状护理

周围神经损伤及长期卧床造成肠蠕动减慢,出现腹胀和便秘,影响食欲,应解除腹胀,减轻痛苦,可进行腹部按摩或肛管排气,多饮水,多吃粗纤维食物、水果、蔬菜,防止便秘。可用泻药、开塞露、肥皂水灌肠等方法协助排便。粪便干结,可戴橡皮手套掏出。有尿潴留时应置导尿管,定时放尿,应注意预防泌尿系统感染。

(四)并发症护理

1.肺部感染 患者长期卧床,抵抗力降低,须注意保暖,避免受凉,预防感冒。由于呼吸肌群功能低下,咳嗽无力,应协助患者翻身拍背,吸痰。痰黏稠不易吸时,可做雾化吸入,稀释痰液利于排出,痰多且深不能吸出时,应行气管切开。

2.压力性损伤 患者的脊髓受损水平以下支配部位感觉障碍,瘫痪卧床,局部受压,血液循环差,皮肤营养障碍,加之尿便失禁刺激皮肤而破溃形成压力性损伤。压力性损伤感染严重者可致败血症而死亡,故应积极预防。应做到患者的床垫软,床单平整,每日清洁皮肤,保持皮肤清洁干燥。每2~3h翻身一次,翻身时动作要轻稳,不可拖拉患者,以防损伤皮肤。如发现皮肤有变色、破损,应避免再受压直到愈合。同时注意加强营养,增强身体抵抗力。

3.泌尿系统感染 患者排尿障碍,出现尿潴留或尿失禁。尿潴留时需用导尿管排尿。在进行导尿及膀胱冲洗技术操作时,应严格无菌操作。置留导尿管的男患者应每日清洗尿道口,女患者应每日冲洗会阴,保持会阴部清洁,防止逆行感染。尿失禁的患者,须及时更换内裤,使患者清洁舒适,减少感染机会。

(五)健康教育

(1)普及脊髓损伤急救搬运知识:颈部外伤特别注意头颈制动,搬运时保持脊柱的正常轴线,切忌发生前屈、后伸或扭转。

(2)加强安全护理,防止烫伤、冻伤、跌伤。

(3)嘱咐患者出院后坚持康复锻炼,预防并发症发生。家属可协助患者做肢体的被动运动,保持关节功能位,预防足下垂。

(4)指导患者及患者家属掌握清洁导尿术进行间隙导尿,预防长期导尿导致泌尿系统感染。

【护理评价】

通过治疗与护理,了解患者是否:①保持呼吸道通畅。②生活自理能力得到提高。③排泄功能得到恢复。④出现并发症或并发症得到及时发现和处理。

参考文献

[1]夏海鸥.妇产科护理学(第4版)[M].北京:人民卫生出版社,2019.

[2]王英.临床常见疾病护理技术与应用[M].长春:吉林科学技术出版社,2019.

[3]王慧,梁亚琴.现代临床疾病护理学[M].青岛:中国海洋大学出版社,2019.

[4]伍淑文,廖培娇.外科常见疾病临床护理观察指引[M].北京:科学出版社,2017.

[5]杨辉.临床常见疾病并发症预防及护理要点[M].北京:人民卫生出版社,2015.

[6]周惠珍.妇产科护理(第2版)[M].北京:科学出版社,2015.

[7]黄人健,李秀华.妇产科护理学高级教程[M].北京:中华医学电子音像出版社,2016.

[8]姜梅.妇产科护理指南[M].北京:人民卫生出版社,2018.

[9]陈娜,陆连生.内科疾病观察与护理技能[M].北京:中国医药科技出版社,2019.

[10]尤黎明.内科护理学(第6版)[M].北京:人民卫生出版社,2017.

[11]安利杰.内科护理查房案例分析[M].北京:中国医药科技出版社,2019.

[12]王莉慧,刘梅娟,王箭.消化内科护理健康教育[M].北京:科学出版社,2018.

[13]吴欣娟.外科护理学(第6版)[M].北京:人民卫生出版社,2017.

[14]谢萍.外科护理学[M].北京:科学出版社,2019.

[15]刘梦清,佘金文.外科护理(第2版)[M].北京:科学出版社,2019.

[16]安力彬,陆虹.妇产科护理学(第6版)[M].北京:人民卫生出版社,2017.

[17]申海燕,罗迎霞.泌尿外科护理健康教育[M].北京:科学出版社,2019.

[18]邹艳辉,谢燕平,李力.头颈肿瘤外科护理手册[M].北京:化学工业出版社,2015.

[19]刘素霞,马悦霞.实用神经内科护理手册[M].北京:化学工业出版社,2019.

[20]杨蓉,冯灵.神经内科护理手册(第2版)[M].北京:科学出版社,2019.

[21]李玉翠,任辉.护理管理学[M].北京:中国医药科技出版社,2016.

[22]李伟,穆贤.护理管理学[M].北京:科学出版社,2019.

[23]孙建萍,张先庚.老年护理学(第4版)[M].北京:人民卫生出版社,2018.

[24]王芳.老年护理学基础[M].北京:化学工业出版社,2018.

[25]田姣,李哲.实用普外科护理手册[M].北京:化学工业出版社,2017.

[26]徐其林.外科护理学[M].合肥:中国科学技术大学出版社,2017.

[27]胡艺.内科护理学[M].北京:科学出版社,2019.